AF610912

MONOGRAPHIE

DES

DERMATOSES.

TOME I.

PARIS. — IMPRIMERIE ET FONDERIE DE RIGNOUX,
RUE DES FRANCS-BOURGEOIS-SAINT-MICHEL, N° 8.

MONOGRAPHIE

DES

DERMATOSES

OU

PRÉCIS THÉORIQUE ET PRATIQUE

DES MALADIES DE LA PEAU

PAR M. LE BARON ALIBERT,

MÉDECIN EN CHEF DE L'HÔPITAL SAINT-LOUIS, PREMIER MÉDECIN DU COLLÉGE D'HENRI IV,
PROFESSEUR A LA FACULTÉ DE MÉDECINE DE PARIS,
MEMBRE DE L'ACADÉMIE ROYALE DE MÉDECINE, ETC. ETC.

Naturales dari classes ita creatas patet ex plurimis. LINN., *Phil. bot.*

TOME PREMIER.

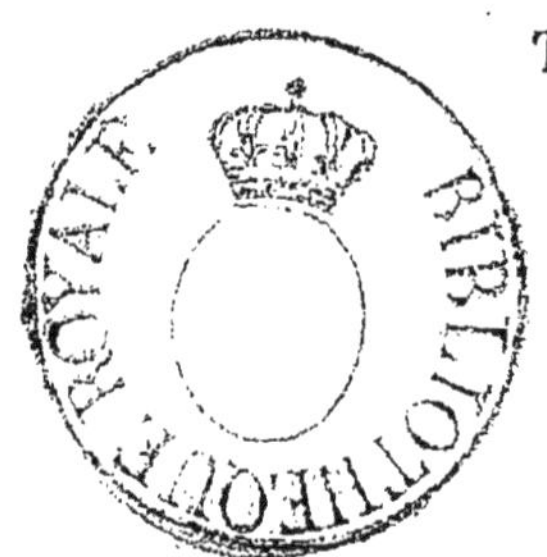

A PARIS,

CHEZ LE Dr DAYNAC, ÉDITEUR, RUE DU BAC, N° 77;

JANET, LIBRAIRE, rue Saint-Jacques, n° 59;
RIGNOUX, IMPRIMEUR, rue des Francs-Bourgeois-S.-Michel, n° 8.
ROUX, LIBRAIRE, au Palais-Royal, galerie des Proues;
REY, RELIEUR, rue Saint-Honoré, passage des Quinze-Vingts.

1832.

AVANT-PROPOS

DE L'ÉDITEUR.

Monsieur le Professeur ALIBERT s'occupe en ce moment du soin de reproduire sur des bases plus larges et plus étendues son grand ouvrage sur les maladies de la peau. Déja les libraires, MM. Cormont et Blanc, mettent à contribution le zèle ardent des meilleurs artistes, pour le perfectionnement des dessins et des gravures. Rien, sans doute, ne sera négligé pour enrichir par de nouveaux faits cette collection si précieuse, et la rendre digne de l'époque actuelle. Toutefois, comme cette vaste et laborieuse entreprise pourrait exiger du temps avant de parvenir à son complément, nous avons cru qu'il serait avantageux de donner provisoirement au public un exposé plus ou moins succinct des Leçons orales de l'Auteur, telles qu'il les a prononcées et dictées lui-même dans son enseignement clinique à l'hôpital Saint-Louis.

Les maladies de l'homme sont innombrables; pour les bien comprendre, il faut les comparer. Quand on jette les yeux sur tous ces phénomènes de l'animalité, quand on songe à la diversité de leurs formes, à leur complication, on désespère de pouvoir les saisir, et l'on se redit, plus que jamais, que la vie de l'homme ne suffit pas pour les atteindre dans tous leurs détails. Heureusement la nature a placé l'ordre jusque dans les fléaux dont elle nous accable; elle les organise d'après des règles sublimes, je dirai même d'après des vues presque bienfaisantes.

On doit à Sauvages d'avoir, le premier, formé le projet de ranger les maladies en genres et en espèces, et de les avoir distribuées en différentes classes [1]. Quand il fit part de cette conception à l'illustre Boërhaave, celui-ci s'empressa de la louer, quoiqu'il la jugeât d'une exécution très

[1] Personne n'ignore qu'en 1602 l'ingénieux Félix Plater avait déja exposé un système de nosologie, fondé sur la considération des symptômes. On sait aussi que Baglivi, Gorter, Morton, mais particulièrement Sydenham, avaient exprimé le vœu d'un arrangement systématique des maladies. Les classifications sont, en effet, l'ame de toute science. L'empire des règles repose sur la distribution des genres et des espèces. Le génie même a besoin d'ordre, et ne saurait marcher qu'à l'aide des méthodes; sans elles, les faits s'égarent, et bientôt s'oublient; mais ce n'est ni le caprice ni le hasard qui doivent présider à cet arrangement; c'est une connaissance approfondie des rapports des objets; celui qui comprend la gradation qui existe entre tous les êtres peut seul en sentir toute l'utilité.

difficile. Linné lui-même, le grand Linné, mit un grand prix à cette méthode, et il en usa pour établir le texte de ses leçons dans la savante École d'Upsal.

La méthode est donc la vraie logique, ou, si l'on veut, l'unique boussole de tous les médecins naturalistes; elle n'est pas seulement la règle, elle est la toute-puissance de l'esprit. Qu'est-ce que la méthode? C'est la lumière, c'est le secret pour arriver au but; c'est la route démontrée.

La méthode philosophique des rapports est surtout la meilleure, parce qu'elle dérive de l'essence des choses humaines. Chercher les rapports de ces choses, est la première fonction involontaire de notre intelligence. Quand l'attention est fixée sur beaucoup d'objets, elle les dispose, elle les arrange d'elle-même; elle les rapproche ou les sépare, d'après certaines convenances ou dissemblances; en agir ainsi, c'est procéder d'après la méthode naturelle.

L'homme, dit un profond philosophe, n'a que deux moyens d'étudier la nature, le tâtonnement différentiel qui considère les êtres un à un, et le génie analogique qui les range par leurs ressemblances, en fondant ses classes sur un grand nombre de propriétés observées. Le premier de ces moyens est sûr, mais il est lent; il nous jette dans le labyrinthe des combinaisons, et consume notre temps, parce qu'il nous expose souvent à passer par les mêmes routes. Le génie analogique, au contraire, va beaucoup plus vite; son coup d'œil perçant et comme circulaire, trouvant à observer partout, tourne l'attention des hommes vers des objets qui d'abord ne l'attiraient pas. On devient plus minutieux, si j'ose le dire, à mesure que l'on regarde; on est bientôt à la recherche des phénomènes les plus cachés et les plus singuliers.

Telle est aussi la méthode adoptée par le savant Professeur dont nous publions aujourd'hui les leçons; non seulement son ouvrage le prouve, mais aussi les nombreux élèves qu'il a formés. Dès mes premiers pas dans la carrière, j'eus le bonheur de compter parmi eux; et je me pénétrai avec d'autant plus d'activité de ses principes, que j'avais d'abord dirigé mes études vers l'histoire naturelle. Les immortels travaux de Buffon, de Linné, de Jussieu, de Lamarck, avaient pour moi un attrait extraordinaire; je n'avais pas moins d'admiration pour ceux des Cuvier, des Geoffroy-Saint-Hilaire, des Blainville, etc. D'après leurs leçons, je ne tardai pas à me convaincre que la meilleure méthode est celle qui nous montre les individualités des êtres d'après leurs rapports communs et leurs affinités naturelles.

Ce qu'il faut surtout louer dans l'ouvrage que nous publions, ce n'est pas seulement cette méthode qui consiste à rapprocher ce qui se ressemble, à séparer ce qui diffère, c'est l'abnégation de tout esprit d'hypothèse; c'est la justice rendue à tous les travaux contemporains, à ceux de l'École de Montpellier, devenue si active dans ses progrès, à ceux de l'École de Strasbourg, à laquelle nous devons des recherches non moins importantes.

Le perfectionnement de la méthode amène nécessairement celui du langage; le nom est le premier signe communicatif de l'objet que l'on veut faire connaître. L'auteur a pris pour base de ses dénominations l'attribut spécial et le plus constant de chaque dermatose. C'est ainsi qu'il est parvenu à purger l'art d'une multitude de mots insignifians et barbares. Voilà, ce me semble, comment il faut procéder pour acquérir la connaissance historique de chaque branche de nos maladies.

Quant à la méthode dont on a fait usage dans ce

livre, il faut rendre justice aux botanistes; ce sont eux qui, les premiers, ont insisté sur les analogies et les rapports des êtres. Gloire à Cæsalpin, à Morison, à Rai, à Tournefort, à Bernard de Jussieu, et à tant d'autres partisans de la méthode naturelle, qui peut imprimer tant de certitude aux sciences susceptibles d'expérience! Non seulement, disait Adanson, cette méthode n'est point une chimère; mais, s'il existe véritablement des classes, des genres, des espèces, c'est elle seule qui peut les fixer et les établir. Linné lui-même, malgré son amour pour le système sexuel, s'était constamment occupé de la recherche des rapports naturels : *Diu et ego circa methodum naturalem laboravi, bene multa quæ adderem obtinui, perficere non potui, continuaturus dum vixero.*

Au surplus, si cette manière de procéder, peut nous être de quelque avantage, c'est surtout pour l'histoire des dermatoses, qui est la branche la plus positive de la pathologie générale. J'ai donc cru faire une chose utile aux élèves qui entrent dans la carrière, en publiant cet exposé sommaire des leçons d'un maître que je chéris. Il n'est aucun de mes compagnons d'étude qui ne se souvienne avec un indicible plaisir du temps où, assis sous les tilleuls de l'hôpital Saint-Louis, nous écoutions avec tant de satisfaction le développement d'une doctrine qui a rendu de véritables services à l'enseignement; nul d'entre nous n'a pu oublier le charme attrayant de cette méthode qui domine les faits, qui les enchaîne et les coordonne, en ne leur donnant d'autre lien systématique que celui de la nature. La science des groupes n'est, en effet, que la science des ressemblances [1].

Je viens de représenter la théorie des dermatoses comme une des branches les plus certaines de notre art; je pourrais dire qu'elle est aussi la plus utile. L'homme, comme l'a fort bien dit mon

[1] Parmi ceux de mes condisciples qui sympathisent vivement avec moi, dans les sentimens que j'exprime, parmi ceux qui partagent mon ardeur pour la méthode naturelle, qu'il me soit permis de donner une marque de mon affectueux souvenir à M. Vacquié, écrivain élégant, dont les talens seraient dignes d'un plus grand théâtre ; à M. Dauvergne de Valensole, qui s'est surtout distingué par ses recherches sur le inflammations spécifiques ; à M. D'Assier, de Toulouse, qui s'est fait remarquer par ses travaux sur l'hygiène et la médecine légale ; à M. Girou de Buzareingues, initié dans les secrets de l'anatomie comparée ; à M. Chauffard, d'Avignon, deux fois couronné dans les Cours de clinique ; à M. Léon Marchant, de Bordeaux, si recommandable par ses études sur les eaux minérales ; à M. le docteur Rivière, digne descendant d'un des plus célèbres médecins de ce nom, connu par ses recherches sur la mélitagre ; à M. Pecheloche et à M. B. des Hilaires, qui ont su associer l'étude de la clinique à celle des sciences accessoires. Puissent-ils me juger digne d'avoir répondu à leurs vœux, et satisfait à leur attente !

honorable condisciple, le docteur Vacquié, ne saurait apporter trop de soin à conserver dans son intégrité tous les élémens de son appareil tégumentaire. Source, pour lui, de tant de perfections et de jouissances, cette enveloppe universelle possède aussi ce haut degré d'action organique et de vitalité avec lequel coïncident la fréquence, et même la gravité de beaucoup de maladies. De là provient la nécessité absolue de certaines précautions hygiéniques, mises au premier rang des règles de salubrité publique par les médecins et les législateurs de l'antiquité. De l'oubli de ces précautions naissent tant d'infirmités, qui, par le dégoût qu'elles inspirent, deviennent l'obstacle le plus puissant aux besoins et aux communications de la vie sociale. » Malheureusement, les faits manquent quelquefois pour saisir toutes les affinités qui existent entre ces phénomènes morbides de l'organisation ; s'il n'appartient qu'à la nature de créer tant d'harmonie, il n'est pas toujours donné à l'homme de la comprendre.

DAYNAC, D. M., ÉDITEUR.

NOTE

SUR L'HOPITAL SAINT-LOUIS.

L'hôpital Saint-Louis est situé au nord de Paris, dans le faubourg du Temple, sur un terrain un peu élevé, et qu'environnent de nombreux jardins où l'on cultive des plantes potagères. C'est un des établissemens les plus salubres de la capitale, tant à cause de l'habileté qui a présidé à sa construction, que par son exposition avantageuse. Le canal Saint-Martin coule à une très petite distance de ses murs, parallèlement à peu près à la face du sud. L'abondante végétation qui l'environne ne contribue pas peu à l'assainir, et à l'affranchir, pour ainsi dire, de tous les miasmes délétères.

L'hôpital Saint-Louis est dû à notre bon roi Henri IV. C'était une de ses œuvres de prédilection. On conserve religieusement une gravure du temps, où on le représente y arrivant avec les premiers officiers de sa cour. Il semblait se complaire dans ce monument, qu'il avait consacré au soulagement de l'humanité malheureuse. C'était quelquefois pour lui le but d'une promenade, quand il allait visiter l'immortel Sully.

L'hôpital Saint-Louis fut bâti en 1607, par Claude de Ville-Feux, voyer de Saint-Germain-des-Prés, sur les dessins de Claude Chastillon, natif de Châlonssur-Marne, qui prenait le titre d'ingénieur et de topographe du Roi [1]. On avait destiné cet établissement à recevoir les personnes atteintes de maladies épidémiques ou pestilentielles : aussi remarque-t-on qu'il se distingue des autres hôpitaux par la disposition de ses vastes salles, dont les plafonds sont percés à jour, en sorte que l'air se renouvelle avec facilité. Les bâtimens en sont isolés. La pharmacie, la cuisine, ont une entrée particulière, pour que les personnes chargées des approvisionnemens, s'abstiennent de communiquer avec celles du dedans, et ne puissent ainsi porter de contagion dans la ville. Cet hôpital fut très utile dans les années 1696, 1699, 1709, 1754, lorsqu'il régna dans Paris des maladies meurtrières.

L'hôpital Saint-Louis est devenu, de nos jours, un hôpital spécial pour les maladies chroniques, et, sous ce point de vue il tient, sans contredit, le premier rang. Aux avantages d'une situation riante et saine, et d'une construction appropriée au but qu'il doit remplir, il en réunit une multitude d'autres. Remarquons, d'ailleurs, que la nature des maladies qu'on y traite actuellement ne s'oppose, en aucune manière, à ce qu'on le rendît à sa destination première, s'il survenait une épidémie. En effet, les malades qu'il renferme ordinairement sont susceptibles d'être renvoyés chez eux dans un temps pareil, et l'hôpital peut

[1] La première pierre de cet édifice fut posée en juillet 1607. Il fut question alors de trouver deux millions pour la dépense de cette généreuse entreprise. Henri IV fournit une partie des fonds ; la charité des bourgeois de Paris acheva le reste. L'ouvrage fut poursuivi avec une grande activité jusqu'à la mort du Roi. Louis XIII, par ses libéralités, mit l'architecte en état de donner l'entière perfection à ce bâtiment.

se trouver vide en peu de jours : c'est ce qui eut lieu dans une circonstance pressante, en 1814; et c'est ce qui vient de se renouveler pendant toute la durée du fléau qui a désolé la ville de Paris en 1832.

Mais, ce qu'il y a de plus utile à consigner dans cet article, relativement aux avantages que nous offre l'hôpital Saint-Louis, c'est ce qui concerne les bains d'eaux minérales factices, publiquement établis au profit de toutes les personnes indigentes et malheureuses. On les doit aux lumières autant qu'à la philanthropie prévoyante de M. D'Arcet. Cette œuvre si mémorable a été conçue et exécutée par cet homme bienfaisant. N'oublions pas de mentionner l'heureuse influence exercée sur cette noble entreprise par feu M. le duc Mathieu de Montmorency, dont le nom se prononce avec autant de reconnaissance que de respect, quand il s'agit du soulagement des pauvres.

On administre, dans l'hôpital Saint-Louis, à tous les malades de l'intérieur et du dehors, des bains à l'eau simple, des bains sulfureux, alcalins et de vapeur; des fumigations de tous genres; des douches ascendantes, des douches descendantes, soit au piston, soit à l'arrosoir, etc. Tout s'y trouve, tout s'y prodigue pour le bien de l'humanité. Chaque individu souffrant reçoit en même temps les conseils les plus salutaires et le remède le plus approprié à ses maux. C'est surtout en été que la foule abonde : les rhumatismes, les névralgies, les engorgemens articulaires, les tumeurs de toutes espèces, les maladies de la peau sous toutes les formes, s'y rencontrent à la fois. Malgré le nombre des individus qui se présentent, nul ne se retire sans avoir été secouru. Il est facile d'apprécier l'utilité de cet établissement, si l'on songe que les bains composés, et même les bains simples, sont, sans contredit, le remède le plus coûteux dans le traitement des maladies longues et opiniâtres.

L'hôpital Saint-Louis est donc une des plus admirables institutions, puisqu'il obvie à tant de souffrances, puisqu'il répare par tant de moyens les maux que les accidens font à la vie. Cet établissement ouvre, en effet, ses portes à toutes les infirmités; à tous les genres de malheurs : on y voit souvent arriver des militaires, des artistes, des savans, des gens de lettres qui ont été mal inspirés dans l'exercice de leurs talens, des négocians trompés par la fortune, et qui viennent, en quelque sorte, expier leurs spéculations imprudentes; des hommes déchus des emplois qu'ils occupaient avec distinction dans la société. On y voit affluer des malheureux de tous les pays; des Anglais, des Italiens, des Allemands, des Espagnols, des Américains, des Africains, des Asiatiques, etc. Certes, ce serait le cas de graver sur cet édifice la fameuse inscription que l'on voit ailleurs : *Pour la ville et pour l'univers.*

URBI ET ORBI.

DISCOURS DE L'AUTEUR

POUR SERVIR D'INTRODUCTION

A L'ÉTUDE DES DERMATOSES[1].

MESSIEURS,

Je viens vous entretenir d'une famille nombreuse de maladies, dont cet hôpital contient les modèles les plus frappans; je viens offrir à vos méditations des points de doctrine que les anciens avaient essayé d'approfondir, mais qui semblent avoir été plus particulièrement éclaircis par les travaux des modernes. Je pense que je n'aurai pas de grands efforts à tenter pour fixer vos esprits sur une matière qui a tant d'attrait pour l'observation. La marche que nous allons suivre sera simple; c'est ici de l'histoire naturelle faite avec les maux de l'humanité.

[1] Ce Discours a été prononcé pour l'ouverture d'un Cours sur les Dermatoses, à la Clinique de l'hôpital Saint-Louis.

Messieurs, c'est pour obéir à des desseins suprêmes que la nature a doué le corps vivant d'une enveloppe universelle, et qu'elle en a fait un des organes les plus importans et les plus nécessaires; c'est pour remplir une destination spéciale qu'elle l'a pourvue de nerfs, d'artères, de veines, de vaisseaux séreux, de pores absorbans, de cystes sébacés, de canaux sudoripares; c'est pour un usage manifeste qu'elle l'a revêtue d'un épiderme protecteur.

Le commun des hommes ne voit ordinairement dans la peau humaine qu'un moyen de défense contre le contact des corps extérieurs; mais les médecins cliniques ne cessent de la contempler comme le double instrument de l'exhalation et de l'absorption, comme le réservoir d'une sensibilité exquise, comme une voie de transport pour des remèdes salutaires, comme l'agent des crises les plus favorables, comme le siége d'une multitude de maladies dont la seule nomenclature excite l'effroi.

En effet, ces maladies sont celles que l'on

redoute le plus, parce que le vulgaire y attache presque toujours une idée de contagion. Pour retracer, d'ailleurs, les divers phénomènes de ces altérations sans nombre dont la peau est susceptible, il faut bien approfondir sa structure; il faut démêler jusqu'au moindre des fils qui entrent dans cet admirable tissu : il convient d'examiner avec une attention infatigable leur figure, leur étendue, leur marche distributive, leur liaison et leur dépendance; car l'appareil tégumentaire a des lois particulières qui le gouvernent, et que mille causes peuvent troubler. Rien n'est à négliger dans cette étonnante composition, et quand on l'étudie avec quelque soin, on est tenté de croire que toutes les merveilles de l'organisation y résident.

De la peau considérée sous le point de vue anatomique.

Je n'ai pas, du reste, besoin de vous redire ce que de savans anatomistes vous ont déja démontré dans nos amphithéâtres, sur l'organisation de la peau dans les deux sexes, chez les enfans, les adultes et les vieillards; plusieurs d'entre vous ont même étudié la structure de cette enveloppe chez les quadrupèdes et dans tous les ostéozaires. Tout ce qu'on a découvert jusqu'à ce jour pourra nous fournir des lumières sur des accidens réputés incompréhensibles. Ainsi donc, Messieurs, pour ce qui me concerne, je ne sortirai pas du cadre que je me suis tracé. Je me borne à rappeler succinctement à votre mémoire les principaux faits que je crois nécessaires à l'intelligence des phénomènes morbides qui vont être l'objet de nos leçons.

Plusieurs couches élémentaires ont fixé l'attention des observateurs qui se sont occupés de la structure organique de la peau; mais la plus importante est, sans contredit, celle qui en forme tout le canevas; je veux parler du derme ou *corion.* C'est, en effet, la plus solide parmi celles qui composent l'enveloppe cutanée; elle varie en épaisseur et en consistance, selon la région du corps où on l'observe; la nature l'a douée d'une expansibilité singulière, pour qu'elle pût s'étendre et se resserrer selon le besoin des organes; c'est un corps en lui-même peu sensible, mais qui sert de réceptacle à ce qu'il y a de plus vivant et de plus animé. Le derme, examiné avec soin chez les mammifères, subit les modifications les plus variées; on le trouve, en général, d'une couleur blanche, et plus ou moins perméable aux divers fluides, dont il est sans cesse l'aboutissant.

Après la considération de cette base de la peau, qu'on peut appeler fondamentale, le physiologiste est naturellement conduit à étudier le corps papillaire, qui semble avoir été plus perfectionné dans l'homme que dans les animaux. C'est par cette couche privilégiée que l'appareil tégumentaire sympathise avec le foyer des affections morales, avec la source intime des émotions et des pensées; c'est par le corps papillaire qu'il devient un instrument véritable de contact, un moyen tout-puissant de relation. Au surplus, Messieurs, cette faculté spéciale lui fut constamment reconnue dans les plus anciennes écoles, et il y a près de deux siècles que l'immortelle Oliva Sabuco comparait ingénieusement le système nerveux à un arbre renversé, dont la racine était dirigée vers le ciel, mais dont les ramifications venaient s'épanouir en feuillage sur la périphérie de l'être vivant. Telle était la comparaison dont on usait alors pour caractériser cette vaste nappe de papilles sensibles, constamment ouverte à toutes les impressions[1].

[1] Dona Oliva Sabuco de Nantes Barrera est une des gloires de la littérature espagnole. Cette femme extraordinaire s'était particulièrement nourrie de la doctrine de Platon. On lui doit différens écrits qui, pour le temps où ils furent publiés, décèlent un esprit aussi profond qu'éminent. Dans plusieurs séances d'une académie de province, l'ingénieux M. le docteur Bédor s'est attaché à en faire ressortir le mérite. Entre autres traités dus à cette personne célèbre, il faut surtout distinguer les suivans : 1° *un Coloquio del conocimiento de si mismo, en el qual se dan avisos, por los quales entendera su naturaleza, y salsa las cosas naturales porque vive y porque muere, y podra evitar la muerte semprana y violenta;* 2° *un breve Tratado de la compostura del mundo;* 3° *las cosas que mejoranan este mundo y sus republicas;* 4° *Remedios de la vera medicina, con los quales el hombre podra entender, reger y conservar su salud;* 5° *vera Medicina y vera Filosofia, oculta a los antiguos, en dos dialogos.* « Ce qu'il y a de remarquable, dit le savant Feijo (*lettre* 28), c'est que les étrangers apprécient celles de nos richesses intellectuelles que nous dédaignons, et qu'ils nous rendent, comme leur étant propres, des idées qui sont les nôtres. Nous en avons pour preuve, ajoute cet érudit Espagnol, le système remarquable de la nutrition par le suc nerveux, inventé par notre célèbre Oliva Sabuco, qui, oublié en Espagne, fut reproduit plus tard comme une nouvelle découverte par un auteur anglais. *Buen exempla tenemos de esto en el singular systema de la nutricion por el suco nerveo, inventado por nuestra famosa da Oliva Sabuco, que obbidado en España, le produxo despues come un inventado sugo un autor anglicano.* » On dit que la vie d'Oliva Sabuco avait été exaltée par les passions et troublée par le malheur. C'est ce qui décida sa vocation philosophique. Elle était sans cesse en admiration devant les anciens.

Vous n'ignorez pas, Messieurs, que les anatomistes de nos jours ont examiné d'une manière plus attentive le réseau muqueux décrit par Malpighi, figuré depuis par Albinus et par Ruisch; vous savez avec quelle ingénieuse sagacité Cruikshank, Meckel, Gauthier, Blainville, Dutrochet, ont su pénétrer dans sa texture, et quels ont été les résultats de leurs savantes investigations. Les plus scrupuleuses recherches ont été entreprises sur la peau de certains quadrupèdes, chez lesquels la nature s'explique par des élémens plus prononcés et des dimensions plus considérables. Tous les travaux se réunissent pour confirmer l'existence des deux couches albides, et pour nous éclairer sur la nature du *pigmentum*, qui joue un si grand rôle dans la coloration des êtres vivans, de ce vernis exhalé par le système veineux, et qui a plus de rapport qu'on ne pense avec les divers genres de nutrition.

Ce ne sont pas seulement les travaux de l'anatomie comparée qui contribuent à constater ces dispositions organiques telles qu'on nous les présente aujourd'hui, ce sont les découvertes de l'autopsie morbide. Personne n'ignore qu'il est des états de maladie où l'on peut voir isolées des parties qu'il est impossible de séparer dans l'état sain; on sait qu'il est des modes d'altération propres à rendre certains tissus plus apparens, en imprimant plus d'activité à leur mouvement nutritif; c'est ce qui a été vérifié sur des individus qui avaient succombé à l'éléphantiasis, et qui appartenaient à la race blanche (ANDRAL). Des couches élémentaires, qui ordinairement se confondent au point de devenir imperceptibles, se séparent en cette circonstance, et prennent une existence qui est, pour ainsi dire, indépendante.

Examinez, Messieurs, ce qui se passe dans l'ichthyose; c'est alors que vous verrez combien l'épiderme est diversifié dans sa structure et dans la configuration de ses écailles. Si les anatomistes voulaient mieux reconnaître la couche vasculeuse de la peau, ils pourraient, sans contredit, l'étudier sur des individus frappés plus ou moins vivement de tous les phénomènes de l'érythême. L'injection morbide de cette couche suffirait alors pour la distinguer.

Une considération très importante, relativement à la structure de la peau, c'est la manière dont cette enveloppe se modifie pour s'adapter à notre organisation. On croit voir le limon générateur que la nature arrange et pétrit, pour ainsi dire, à son gré. Stahl s'étonne, Messieurs, du doute où sont bien des gens, s'il est permis à l'homme de chercher les raisons finales des choses. Ce doute, en effet, ne peut tomber que sur les objets qui sont hors de notre portée; car rien n'est plus raisonnable que de souhaiter connaître les rapports de ceux qui nous touchent de si près. Si l'examen de ces rapports nous était interdit, il faudrait se dissimuler les usages les plus manifestes des parties de notre corps; il faudrait mettre en problème si les sens sont organisés pour nous faire sentir, les muscles pour nous mouvoir.

Ainsi les couches diverses qui constituent la peau, tantôt s'épaississent, tantôt s'amincissent, au point de disparaître entièrement aux yeux du plus scrupuleux anatomiste. Prenez, par exemple, l'épiderme, et veuillez l'examiner dans un rapport constant avec ses usages; vous le verrez parfois acquérir la consistance et la dureté de l'écaille, et, dans d'autres cas, présenter l'aspect et le velouté du corps muqueux. L'étude de l'anatomie comparée vous apprendra le rôle essentiel que joue cette membrane dans l'économie des êtres vivans. Il vous suffira de l'observer dans les poissons, dans les tortues, dans les crocodiles; c'est surtout chez ces animaux qu'elle se montre comme un organe éminemment défensif et conservateur.

Quoique l'épiderme soit la partie la plus simple de notre organisation, et la plus facile à examiner séparément, elle n'en est pas moins encore un sujet de controverse parmi quelques physiologistes. Toute la périphérie du corps vivant se trouve couverte par cette membrane diaphane, inaltérable à l'air, d'un tissu compacte et élastique, qui se prolonge dans les intestins, sous le nom d'*epithelium*. C'est une gaîne qui suit les surfaces tant qu'elles sont sous les influences extérieures, qui, à l'intérieur, se ramollit et devient muqueuse pour un autre genre d'utilité. Uniforme à sa face interne, elle offre à l'extérieur un nombre incalculable de productions écailleuses, dont certains observateurs ont fait une étude particulière[1]. Malgré les opinions reçues, on peut donc dire que l'épiderme n'est point un corps inorganique; il admet certains fluides, il en repousse d'autres; il a donc une vitalité qui lui est propre. L'épiderme est, d'ailleurs, sujet à des altérations morbides, qu'on peut corriger, jusqu'à un certain point, par certains moyens thérapeutiques. Il se nourrit et se régénère : tout nous porte à croire que c'est une substance cornée, excrétée à la surface du derme par la couche albide superficielle, et constamment alimentée par les vaisseaux séreux qui s'y rendent.

Messieurs, la peau se compose d'une couche accessoire, musculeuse et contractile : il est des quadrupèdes chez lesquels cette couche exécute des froncemens particuliers, pour repousser des attaques extérieures; ces mouvemens s'exécutent surtout quand ils sortent de l'eau, ou quand ils se sont roulés sur l'herbe, et que leur besoin le plus pressant est de net-

[1] *Osservazioni notomico-fisiologiche sull' Epidermide, di B. Mojon, pubblico professore d' Anatomia e Fisiologia nella R. Università di Genova, etc.*

toyer leur corps. Il importe donc de fixer notre attention sur cette couche sous-dermienne, qui est très apparente, très distincte et très active chez certains animaux. On sait que chez l'homme l'exercice suffit souvent pour la développer à un point extrême. J'observais naguère un individu qui se donnait en spectacle par spéculation, et chez lequel le peaucier céphalique agitait avec une vitesse surprenante une forêt de cheveux, dont sa tête était couronnée. A ce fait je pourrais ajouter celui d'un grimacier très connu sur nos boulevards, qui vint mourir à l'hôpital Saint-Louis, après avoir exercé son métier de bateleur pendant plus de cinquante années. Quand nous procédâmes à l'autopsie de son cadavre, nous ne fûmes pas peu surpris de voir que les muscles buccinateurs avaient acquis chez lui le triple de leur dimension.

Maintenant, Messieurs, je pourrais vous entretenir du tissu cellulaire, qui joue un rôle plus important qu'on ne croit dans le développement des affections cutanées; c'est après avoir bien pénétré la peau qu'on aperçoit ce vaste tissu, qui est comme accumulé dans certaines parties du corps, qui revêt les muscles, les vaisseaux et les nerfs, qui vient recouvrir jusqu'aux fibres les plus imperceptibles. Vous sentez qu'une enveloppe aussi générale, qui contribue aussi essentiellement à la structure de tant d'organes, qui en constitue plusieurs exclusivement, doit avoir les usages les plus étendus : elle remplit les interstices, les espaces vides ; elle arrondit et moule en quelque sorte les éminences ; elle donne au corps les plus agréables formes ; car la beauté entre aussi dans le plan des vues de la nature.

Mais c'est dans la substance même de la peau que le tissu muqueux devient d'une utilité plus évidente ; il la préserve de toute sécheresse et lui imprime plus de consistance. La peau, en effet, est exposée à une diversité de chocs et d'intempéries ; elle semble supporter seule tout le poids de cette nature universelle qui pèse sur notre existence ; et qui sait, d'ailleurs, si le tissu muqueux ne doit pas être considéré comme la source primitive de tout le système tégumentaire ! Ce qu'il y a de positif, c'est que la plupart des maladies extérieures pénètrent jusque dans ses aréoles et coïncident avec ses altérations ; c'est dans cette toile lamineuse que se déclare le squirre, suite si fréquente de l'inflammation. Il ne faut pas chercher ailleurs le siége des *furoncles*, des *olophlyctides*, des *pyrophlyctides*, du *charbon*, des *strumes*, des *meliceris*, des *athérômes*, des *stéatômes*, et autres tumeurs cystiques, qui sont le résultat des dégénérescences les plus surprenantes.

Vous possédez, Messieurs, une idée suffisante de la structure particulière des tégumens; quand on porte son attention sur de semblables détails, l'esprit est confondu par une religieuse surprise, la curiosité redouble, et la pensée ne s'arrête que pour l'admiration. Considérée dans son ensemble, la peau est d'autant plus parfaite qu'elle est plus utile, et la nature, en la formant, s'est montrée aussi bienfaisante qu'inépuisable.

Considérée sous d'autres aspects, la peau n'est pas la même chez tous les animaux ; elle a des qualités relatives aux besoins de l'espèce qui en est pourvue : ainsi la nature, toute-puissante, ne donne l'existence à un être vivant que pour lui imprimer une différence, que pour l'enrichir de nouveaux attributs, que pour le dessiner avec des traits caractéristiques; mais la peau est le sens qui le dirige et le met en relation avec l'univers.

De la peau considérée sous le point de vue physiologique.

Vous le voyez, Messieurs, je ne fais que vous offrir succinctement les objets propres à exercer la sagacité de votre esprit investigateur. Mais quand l'anatomiste sépare ainsi les couches constitutives de nos tégumens, le physiologiste sait les réunir pour contempler leur action réciproque, pour voir comment elles s'entr'aident, et comment elles concourent, chacune pour sa part, aux fonctions communes qui leur sont départies. Ainsi donc, pénétrez-vous bien de cette idée, que la peau est à la fois un organe absorbant, un organe exhalant, un organe contractile; elle est sans cesse admirable par l'artifice de sa composition; on n'a point assez vu comment elle change dans toutes les parties du corps animé:

la nature lui a prodigué la vie; elle la modifie en mille façons, pour voir, pour entendre, pour percevoir les odeurs, pour apprécier les saveurs; tout l'appareil de relation s'y rencontre. La peau est douée, chez l'homme, d'une souveraine intelligence; elle s'instruit et se perfectionne.

Il est, du reste, bien essentiel, Messieurs, que vos études ne se bornent point à la peau proprement dite : vous devez soigneusement recueillir tout ce qui a été découvert sur la nature des poils, des cheveux, des ongles, productions qui font partie des tégumens; ces productions subissent des altérations notables, sur lesquelles vous serez nécessairement interrogés ou consultés. Les canaux sébifères jouent pareillement un rôle dans les maladies dont nous nous occupons dans cet hôpital; rien de ce qui se rapporte aux excrétions cutanées ne doit être étranger à vos études, et je vous recommande de faire la révision la plus exacte de tout ce qu'on a pu vous apprendre préparatoirement à ce sujet. Que ne puis-je à mon tour vous initier dans les secrets de cette nature formatrice, et vous révéler comment des ressorts si puissans et si déliés sont tour à tour excités et mis en jeu; mais je ne dois m'arrêter ici qu'aux résultats les plus manifestes et aux observations les plus instructives.

La peau correspond d'une manière constante avec tous les systèmes dont se compose l'ensemble de la vie; de là vient que les médecins ne cessent de l'explorer, quand les fonctions intérieures sont dans un état de gêne et d'embarras. Cette vaste enveloppe est aussitôt agitée par des frissons, ou se couvre d'une sueur visqueuse. Ainsi, la plupart des maladies qui figurent dans la famille des dermatoses sont des maladies sympathiques : la peau participe donc essentiellement aux altérations des autres organes; elle les révèle, elle les explique; ceci tient à ce que les couches diverses qui la constituent, ont chacune des relations et des rapports de tous les instans.

Mais la plus commune des sympathies est celle qui attache la peau aux membranes muqueuses de tout le système de la digestion; c'est un fait déja connu de vous, que cette analogie de leur structure et de leur fonction. Chaussier et son digne élève, Ribes, ont suivi d'un œil scrutateur, et qui ne laisse rien à désirer, les points de jonction où les deux tégumens viennent se confondre. On doit aussi à MM. Hébréard, Wibrand et Rayer, d'avoir insisté sur ces points de doctrine. Cette considération explique pourquoi, dans les exanthêmes aigus, il se manifeste des dégoûts, des nausées, des vomissemens; les alternations fréquentes de l'herpès squameux avec les paroxysmes de l'asthme, prouvent aussi que la peau correspond sans cesse avec le système de la respiration.

Le délire du cerveau accompagne souvent la variole, la rougeole, la fièvre scarlatine, la fièvre miliaire; les fonctions des exhalans, au plus fort de la sueur, sont soudainement interrompues par une boisson froide introduite dans l'estomac : on provoque au contraire ces sueurs par des boissons chaudes. Qui peut ignorer l'influence de la peau sur l'appareil générateur? qui ne sait pas qu'un corps glacé qu'on applique soudainement, provoque l'émission des urines d'une manière instantanée? Enfin, la peau a une connexion telle avec les diverses parties de l'organisation, que toutes les maladies du corps viennent, pour ainsi dire, s'y réfléchir. Cest sous ce point de vue que cette enveloppe fut un grand sujet de considération pour Hippocrate, pour Arétée, Cœlius Aurélien, et tous les observateurs de l'antiquité.

Mais c'est peu de vous parler des liaisons sympathiques de la peau, avec l'action des viscères et de tous les organes intérieurs du corps humain; remarquez aussi que cette merveilleuse enveloppe est liée par mille rapports avec les phénomènes de la nature extérieure. Qui peut ignorer l'influence de la lumière qui la colore, du froid qui la resserre, du calorique qui l'épanouit, de l'air qui vaporise tout ce qu'elle exhale, de l'eau qui la purifie de ses enduits?

La peau, soustraite à ces agens nécessaires, subit des modifications et des changemens, je dirai même des altérations, qu'on pourrait regarder comme morbides, et dont la plupart sont quelquefois envisagées comme des beautés de convention; c'est, par exemple, ce qui arrive aux femmes de nos cités, quand elles s'éloignent constamment du soleil; leur peau devient d'une blancheur éclatante, et contracte une sorte d'étiolement; dans une autre situation, les femmes qui vivent en pleine campagne ont la peau brune et fortement colorée.

On pourrait singulièrement étendre ces aperçus : c'est la puissance de l'atmosphère qui donne, pour ainsi dire, l'éveil à la sensibilité des tégumens. Sans vous rappeler ici les phénomènes de la mue cutanée, qui se remarque chez certains reptiles, et du renouvellement des plumes chez les oiseaux, je pourrais aussi vous entretenir de ces irritations périodiques, de ces renovations cuticulaires qui s'effectuent quelquefois chez l'homme dans certaines saisons. Les livres de l'art en contiennent un grand nombre d'exemples; tel fut aussi l'état d'une femme qui comparut plusieurs fois devant mes élèves, et qui était assujettie, tous les printemps, à une sorte de dépouillement péridermique.

Messieurs, beaucoup de physiciens prétendent que la lumière est une substance complexe, qu'elle se décompose plus ou moins rapidement à la surface de la peau, et que celle-ci est plus ou moins perméable à ses élémens ; plusieurs d'entre eux pensent même que c'est à cette combinaison soudaine, plus ou moins abondante, que doit se rapporter le phénomène de la coloration des êtres. La peau, qui n'est point un organe passif, réagit sur le fluide qui l'environne et s'en approprie à chaque instant les rayons.

Mais laissons de côté des conjectures qui reposent sur des bases aussi incertaines : ce qu'il y a de mieux constaté, dans l'état actuel de la science, c'est que tout être animé se ressent des émissions bienfaisantes de la lumière, c'est que le *pigmentum* s'affaiblit en son absence, c'est qu'il devient plus prononcé et plus énergique, partout où elle se montre avec plus de profusion et d'intensité. C'est encore un de ces miracles continuels de notre organisation, qui fournit très peu de données, et sur lequel vous serez particulièrement appelés à réfléchir.

De la peau considérée sous le point de vue pathologique.

La peau, Messieurs, considérée sous le point de vue pathologique, n'est pas moins digne de notre attention; car chacune des parties qui constituent cet admirable tissu a, pour ainsi dire, des maladies qui lui sont propres. Vous en serez bientôt convaincus si vous étudiez avec soin l'éléphantiasis dans le corion, l'ichthyose dans l'épiderme, le prurigo dans le corps papillaire, la carcine dans le névrilème, les éruptions vareuses dans les canaux sébipares, et les exanthêmes dans le corps réticulaire.

La peau a des usages tellement diversifiés, elle est si compliquée dans sa structure, qu'il n'est pas étonnant qu'elle soit sujette à un si grand nombre d'altérations, et qu'elle nous présente en quelque sorte un abrégé de toutes les maladies du corps humain. En effet, Messieurs, vous trouverez difficilement un organe qui réunisse plus de phénomènes morbides, et qui sympathise, d'ailleurs, plus intimement avec toutes les parties qui sont en souffrance. La peau nous présente des désordres continuels dans sa texture, dans sa consistance, dans sa couleur, dans sa nutrition, dans la circulation de ses fluides : qui le croirait? elle se change quelquefois en un tissu inerte et sans vie, la mortification y arrive sous toutes les formes; elle est sujette au ramollissement, à l'induration; on y rencontre des hypertrophies, des mutations anormales, où toutes les lois de la nature se trouvent, pour ainsi dire, interverties.

La peau sera donc d'un grand intérêt pour nous, si nous la considérons comme le siége d'une multitude de maladies dont les caractères extérieurs varient comme les causes qui les produisent, et dont la plupart sont le résultat des écarts continuels et des habitudes immorales de l'espèce humaine. Nous examinerons jusqu'à quel point les descriptions données par les auteurs, peuvent s'accorder avec la nature. Nous ferons tous nos efforts pour dissiper la confusion introduite par les nomenclateurs. Nous tacherons même de vous faire jouir des travaux des anciens, en offrant à vos méditations des points de doctrine qui ont successivement occupé les Grecs, les Latins et les Arabes. Vous sentirez, Messieurs, que rien n'est indifférent à recueillir, pour fonder le diagnostic de ces dermatoses aussi dangereuses par leurs suites que par leurs complications.

Nécessité d'une classification pour faciliter l'étude des dermatoses.

Messieurs, diviser et classer, c'est, à mon gré, s'instruire; traçons d'une main ferme les premières lignes de démarcation qui peuvent exister dans la grande famille dont nous esquissons l'histoire. Appliquons à cette étude la méthode des naturalistes, et abrégeons notre propre marche par l'excellence de leurs procédés. Douze groupes vont d'abord former la base de cette distribution que j'ai établie dans cet hôpital pour accélérer votre instruction.

Vous vous rappelez sans peine, Messieurs, tout ce que nous avons dit, en commençant ce Discours, sur la structure particulière de la peau; il semble que cette enveloppe, en se modifiant pour de nouvelles fonctions, acquière des aptitudes pour de nouvelles souffrances. Nous avons dû, d'abord, consacrer un groupe particulier aux maladies dites *eczémateuses ;* ce sont celles qui se manifestent par un appareil phlogistique et une sorte d'ardeur dévorante dans tous les tégumens extérieurs. L'*érythême* n'est que le résultat d'une irritation plus ou moins vive de la couche la plus superficielle. L'*érysipèle* a un siége plus profond; tout doit se tenir et se succéder dans un cadre nosologique, et la nature unit tous les maux par les rapports les plus manifestes. Quoi de plus voisin que les genres *pemphix, zoster, cnidosis, epinyctis, olophlyctis, ophlyctis, pyrophlyctis, phlyzacia, carbunculus, furunculus, etc.*, qui font éclater leurs phénomènes d'irritation jusque dans les prolongemens cellulaires du derme!

Il n'est du reste aucun physiologiste qui n'ait été à même d'apprécier l'extrême sensibilité des diverses couches dont se compose l'appareil tégumentaire. Il n'est personne qui ne sache que lorsque cette contractilité est mise en jeu, par une cause physique ou morale, le sang y afflue de toutes parts. N'est-ce pas ce phénomène qui dispose les vaisseaux à devenir le siége des éruptions connues sous le nom général d'*exanthêmes*, lesquels doivent constituer un groupe particulier et se distinguer des dermatoses purement eczémateuses? Vous savez, Messieurs, qu'on attribue généralement une fonction critique à ces sortes d'efflorescences [1]. En effet, dans ces éruptions qui proviennent d'un levain morbide, la nature a pour but évident de chasser une matière ennemie ou superflue; mais, par les obstacles que cette matière rencontre, et par l'irritation

[1] Ce mouvement critique s'est surtout montré favorable dans l'exanthême singulier qui s'est manifesté par intervalles durant l'affreuse épidémie du *choléra-morbus*, qui a été particulièrement observée par MM. Trompéo, de Rolandis, Berruti, Duchesne, Alfaro, Vitrac, et Pellis, habile médecin de Lausanne. Ce dernier a même vu un cas où la rétrocession soudaine de cette éruption morbilleuse, suscitée par une cause morale, fut suivie du gonflement des parotides. Aucune description de cet exanthême ne m'a, du reste, paru plus exacte que celle qu'en ont donnée MM. Jos. Polya et J. Car. Grünhut, dans leur fidèle Relation du choléra oriental: *Hinc indè cum levamine, hocce totam occupat corporis superficiem, efficit maculas, æqualiter rubras, sine areâ rotundatas, dispersas, singulas aut plures in unum coeuntes,*

extraordinaire qu'elle détermine, la peau doit nécessairement changer de couleur et subir souvent des altérations funestes, selon la susceptibilité des tissus et la profondeur de la couche lésée.

Je ne me bornerai point à vous décrire cette série d'exanthêmes, à la tête desquels se place naturellement la *variole* africaine, qui, non moins fatale que la peste, a promené sur tous les peuples sa faux dévastatrice; je vous entretiendrai de cette inconcevable contagion, qui a trouvé un Rhazès pour la peindre, un Sydenham pour la combattre, un Jenner pour la prévenir.

lentem magnitudine æquantes aut excedentes, tactui duriusculas, eoque disparentes, pruritu sæpè primo, sæpè et subsequentibus molestas, visui urticariam mentientes, parùmque supra cutim (in uno casu inter digitos manuum scabiem referentes) elevatas. Maculæ hæ die tertio, aut quarto sensìm pallescunt, cutique in tenuissimas squammulas fissa secedente, die 7 aut 8 evanescunt. L'ordre et le jour de l'apparition de cette éruption sont encore fort incertains. Je l'ai vue se dessiner vers le dixième ou le onzième jour de l'invasion, avec un appareil de fièvre très considérable, des picotemens très douloureux et très incommodes. Ordinairement il fait cesser la soif. Il est, d'ailleurs, tout-à-fait indépendant des frictions qu'on aurait pu exercer sur le tégument; car les personnes chez lesquelles nous l'avons vu se manifester, n'avaient pas fait usage de ce moyen.

Le nom de Jenner, Messieurs, ne saurait être prononcé dans cette enceinte, sans rappeler à votre mémoire un des plus beaux présens que la science ait fait à l'humanité. Ne croyez pas pourtant que la découverte de la vaccine se soit présentée tout à coup, et par le pur effet du hasard, à la pensée pénétrante de ce grand homme ; ce n'est qu'après des recherches innombrables que ses savantes conjectures se sont converties en réalités.

Messieurs, dans ce même groupe se trouvent nécessairement la *vaccine*, la *clavelée*, la *varicelle*, le *nirle*, la *rougeole*, la *roséole* et la *scarlatine*. Les *éruptions miliaires* ont pareillement ici leur place et leur rang. Ce qui captive la curiosité dans la marche de ces exanthêmes, c'est une multitude de différences observées par rapport à leur configuration, à leur couleur, à leur développement, à leur durée, à leur terminaison. Les dermatoses *exanthémateuses* sont d'autant plus importantes à étudier, qu'elles sont sujettes à des rétrocessions funestes. C'est, en effet, une vérité fondamentale en pathologie cutanée, que les éruptions qui ont leur siége spécial dans les capillaires sont les plus exposées à ce fatal inconvénient. Nous donnerons la raison de ce phénomène, en démontrant les sympathies constantes qui lient la peau extérieure à la peau intérieure. Qui sait même si le derme muqueux n'a point, comme l'ont prétendu certains anatomistes, une priorité d'origine sur tous les autres, et si ce n'est point à l'aide d'une progression successive du centre à la périphérie, qu'il s'avance et se modifie pour constituer l'enveloppe du corps humain !

Nous nous attacherons surtout à décrire les teintes variées des exanthêmes, leur temps d'apparition, leurs jours d'accroissement, leur circonscription, leur confluence; les saisons qui sont funestes ou favorables à leurs mouvemens critiques ou décrétoires, les symptômes, souvent trompeurs, qui constituent leur malignité, les phénomènes intercurrens, etc. Les couches superficielles de l'appareil tégumentaire étant aussi les plus vasculeuses, elles sont le siége spécial de cette multitude d'éruptions aiguës qui surgissent dans les premiers temps de la vie, tandis que le *corion* est particulièrement le foyer des dermatoses chroniques.

Ensuite, Messieurs, nous serons naturellement conduits à l'examen du groupe des dermatoses *teigneuses*, qui comprend les maladies dépuratoires de l'enfance. Par ces morbides éliminations, l'individu qui se trouve dans ses périodes d'accroissement, semble, en effet, se purger de toutes les humeurs surabondantes de son économie. Triste résultat des souillures originelles, ces affections nous révèlent parfois tout l'avenir physique de l'homme; elles nous montrent les causes organiques qui décèlent le tempérament, et mettent souvent à découvert tous les vices d'une idiosyncrasie malheureuse. Ici s'offriront, avec des signes constans et des nuances tout-à-fait particulières, l'*achor* des enfans, qui est le genre le plus bénin, et que la civilisation rend presque nécessaire à la sûreté de la vie; le *porrigo*, fécond en espèces rebelles; le *favus*, maladie profonde qui peut devenir universelle, en pénétrant jusqu'aux sources les plus intimes de l'organisation, et le *trichoma endémique*, qui non seulement a le même siége, mais qui est devenu l'opprobre de quelques nations.

Les dermatoses *dartreuses* se lient par quelques caractères aux dermatoses *teigneuses ;* mais, on les rencontre à tous les âges, dans tous les rangs, dans toutes les conditions de la société. A la tête des genres qui figurent dans ce groupe, lesquels se séparent par des différences sensibles, ou se rapprochent par des points de contact, le genre *herpès* fixera d'abord notre attention, ainsi que les espèces et les variétés qui s'y rattachent. Cette maladie est, sans contredit, la plus redoutée ; elle est la plus fréquente, elle n'épargne aucun âge, aucun sexe, aucune condition de la vie. Par cette dénomination, on a voulu peindre le génie singulier de cette affection, qui est de s'étendre et de s'avancer sur le tégument par une sorte de mouvement de reptation. Les Grecs, qui s'exprimaient toujours par images, avaient consacré ce mot *herpès,* connu dès la haute antiquité, et qui a été adopté jusqu'à nos jours.

Quamcumque arripuit partem, repitque per artus.

Le genre *varus* se place naturellement à côté du genre *herpès ;* car les affections pustuleuses qui s'y rapportent déterminent la même sensation prurigineuse, et donnent lieu aux mêmes accidens, subissent les mêmes phases, cèdent au même traitement. Elles en diffèrent néanmoins comme étant le résultat de l'idiosyncrasie des tégumens ou du tempérament individuel. C'est dans ce genre que doivent principalement figurer le *varus miliaris*, qui n'est souvent que l'indice du travail plus ou moins pénible de la puberté, le *varus disseminatus*, le *varus hordeolatus*, le *varus comedo*, le *varus mentagra*, jadis si connu des Romains, et, dans des temps postérieurs, devenu si commun chez les peuples du Nord, avant qu'ils eussent contracté l'habitude de couper leur barbe; le *varus gutta-rosea*, qui dégrade la face humaine, et imprime souvent à la physionomie, les traits de la plus dégoûtante laideur.

Plus on embrasse la pathologie cutanée dans le vaste ensemble qu'elle nous présente, mieux on saisit les affinités et les dissemblances; ainsi dans ma classification réformée, j'ai cru devoir séparer du genre *herpès,* la dartre déja très connue sous le nom de *dartre crustacée* flavescente (*herpes crustaceus flavescens*), pour en constituer un genre à part, sous le nom déja très ancien de *melitagra.* L'exsudation croûteuse et melliforme qu'elle produit, et son allure particulière qui est en quelque sorte érysipélateuse, m'ont fait adopter cette mutation, qui sera, je l'espère, bien accueillie de tous les nosographes; il faut, comme le disait un ancien, inventer des dénominations qui mettent les objets de l'esprit sous les yeux du corps. Cette manière de procéder suggère continuellement des idées utiles aux thérapeutistes; nous offrirons, par conséquent, la mélitagre avec tous les attributs de son existence générique.

Messieurs, il est un autre genre qui appartient manifestement au groupe des dermatoses dartreuses; je veux parler de l'*esthiomène,* que l'on considère généralement comme le type de l'inflammation phagédénique, puisqu'il attaque et dévore parfois toute la substance du derme. L'épithète de *lupus,* qu'on a voulu réintroduire dans la pathologie cutanée, pour désigner cette maladie, est un de ces mots qui répugnent au caractère positif des choses dont nous nous occupons; c'est un terme métaphorique, absolument suranné, qui se ressent de la barbarie du moyen âge, *cujus mater est barbaries,* pour parler comme Linnæus. Le célèbre Sauvages ne cessait de verser le blâme sur ceux qui avaient introduit dans la science de pareilles dénominations. Il faut, disait-il, rendre aux zoologistes les mots de *tortue,* de *taupe* et de *loup;* aux botanistes, les mots de *rose,* de *lichen,* etc.; aux économes, les expressions de *cloud,* de *nœud,* de *courroie,* etc. Le terme *esthiomène* est consacré depuis long-temps, à cause de la justesse de son étymologie: la langue des sciences est une propriété commune, à laquelle nul ne peut toucher, s'il ne la perfectionne.

Messieurs, vous ne confondrez pas l'esthiomène avec l'affection connue sous le nom si expressif de *noli me tangere;* celle-ci prend sa source dans un tubercule isolé, dur, livide, noirâtre, source intarissable de douleurs pungitives ou lancinantes, que la moindre attaque exaspère et élargit dans sa base sourdement enflammée; elle se range naturellement dans le groupe des dermatoses cancéreuses. C'est dans ce groupe que doivent figurer aussi comme espèces, l'*anthracine*, fréquemment observée par Jurine, sur les bords du lac de Genève; le *poireau de la suie* ou *poireau* dit *des ramoneurs*, etc., et comme genre, la *kéloïde*, dont j'ai, le premier, signalé tous les phénomènes. Dans ce groupe doivent se ranger aussi les tumeurs spongieuses, si bien décrites par l'ingénieux Abernethy et le véridique Wardrop.

Après bien des réflexions, je suis réduit à penser que les altérations connues sous le nom de *cancers* ne sont que des névrites qui entraînent avec plus ou moins de fatalité la dégénérescence du tissu cellulaire environnant. Remarquez, en effet, que cette maladie débute comme l'*épine de Vanhelmont*, par une douleur vive, établie et concentrée dans un point quelconque de l'économie animale. Observez surtout que cette névralgie est constamment le signal, l'avant-coureur, le prodrome du mal que l'on redoute le plus; remarquez, enfin, que quand la cause prédisposante existe, il suffit d'une chute, d'une contusion violente, d'une piqûre légère pour la développer. La peau, Messieurs, étant l'organe le plus sensible, ne pouvait être exempte de cette inflammation, qui ne ressemble à aucune autre, sous le rapport des ravages qu'elle exerce et des souffrances qu'elle détermine.

Je veux surtout vous exposer, dans toute leur étendue, le groupe des dermatoses *lépreuses;* ce sont des maux inouïs, qui corrompent toutes les humeurs, qui circonviennent toutes les fonctions, qui métamorphosent tous les tissus, qui accumulent tous les accidens, qui produisent tous les symptômes, qui simulent toutes les maladies, qui déploient successivement tout ce que la nature a de plus terrible, de plus effrayant et de plus désordonné. Nous devons maintenir dans leur acception véritable les dénominations attribuées à ces maladies par les historiens de l'antiquité. La lèpre, plus fréquente dans les pays chauds, n'est point entièrement bannie du territoire européen; elle figure encore parmi les grands fléaux qui accablent le genre humain : *morbus herculeus quoniam eo nullus major neque valentior.*

Cependant des maladies non moins considérables viennent se ranger dans cette classification positive, ce sont les dermatoses *véroleuses :* à ce groupe appartient surtout la *syphilis* polymorphe, dont les premiers symptômes apparurent à la peau. Cette hideuse affection, qui met le danger dans les rapports les plus naturels des sexes, qui flétrit la vie jusque dans ses sources, qui frappe l'homme dans ses plus irrésistibles inclinations; cette maladie qui s'accroît par les passions, et qui, comme un instrument aveugle du destin, punit en quelque sorte leur effervescence; la *syphilis,* enfin, surprit un instant l'univers par les phénomènes les plus étranges. On la crut nouvelle, parce qu'elle s'était particulièrement acharnée sur les vainqueurs. C'est alors que tous les peuples s'accusèrent mutuellement d'avoir propagé cette déplorable contagion ; c'est sur tout alors que l'attrait du merveilleux, les faux récits, l'esprit de haine nationale, la mésint elligence des gouvernans, contribuèrent à couvrir son histoire d'un voile ténébreux. Nous tâcherons d'éclaircir ce genre, en nous informant de tout ce que l'observation journalière nous a fait découvrir dans nos hôpitaux.

C'est ici surtout, Messieurs, que vous sentirez la nécessité, non seulement d'établir des genres, mais encore de rattacher les dermatoses à des groupes particuliers, pour mieux juger de leur nature et de leurs frappantes analogies. Car, après l'histoire de la *syphilis*, il faudra vous faire celle de la *scherlièvre* ou *mal de Fiume*, de la *falcadine*, du *frambœsia* ou *pian de Guinée*, du *mycosis des îles Molucques*, etc.

Qui se trouve plus à portée que nous d'effectuer de tels rapprochemens? Nous sommes dans une ville qui fut dans tous les temps le centre du monde civilisé; nous enseignons dans un hôpital ouvert aux malheureux de tous les pays, *urbi et orbi*. C'est dans ce grand répertoire des infirmités humaines, que l'on peut à chaque instant frapper vos regards, par des comparaisons ou des parallèles. En effet, n'est-ce point ici que le *mal rouge* de Cayenne, la *radesyge* de la Norwège, le *polkwar* de la Hongrie, la *pustule* d'Alep, la *pélagre* de la Lombardie, etc., sont venus successivement s'offrir à votre observation? Vous voyez déja de quelle série nombreuse de faits notre clinique peut s'enrichir.

A côté des dermatoses véroleuses se placent naturellement les dermatoses *strumeuses*. Nous insisterons particulièrement sur le genre *scrofula*, qui altère des générations entières, qui les flétrit, pour ainsi dire, par des cicatrices indélébiles. L'influence du vice syphilitique se retrouve encore ici pour qui sait observer l'origine des maladies avec finesse et discernement. Émanée de cette source impure, l'affection strumeuse gagne insensiblement toutes les classes, et se mêle au sang de tous les hommes. On dirait que ces deux poisons sont identiques, et que la même coupe les a versés sur notre malheureuse organisation.

Le genre *farcimen* se présente ici comme pour constater l'heureuse alliance de l'art vétérinaire avec la médecine humaine. Sauvages avait déja opéré ce rapprochement, et les plus savans hippiatres de nos jours s'unissent pour regarder ces ganglions tuméfiés, ces tubercules durs et rénitens, ces cordes noueuses placées sur le trajet des vaisseaux lymphatiques, et autres phénomènes extérieurs que présentent certains animaux, comme le résultat d'une affection scrofuleuse. En effet, ces tumeurs, de forme inégale, placées immédiatement sous la peau, présentent la même organisation, se développent sous les mêmes influences, subissent les mêmes modifications que chez l'homme. (Dupuy). Cette maladie ne s'observe pas chez les chevaux qui vivent dans l'état sauvage; elle est une des suites de leur asservissement domestique.

Messieurs, un hôpital est un grand livre dont il faut parcourir toutes les pages. Il est des maladies sordides qui s'engendrent au sein de la misère et du malheur; et l'art que nous étudions doit étendre partout sa main secourable. Nous descendrons, en conséquence, jusqu'à l'examen des dermatoses *scabieuses*, qui comprennent la *gale* proprement dite, le *prurigo formicant*, le *prurigo pédiculaire*, le *prurigo lichénoïde*, etc. Combien d'hommes ont à lutter journellement contre ces éruptions impures, qui exercent leur action spéciale sur le corps papillaire !

Nul groupe ne pouvait être mieux dénommé, puisqu'il renferme effectivement les dermatoses les plus prurigineuses. On dirait que chaque bulbe de poil, chaque glande, chaque vaisseau a, pour ainsi dire, un nerf émissaire du grand organe qui anime toutes les fonctions, un ramuscule nerveux qui le vivifie et le rend susceptible de douleur. C'est à l'histoire de ces affections que se rattache celle de ces animalcules parasites, qui se logent dans les couches superficielles des tégumens, et dont le mode de propagation est encore problématique pour les naturalistes.

Il est un groupe de dermatoses surtout observées dans les grandes villes ; c'est celui des dermatoses *hémateuses*, vulgairement désignées sous le nom de *scorbutiques*. Les progrès de l'hygiène, ceux de la civilisation, rendent néanmoins plus rare cette adynamie extraordinaire, jadis si commune sur les deux élémens. Quand les soldats qui avaient accompagné Christophe Colomb dans ses longs et périlleux voyages furent de retour dans leurs foyers, ils attristèrent profondément leurs contemporains par la vue de leurs fronts pâles et ternes, de leurs visages tristes et abattus. Ce n'était plus cette joie vive qui les animait en partant, ce teint brillant que donne l'espérance; c'étaient des taches livides, qui défiguraient leurs corps amaigris, image dérisoire, comme on l'a dit, des richesses qu'ils avaient tant convoitées et poursuivies; singulier contraste entre la misère et la renommée.

Nous placerons dans ce groupe, en premier lieu, la *péliose*, caractérisée par des taches livides et bleuâtres, qu'on croirait produites par une contusion extérieure. C'est manifestement le sang abandonné par ses vaisseaux naturels, et qui vient stagner sous l'épiderme. C'est une hémorrhagie presque toujours passive des capillaires cutanés. Les épidémies qui ravagent le globe se trouvent souvent signalées par des éruptions hémateuses qui s'étendent sur tout le système tégumentaire ; on voit des villes, des royaumes dépeuplés par les maladies pétéchiales. Ces affections, si communes au seizième siècle, et si bien décrites par Fracastor, réclameraient de trop longs détails. Les faits se sont, pour ainsi dire, accumulés pour leur histoire. Un volume entier ne suffirait pas pour les comprendre. C'est surtout dans ces maladies que se montrent les caractères les plus terribles de la destruction.

Messieurs, nous sommes à la source des plus importans phénomènes. Les études faites de toutes parts sur le système dermique nous mettront à même de faire arriver dans ce cadre plusieurs maladies qu'on a mal déterminées jusqu'à ce jour. Nous parlerons surtout des altérations que subit le *pigmentum* dans ses réservoirs. Ce sont les vices de cette sécrétion qui donneront lieu à la formation d'un nouveau groupe sous le nom de dermatoses *dyschromateuses*. Ces altérations se présentent tantôt comme symptômes, et tantôt comme maladies, ayant leur siége dans la couche *gemmulée* du tégument.

Les dermatoses *dyschromateuses* sont tantôt générales, tantôt partielles, tantôt congéniales, tantôt accidentelles. Ici se place le genre *pannus* et ses espèces; ici doit figurer pareillement le genre *achroma*, auquel se rattachent tous les phénomènes de l'*albinisme* et de la *vitiligue*. Il est essentiel, Messieurs, que vous soyez informés de toutes les circonstances qui peuvent influer sur l'activité de la sécrétion pigmentaire, des effets de l'âge, du sexe, et des causes mystérieuses qui réduisent l'homme à un état de décoloration presque féminine [1].

Enfin, Messieurs, nous réserverons dans un groupe particulier, qui est celui des der-

[1] Je trouve quelque part la note suivante : « Il règne, parmi les Nogarys, qui sont actuellement les sujets de la Russie, une maladie que l'on nomme le *mal féminin* : elle n'attaque que les individus du sexe masculin et d'un âge avancé ; elle offre les symptômes suivans : la peau devient ridée, la barbe tombe, et la personne atteinte prend complétement l'apparence d'une femme. Le patient perd la faculté de propager son espèce, et ses sentimens et ses actions se dépouillent du caractère propre à son sexe primitif. Dans cet état, il est forcé de fuir la société des hommes et de rechercher celle des femmes, auxquelles il ressemble singulièrement. Cette bizarre dégénérescence n'est pas inconnue en Turquie, où elle porte, comme parmi les Nogarys, le nom de *Coss*. »

matoses *hétéromorphes*, toutes les maladies dont l'organisation et la marche sont anormales. Ces maladies insolites constituent, en grande partie, les cas rares de la pathologie cutanée; ce sont des écarts bizarres et extraordinaires qui produisent la surprise, qui souvent surpassent notre intelligence, mais qui n'en sont pas moins instructifs pour l'observateur. Nous classerons, par conséquent, ici les indurations, les hypertrophies, tous les écarts de la force nutritive, toutes les altérations accidentelles de structure et de forme qui surviennent au gré du hasard, lorsqu'une nature désordonnée pousse irrégulièrement les sucs alibiles vers la périphérie du tégument.

De la méthode à suivre pour l'étude des Dermatoses.

Messieurs, je dois vous parler maintenant de la méthode la plus convenable pour procéder à l'étude des dermatoses. Le médecin qui exerce son art dans un hôpital doit nécessairement procéder à l'étude des rapports naturels que présentent les maladies; il doit apprécier les divers degrés d'affinité que les maladies ont entre elles ; il doit ensuite les rassembler par groupes, et considérer ultérieurement leurs symptômes, pour ainsi dire, un à un : *Cum igitur omnis scientia in similium collectione et dissimilium distinctione consistat.* Ainsi donc les praticiens de notre art se trouvent dirigés par la même étoile que les naturalistes.

J'ai donc adopté, pour la classification des dermatoses, la méthode des botanistes, et, en cela, je n'ai fait que me conformer au vœu exprimé par Sydenham dans la Préface de son admirable ouvrage [1]. Il en est des maladies comme des plantes ; il importe de les rapprocher et de les comparer ; car elles ne forment point une série continue dans le système de la nature ; elles se touchent par divers points, et sont plutôt disposées entre elles comme les feuilles d'un arbre, ou comme

[1] *Primò expedit ut morbi omnes ad definitas et certas species revocentur, eâdem prorsùs diligentiâ quâ id factum videmus à botanicis scriptoribus, in suis phytologiis. Quippè reperiuntur morbi, qui sub eodem genere ac nomenclaturâ reducti, ac quoad nonnulla symptomata sibi invicem consimiles, tamen et naturâ inter se discreti, diversum etiam medicandi modum postulant.* (Th. Sydenham.)

les différens pays sur une carte géographique : *Utrinque affinitatem demonstrant.*

Messieurs, vous avez puisé votre instruction dans une École dont les succès rappellent les plus beaux siècles de Rome et d'Athènes. Je dois vous supposer instruits de tous les faits nécessaires pour l'intelligence des phénomènes cliniques. Faites surtout usage de cette analyse philosophique, qui est devenue la clef de toutes les connaissances humaines : elle a fécondé les plus grands travaux ; elle seule peut élever au plus haut degré tous vos procédés d'investigation et de recherche.

Ainsi, Messieurs, ce n'est point avec un système particulier que je me présente à vous, mais avec une méthode qui pourra donner des directions utiles à vos pensées. Cette méthode consiste à acquérir une connaissance complète de la valeur et de l'importance des symptômes, des phénomènes élémentaires, et des lois d'après lesquelles les maladies s'organisent. Rien, d'ailleurs, de plus fixe et de plus constant que les produits morbides qui vont être l'objet du classement philosophique que je vous propose. Ces produits ne changent pas plus que les fruits d'un arbre, ou les effets constans et nécessaires d'une végétation quelconque. Tant que l'*esthiomène* se montrera dans les races d'hommes susceptibles de contracter cette singulière dégénérescence, il nous fournira tous les résultats de l'inflammation phagédénique; tant que la *mélitagre* se reproduira, on y remarquera cette exsudation gommeuse et gélatiniforme qui offre l'aspect, la couleur et la fluidité du miel. Depuis que le genre humain est sujet aux maladies, la *lèpre*, l'*herpès*, le *favus*, le *pemphix*, etc., se montrent toujours avec les mêmes caractères; ces caractères, par lesquels ces éruptions diffèrent ou se ressemblent, sont restés immuables dans chaque groupe et dans chaque famille.

Il est donc plus facile qu'on ne pense, à celui qui s'occupe de la distribution méthodique des maladies, d'établir des groupes, des genres, des espèces et des variétés. Les groupes doivent être comparés aux tribus des animaux : les affections morbides n'y peuvent être dessinées qu'à grands traits ; mais les genres, plus circonscrits, sont particulièrement destinés au rassemblement des espèces, lesquelles se déterminent à leur tour d'après les caractères extérieurs les plus constans et les plus prononcés[1]; enfin, les variétés sont prises communément de quelques changemens de couleur et de forme que le tempérament, l'idiosyncrasie, l'âge, le climat, la prédisposition des organes, ou autres circonstances accidentelles, font presque toujours subir aux dermatoses.

Tel est, Messieurs, l'arrangement qui m'a toujours paru le plus convenable pour une juste coordination des faits dans cette partie de la science. Dans ces derniers temps, on a beaucoup parlé des phénomènes physiques élémentaires, d'après la méthode de Plenck, reproduite par Willan; mais cette méthode a un inconvénient manifeste, qui est souvent de séparer ce qui doit être réuni, et de réunir

[1] « L'idée d'*espèce* (a dit un de mes élèves les plus chers, et les plus attachés à la méthode naturelle, feu M. Urbain Coste) n'est pas un simple aperçu de notre esprit, une méthode imaginée pour soulager la mémoire. Cette idée a sa justification dans la nature des choses; elle est vraie en elle-même, et immédiatement appréciable; car elle repose sur un sentiment instinctif. »

ce qui doit être séparé. C'est plutôt quand la dermatose est développée ; c'est quand elle a acquis son plein et entier accroissement qu'il est important de lui assigner un rang dans les divers cadres nosographiques ; car, que dirait-on d'un botaniste qui, au milieu des richesses d'une longue et laborieuse herborisation, ne voudrait dénommer les plantes que d'après les attributs les plus cachés, ou les rudimens de leur existence? Que penserait-on, disait Sauvages, d'un zoologue qui aurait la prétention de distribuer les animaux d'après la considération et l'examen plus ou moins particulier de leurs œufs? Qui ne peut voir, d'ailleurs, que cette méthode a l'inconvénient de tous les systèmes artificiels, puisqu'elle ne se fonde que sur la considération d'un seul caractère?

Messieurs, tous ceux qui s'occupent de l'étude de la nature doivent rendre hommage au célèbre Linné ; il a régularisé la marche de tous les esprits ; il a couvert de fleurs le joug de la méthode, et abrégé, pour ainsi dire, tous les chemins. Mais nul homme, peut-être, ne fut plus digne de nos éloges que le modeste

Bernard de Jussieu; son génie est d'avoir bien compris l'ordre qui règne dans cet univers, et d'avoir réuni tout ce qui est analogue. C'est lui, dit-on, qui, le premier, offrit, dans le jardin de Trianon, l'intéressant spectacle des végétaux rangés d'après la considération de leurs affinités et de leurs rapports réciproques.

Nourri de la doctrine de ces grands maîtres, je veux à mon tour rapprocher utilement les faits dont se compose l'enseignement clinique que j'ai, le premier, fondé dans cet hôpital. Je veux présenter en raccourci l'état et la situation de cette science nouvelle qui va nous occuper. Afin de mieux remplir ce but, j'ai imaginé un arbre généalogique qui vous offrira dans un ordre régulier les groupes, les genres et les espèces de la famille des dermatoses. C'est sur les branches, les rameaux et les ramifications de cet arbre que j'ai aussi déposé une nomenclature que je crois être réclamée par les besoins de l'époque progressive où nous vivons. Les termes dont je me suis servi ne sont pas nouveaux : la langue d'Hippocrate, celle de Galien, de Celse, de

Rhasès, d'Avicenne, etc., suffisent généralement pour tout exprimer.

Les sciences, Messieurs, ne sauraient s'achever par les travaux d'un seul homme; notre devoir le plus religieux est de rendre justice à nos devanciers, à nos contemporains, à tous ceux qui ont coopéré d'une manière quelconque au complément de celle que nous enseignons. Je dois, par conséquent, indiquer à votre étude le bel ouvrage de Lorry, sur la matière intéressante dont il s'agit. On lui doit d'avoir bien exploré la doctrine des anciens, avec un style élégant et plein de clarté; d'avoir montré des lacunes, et parfois indiqué des points de recherche; d'avoir débrouillé les synonymies. Il n'a manqué à cet homme, vraiment digne de tous nos éloges, que de s'être trouvé, comme nous, sur le théâtre des faits et de l'observation; mais, au temps où il a écrit, les dermatoses, ces misères de condition humaine, n'étaient point rassemblées, comme de nos jours, dans un même hôpital; elles étaient, en quelque sorte, disséminées dans divers asiles de la capitale; c'est, vous l'avouerez, un grand pas vers la perfection de l'enseignement clinique, que d'avoir concentré dans un même foyer toutes ces maladies, qui deviennent l'objet d'une instruction aussi importante.

Un ouvrage non moins remarquable, et bien plus moderne, est celui de Willan. Vous connaissez déja sa doctrine, et des traducteurs fidèles ont cherché à orner vos esprits des notions précieuses qu'il contient. Cet auteur excelle surtout dans la description des exanthêmes aigus. Il a particulièrement approfondi les lésions élémentaires; et il est impossible de ne pas mettre à profit les lumières qu'il a fournies sur une multitude de faits qu'il a examinés avec le plus grand soin. Mais Willan pratiquait dans un dispensaire; on s'aperçoit aisément que les maladies chroniques du derme ont passé trop vite devant lui, et que les phénomènes de cet ordre lui ont manqué. Le reproche qu'on peut, d'ailleurs, lui adresser, est d'avoir altéré les acceptions des mots, et d'avoir créé une nomenclature qui peut jeter la confusion sur les genres et sur les espèces. N'en doutons pas, Messieurs, la meilleure langue, pour désigner tous les élémens de cette branche positive de l'art, est celle qui rappelle soudain à l'esprit un attribut spécial qui la fait reconnaître. Cette langue n'a besoin que d'elle-même pour être comprise; c'est la langue riche, abondante, *représentative* de Linné, devenue classique de nos jours, avec laquelle on peut s'entendre et correspondre dans tous les lieux [1].

[1] Robert Willan, écrivain très distingué, était né à Hill, près de Sedburgh, dans le comté d'Yorck, en 1757; son père cultivait avec succès la chirurgie, et appartenait à la secte des quakers. Robert fit ses études à Édimbourg, et prit le grade de docteur en 1780. Bientôt après, il se livra à la pratique de la médecine à Darlington, dans le comté de Durham, qu'il quitta peu après pour se fixer à Londres. Après avoir abandonné la secte des quakers, il fut aggrégé et attaché au dispensaire (*bureau de charité*) de la rue Carey. En 1791, il fut reçu membre de la Société des Antiquaires de Londres. Il mourut à Madère en 1812, où il s'était rendu pour rétablir sa santé. On doit à Robert Willan plusieurs ouvrages fort estimés, entre autres, 1° ses Fascicules sur les maladies de la peau, qui contiennent leur description et leur traitement; 2° des Observations sur les eaux sulfureuses de Croft, voisines de Darlington, publiées à Londres en 1802; 3° une Relation des maladies particulières, pendant les années 1796, 1797, 1798 et 1800; Londres, 1801; 4° un Traité de l'inoculation de la vaccine; Londres, 1806, in-4°; 5° l'Histoire d'un hydrocéphale chronique, avec la relation de son autopsie, insérée dans les *Med.-Comm.*, 1780; 6° un cas d'ischurie rénale chez les enfans, inséré aussi dans les *Med.-Facts*, 1798. Robert Willan est auteur d'autres écrits dont je ne fais pas mention, parce qu'ils sont étrangers à la médecine.

Willan a trouvé le zélateur le plus ardent, l'ami le plus reconnaissant et le plus dévoué dans M. Bateman, qui avait reçu ses leçons, et qui s'est empressé de les répandre[1]; et moi aussi j'ai des disciples fidèles, qui m'environnent d'une affection à laquelle je réponds par toute la sensibilité de mon ame; et moi aussi j'ai des élèves instruits qui feront prospérer dans tous les lieux l'utilité pratique de ma méthode. Déja plusieurs d'entre eux, frappés et comme saisis par l'importance des distributions naturelles que nous avons établies, se réunissent pour conserver le fruit de mes labeurs, pour approfondir différens sujets, et se livrer à des travaux plus étendus. Tout sera facile au zèle qui les enflamme.

[1] Feu Thomas Bateman, médecin de Londres, est auteur d'un *Synopsis* pratique des maladies cutanées, d'après la méthode de Willan, avec une exposition succincte du diagnostic, des symptômes, et de la méthode de traitement. On lui doit plusieurs Fascicules sur les maladies cutanées, avec des gravures, etc.; 2° une Relation des fièvres contagieuses de Londres, avec l'exposé des méthodes de traitement appropriées et mises en pratique à l'hospice de Recouvrance, 1819; 3° l'Exposé d'un cas de petite vérole secondaire, avec des comparaisons de cas pareils, dans les *Med. Chirurg. Transactions*, 1810; 4° l'Histoire d'une affection syphilitique et tuberculeuse, mais curable par l'emploi du mercure. Bateman était un médecin très laborieux, ce qui a déterminé peut-être sa fin prématurée.

Quant à moi, Messieurs, il n'y a qu'une chose que je souhaite avec passion : c'est de m'attacher vos cœurs en même temps que vos esprits. Vous le dirai-je? J'ai fait, en quelque sorte, toute ma joie de ces recherches. Aucune parole ne peut vous rendre le bonheur que j'éprouve à vous rallier autour de mes doctrines. Je sens, plus que jamais, que je dois m'interdire tout repos; car il faut bien que mon œuvre s'achève, pour que je puisse bien mériter de vous, et, par conséquent, de l'humanité.

TABLE DES MATIÈRES

CONTENUES DANS CE VOLUME.

DEUXIÈME GROUPE.

FIN DE LA TABLE DES MATIÈRES DU TOME PREMIER.

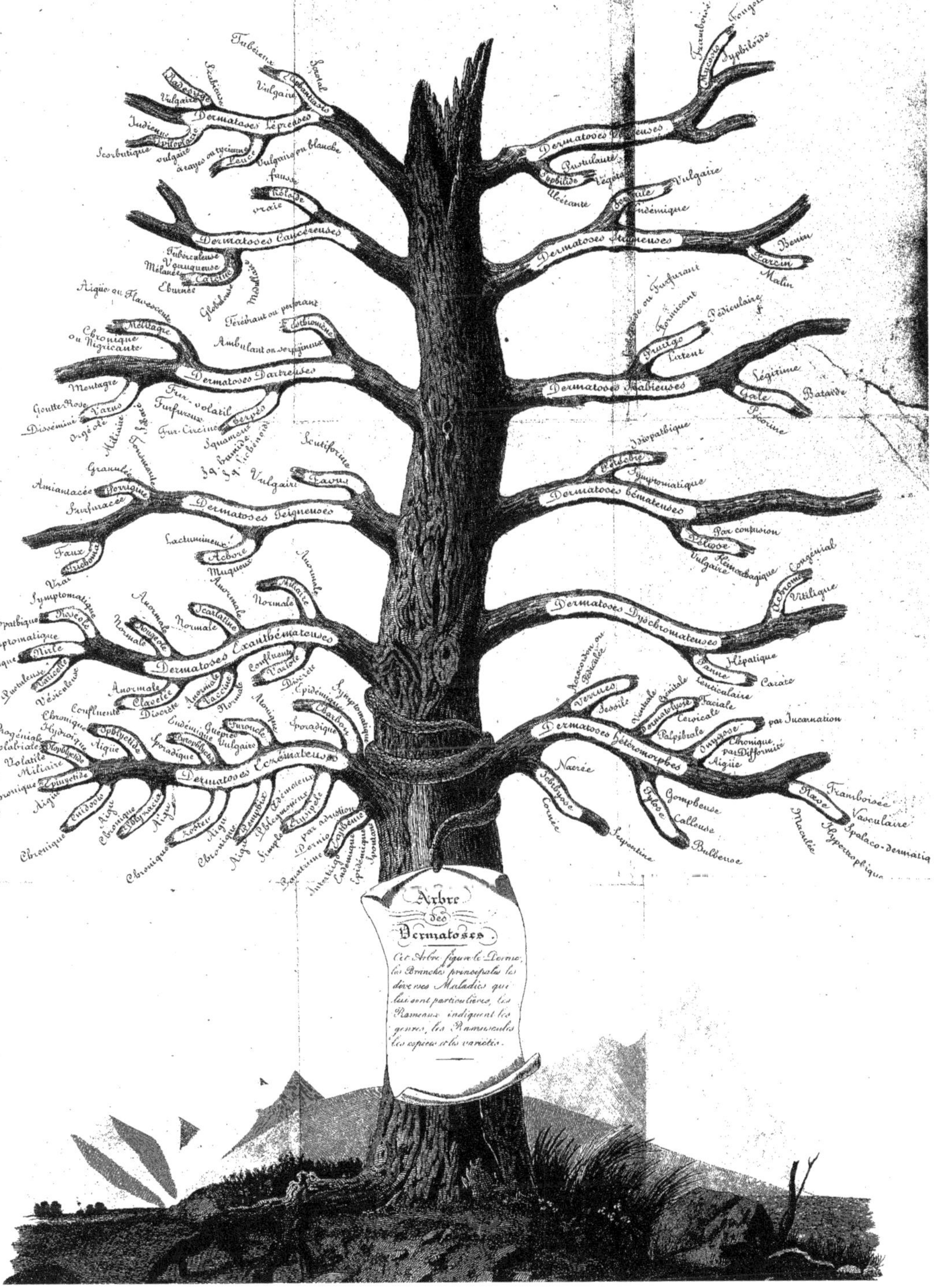

Arbre des Dermatoses.
Cet Arbre figure le Derme, les Branches principales les diverses Maladies qui lui sont particulières, les Rameaux indiquent les genres, les Ramuscules les espèces et les variétés.
Dermatoses Lépreuses
Tubéreuse
Squameuse
Vulgaire
Éléphantiasis
Radesige
Indienne
Scorbutique
vulgaire
Leuce
Vulgaire ou blanche
Dermatoses Véroleuses
Framboisée
Fongoïde
Mycosis
Syphiloïde
Pustulante
Syphilide
Végétante
Ulcérante
Dermatoses Cancéreuses
Kéloïde
fausse
vraie
Tuberculeuse
Verruqueuse
Mélanée
Éburnée
Carcinome
Globuleuse
Dermatoses Strumeuses
Scrofule
Vulgaire
Endémique
Farcin
Bénin
Malin
Aiguë ou Flavescente
Chronique ou Nigricante
Mélitagre
Térébrant ou perforant
Esthiomène
Ambulant ou serpigineux
Dermatoses Dartreuses
Furfuracée
Dermatoses Scabieuses
Prurigo
Formicant
Pédiculaire
Latent
Légitime
Gale
Bâtarde
Psorine
Idiopathique
Symptomatique
Dermatoses Hémateuses
Par contusion
Vulgaire
Hémorrhagique
Amiantacée
Porrigine
Furfuracée
Scutiforme
Favus
Vulgaire
Dermatoses Teigneuses
Faux
Vrai
Trichoma
Lactumineux
Achore
Muqueux
Dermatoses Dyschromateuses
Achrome
Congénial
Vitiligue
Panne
Hépatique
Lenticulaire
Carate
Symptomatique
Idiopathique
Roséole
Normale
Anormale
Rougeole
Scarlatine
Miliaire
Dermatoses Exanthémateuses
Varicelle
Vaccine
Variole
Clavelée
Confluente
Discrète
Verrues
Sessile
Dermatoses Hétéromorphes
Dermatolyse
Faciale
Cervicale
Palpébrale
Onygose
par Incarnation
par Difformité
Chronique
Aiguë
Naevi
Framboisée
Vasculaire
Ichthyose
Nacrée
Cornée
Serpentine
Tylose
Gomphose
Calleuse
Bulbeuse
Charbon
Sporadique
Furoncle
Guêpier
Vulgaire
Ophlyctide
Pemphix
Dermatoses Eczémateuses
Érysipèle
Phlegmoneux
Zoster
Aiguë
Chronique
Pernio
par adustion
Épidémique
Endémique

MONOGRAPHIE

DES DERMATOSES.

J'esquisse l'histoire d'une famille de maladies qui sont devenues très fréquentes dans le siècle où nous vivons ; je trace le tableau d'un grand nombre de phénomènes morbides qui se manifestent dans tous les âges, dans tous les rangs, dans toutes les conditions du monde civilisé ; j'ai tenté beaucoup d'efforts pour appliquer la méthode des naturalistes au classement de ces phénomènes ; je me suis attaché à décrire l'hôpital Saint-Louis, comme les botanistes décrivent un pays ou un jardin [1].

Torti a élevé l'arbre des fièvres ; je cherche à élever celui des Dermatoses. Je voudrais réaliser le vœu de Sydenham et des plus illustres observateurs ; car je reste convaincu que tous ces modes d'altération morbide, qui se reproduisent dans la succession des êtres vivans, peuvent être réunis ou séparés en groupes distincts d'après leurs analogies ou leurs dissemblances.

[1] *Quod enim de plantis, illud etiam suo modo de morbis valet, commodè illos in sua genera dispesci, et sic distinctius cognosci, tum quoad nomenclaturam et intellectam curationem, tum quoad rem ipsam.* (GEORG. DIETERIC.)

On entend ici par groupe un ensemble plus ou moins considérable de phénomènes qu'on apprécie par la comparaison, pour faire ressortir avec plus d'évidence leurs attributs et leurs caractères. De chacun de ces groupes dérivent plusieurs genres que nous disposons méthodiquement dans notre esprit, comme si c'étaient des corps organisés.

Par genre, il faut entendre un fait principe, une vérité première, une vérité féconde, d'où émanent nécessairement les espèces : *ratio formalis specierum*. Nous parviendrons peut-être à montrer le lieu par lequel se tiennent toutes ces branches qui se sousdivisent en rameaux; les documens qui résultent de leurs rapports ne seront pas sans avantage pour arrêter ou pour amoindrir leur funeste influence.

La méthode facilite ou accélère les investigations; elle donne de l'attrait à toutes les doctrines que l'on enseigne. On se plaît à distribuer les faits d'après leur plus grande affinité. Mais, pour bien saisir leur enchaînement, pour bien comprendre leur suite naturelle, il importe de diviser les matériaux de nos connaissances, et de les étudier par faisceaux analogues; il importe de procéder d'abord à l'exposition des phénomènes dont la réunion nous intéresse par une physionomie identique. Dans une étude où l'ordre seul conduit, il faut s'arrêter quelque temps devant le péristyle de la science, pour pénétrer avec plus de fruit dans ses mystérieuses profondeurs.

PREMIER GROUPE.

DERMATOSES ECZÉMATEUSES.

Rien, ce me semble, n'est plus important que de grouper à part les altérations qui sont le résultat primitif de l'état phlegmasique du derme. Rien n'est plus utile que de les séparer des exanthêmes proprement dits. En effet, ces maladies sont d'ordinaire très peu liées avec la disposition morbide des instrumens intérieurs de la vie. Tous les désordres qu'elles suscitent se passent ici avec plus ou moins d'intensité dans les tissus divers qui concourent à la composition physique du tégument.

On a justement comparé le développement des dermatoses eczémateuses aux effets produits par l'action altérante du feu. Ce rapprochement est très fondé; car, dans le premier degré de ces affections, il se manifeste une chaleur vive, et une douleur tout-à-fait analogue à celle qui résulterait de l'application matérielle de cet élément. On voit ensuite survenir des soulèvemens de l'épiderme, des vésications qui donnent issue à une humeur séreuse, des pustules suppurantes, etc. Plus tard, si la cause morbide devient plus intense, il y a érosion, perte de substance, ulcération. Son influence mécanique se montre donc aussi violente que celle du feu;

elle agit avec la même subtilité, avec la même effervescence.

La coagulation des fluides albumineux, la rougeur flamboyante et la tuméfaction des parties attaquées sont autant de phénomènes qui viennent renforcer cette analogie, dont les anciens ont fait mention. La plupart des individus frappés de phlegmasie se disent en proie à une douleur qui les brûle comme s'ils étaient dans un brasier ardent. Examinez ce qu'on éprouve par l'effet du développement du pemphix, du zoster, etc.

Je dirai plus : on remarque souvent dans ces maladies la même progression que dans les objets que tend à consumer une surabondance de calorique. J'ai vu à l'hôpital Saint-Louis des cas d'érythême qui donnaient à la peau la sécheresse et la couleur roussâtre du parchemin auquel on aurait fait subir un commencement de brûlure. J'ai vu des malades dont les mains paraissaient comme rôties et noircies par la chaleur d'une fournaise. Dans certains érysipèles, on croirait qu'on a fait bouillir les chairs. Combien d'autres exemples ne pourrait-on pas donner de cet état ignéal dans lequel se trouve parfois l'économie animale ! La plupart des dermatoses eczémateuses sont d'ailleurs accompagnées d'une fièvre à la suite de laquelle on aperçoit une incalescence, et, comme on l'a très bien dit, une sorte de *despumation* des humeurs qui semblent se diriger du centre à la circonférence.

Ainsi le corps humain est essentiellement producteur du calorique excessif qui le consume. Il n'y a rien dans ce fait de l'existence animée qui puisse étonner le physiologiste ou le physicien ; il n'y a rien d'allégorique dans cette assertion. Les synoques qui s'allument sous le ciel brûlant des Tropiques, les combustions spontanées de l'organisme, et ces embrasemens partiels qui éclatent dans certains viscères, sont aujourd'hui des phénomènes très explicables. Tout être qui respire est rigoureusement empreint de la matière du feu, et la fable de Prométhée qui dérobe la flamme divine est l'emblème véritable de cette première condition de la vie.

La peau est un organe mixte et très compliqué dans sa merveilleuse structure. Cette enveloppe, éminemment douée de la susceptibilité nerveuse, est singulièrement sujette à l'infiltration hyperhémique. On la voit souvent s'injecter de sang dans plusieurs points de son extrême surface. Ce qu'il y a de très remarquable, c'est l'isolement qu'affecte parfois cette disposition phlegmasique, en se déployant par une sorte d'action élective sur telle ou telle circonscription de l'appareil tégumentaire.

Le premier phénomène de l'eczémation est donc l'état hyperhémique de la peau ; cet état, dû à l'extrême vascularité du derme, est très variable dans ses degrés ; c'est l'exaltation de la sensibilité qui fait affluer le sang avec plus d'abondance vers les parties malades. La présence de ce liquide, qui a la rutilance du sang artériel, est particulièrement manifeste dans les régions cutanées, où il n'existe que des vaisseaux séreux ou capillaires. Hunter a constaté, du reste, que le calibre de ces vaisseaux augmente par le phénomène de l'inflammation, et qu'ils se laissent pénétrer de toutes parts. On n'a pas besoin du microscope pour surprendre ce secret de la nature.

On peut produire cet orgasme hyperhémique en frictionnant la peau avec plus ou moins de violence; il suffit même de la comprimer légèrement pour faire refluer le sang dans d'autres vaisseaux. Mais aussitôt que cet acte mécanique cesse, la rougeur reparaît. Cette coloration accidentelle est plus ou moins prononcée; on peut dire qu'elle est en raison directe de l'intensité de l'inflammation. Divers stimulans peuvent la produire, même les affections de l'ame.

Nul doute que la peau ne soit susceptible d'éprouver les mêmes phénomènes morbides que les autres parties de l'organisation, quand elle est soumise au travail phlegmasique. C'est ainsi que l'accroissement de température dans cet organe s'y fait sentir d'une manière plus ou moins vive; c'est ainsi que la douleur s'y développe avec plus ou moins d'énergie, et suscite des désordres nuisibles à l'exercice normal de ses fonctions.

C'est vraisemblablement l'état hyperhémique de la peau irritée qui donne lieu à une augmentation extraordinaire de température à sa périphérie. Cet excès de température est très appréciable par le sens du toucher. Il dilate les parties et les affecte d'une tuméfaction insolite; cette tuméfaction est surtout considérable là où le derme est plus susceptible de s'étendre. Les physiologistes anglais sont, du reste, ceux qui ont le plus varié les expériences sur le développement de la chaleur morbide dans l'économie animale.

La douleur, qui est un phénomène propre aux eczèmes cutanés, fait éprouver toutes ses nuances à ceux qui en sont atteints. Tantôt brûlante, tantôt pruriteuse, tantôt tensive, tantôt pungitive, tantôt mordicante, tantôt pulsatile, elle se modifie à des degrés que les paroles ne peuvent exprimer. Elle varie en général comme la trame des tissus qui rendent le tégument plus ou moins complexe; tout se réunit en effet dans cette étonnante enveloppe : nerfs, vaisseaux, corps adipeux, cellulaire et fibreux, cryptes sécréteurs et excréteurs, etc. : aussi la douleur peut-elle revêtir tous les caractères qui tiennent à la profondeur du siége qu'elle occupe. Voyez à combien de tourmens nous condamne souvent un furoncle, un anthrax, un érysipèle!

Parmi tous ces accidens si variés, qui accompagnent l'eczémation dermique, il ne faut pas oublier la fièvre, qui se montre ici comme un symptôme consécutif, souvent même comme un phénomène précurseur. La peau, qui est essentiellement défensive par sa destination, a, du reste, toutes les conditions qui peuvent favoriser ce mouvement salutaire, et il est mille circonstances où elle se présente à nous comme un foyer de réaction, ou comme un vaste théâtre de résistance vitale.

On doit à Willan, mais surtout à Lorry, d'avoir bien étudié les phénomènes élémentaires de l'eczémation cutanée. Parmi ces phénomènes, il faut mettre en première ligne la forme pustulaire. Cette forme est surtout remarquable, parce qu'elle est le résultat d'un travail organique qui s'effectue dans le tissu même de la peau; en général ce travail est lent et assujetti à des périodes. De toutes les formes inflammatoires, la pustulaire est sans contredit la plus familière au derme; c'est celle que la nature a le plus variée. Il est des pustules qui ne sont d'aucune importance; mais il en est d'autres qui sont accompagnées d'un grand péril. On voit des pustules qui naissent et suppurent avec une rapidité extrême; on en voit aussi qui suppurent sans phlogose et sans hyperhémie : il suffit d'une sécrétion arrêtée pour les faire éclore. A quel degré d'impatience nous porte quelquefois le développement de l'épinyctide nocturne! Les Européens y sont très sujets quand ils arrivent dans les pays chauds. Les anciens avaient été singulièrement frappés de ces différences : aussi divisaient-ils les pustules en bénignes, en malignes, en sanguines, en pituiteuses, en atrabilaires, etc. Ces distinctions n'étaient pas sans quelque valeur.

L'eczémation vésiculaire semble n'intéresser que la superficie du derme : elle se développe souvent en une nuit, en un jour, en quelques heures ; mais en même temps on peut dire qu'elle est le signe le plus représentatif de l'état phlegmasique de la peau. Les phlyctènes ressemblent aux résultats mécaniques de l'application du feu ; on les regarde comme un signe funeste dans certaines maladies.

On sait que le tissu cellulaire jette des prolongemens dans les aréoles du derme ; ces prolongemens celluleux sont susceptibles de phlegmasie, et dès lors le derme partage avec eux tous les accidens de l'appareil phlogistique. Ces accidens ont tantôt une marche aiguë, tantôt une marche chronique. On comprend, du reste, que les dermatoses eczémateuses doivent offrir une physionomie particulière, selon que la peau est plus ou moins uniforme dans sa trame, selon qu'elle est plus ou moins pourvue de ramifications nerveuses et vasculaires, selon qu'elle abonde en capillaires dilatables, en papilles nerveuses, en substance muqueuse, en cryptes sébacés, etc. Les parties qui sont hors du trajet circulatoire, telles que les cheveux, les poils, les ongles, ont aussi leur manière de se phlegmatiser. Je n'excepte pas même l'épiderme, membrane tutélaire qui s'épaissit, dans quelques circonstances, au point d'acquérir la dureté de la corne ou la consistance du parchemin.

D'après ces détails préliminaires, il n'est pas

difficile d'entrevoir quels genres doivent figurer dans le groupe intéressant qui va faire l'objet de notre première étude. Nous parlerons d'abord de l'érythème, qui se tient d'ordinaire dans les superficies cutanées, et se termine le plus souvent par une simple furfuration; de l'érysipèle, qui pénètre le derme à diverses profondeurs, et continue parfois ses ravages jusqu'à la couche cériale sousjacente; du pemphix et du zoster, qui soulèvent l'épiderme par un phénomène de vésication brûlante; du cnidosis, qui produit les effets de l'urtication; des épinyctides, des holophlictides, des pyrophlictides, etc. Observée sous le même point de vue, la peau devient aussi la proie des divers furoncles et des ustions profondes de l'anthrax, qui sont d'une funeste malignité.

Un illustre physiologiste, Galvani, qui savait si bien s'attacher ses élèves par l'importance autant que par la beauté de ses expériences, croyait pouvoir attribuer ces explosions ignées, ces destructions phlegmasiques et charbonneuses des tissus vivans, aux jeux déréglés de l'électricité animale, dont il s'occupait alors à rechercher les lois. De là vient peut-être que le phénomène de l'eczémation est la maladie la plus fréquente de l'espèce humaine. Mais, si la peau est l'organe dans lequel la nature a le plus diversifié ses tristes résultats, elle est aussi l'organe qui a reçu d'elle le plus de moyens pour se réparer.

GENRE PREMIER.

ÉRYTHÊME. — *ERYTHEMA.*

Erythema spontaneum, Sauvages; *erysipelas suffusum*, Duret; *erythema volans*, Tulpius.

Eczème qui se manifeste sur une ou plusieurs parties du tégument, par des élevures rouges, enflammées, circonscrites, plus ou moins étendues, plus ou moins superficielles, se terminant d'ordinaire par des desquamations ou légères furfurations de l'épiderme. Il survient quelquefois des excoriations, même des ulcérations à la peau.

L'érythême comprend plusieurs espèces qu'il est important de signaler :

A. L'érythême spontané (*erythema spontaneum*). On reconnaît aisément cet érythême à la couleur rouge de la peau, qui s'évanouit par la pression, à la chaleur et au sentiment de cuisson qui l'accompagne : il se dissipe par résolution avec exfoliation épidermique.

B. L'érythême épidémique (*erythema epidemicum*). Cet érythême règne épidémiquement depuis près de deux années : nous l'avons surtout observé à l'hôpital Saint-Louis. Il se manifeste principalement par des démangeaisons brûlantes et une sensation de fourmillement très incommode aux pieds et aux mains. Dans certains cas la peau est rouge, comme si elle avait été exposée à la chaleur du feu; dans d'autres circonstances, elle est noirâtre, comme si elle avait été couverte d'une couche de suie. L'épiderme s'exfolie visiblement sur les corps ou présente des vésications. M. Robert, de Marseille, assure que cette maladie nous est venue des Antilles. Plusieurs médecins l'ont observée dans l'Inde.

C. L'érythème endémique (*erythema endemicum*). C'est après bien des réflexions que je me détermine à ranger parmi les érythêmes la pélagre de la Lombardie. Cette maladie se charge, il est vrai, d'une multitude d'épiphénomènes qui la rendent très bizarre; mais, ce qui la caractérise spécialement, c'est une phlogose cutanée plus ou moins vive, qui résulte de l'action des rayons solaires sur des corps affaiblis par le manque de nourriture ou par des alimens de mauvaise qualité. La description plus détaillée de cet érythême confirmera notre assertion.

D. L'érythême intertrigo (*erythema intertrigo*). On désigne ainsi la phlogose des parties vivantes qui résulte du frottement d'une partie contre l'autre. La présence d'une matière âcre peut aisément la produire; elle se déclare surtout entre les cuisses des petits enfans qu'on n'a pas soin de nettoyer et qu'on serre trop long-temps avec des langes.

E. L'érythême paratrime (*erythema paratrima*). Cette espèce mérite d'être remarquée. Les nosographes en font deux variétés : le paratrime palmaire et le paratrime coccigien. Ces deux variétés sont le résultat ordinaire d'une continuité de compression exercée sur les mêmes parties. Il est important de les bien connaître ; on a souvent à les traiter.

F. L'érythême pernio (*erythema pernio*). Il est connu sous le nom vulgaire d'*engelure*. C'est une tuméfaction inflammatoire du tissu muqueux de la peau, d'un rouge foncé, pouvant se manifester sur toutes les parties externes du corps, particulièrement aux pieds et aux mains. On l'observe surtout à toutes les extrémités, comme, par exemple, au nez et aux oreilles. On sait que le froid excessif produit sur la peau une irritation qui a beaucoup d'analogie avec celle du feu : *frigus urit.*

G. L'értyhême par adustion (*erythema per adustionem*) Cet érythême mérite une place dans nos cadres nosologiques. Il est le résultat de l'application immédiate d'une trop grande quantité de calorique ou d'une trop forte concentration de cet agent extraordinaire sur une ou plusieurs parties du tégument. Il attaque tous les tissus ; mais son effet le plus ordinaire est de séparer le corps muqueux de l'épiderme, ce qui expose la partie affectée aux plus vives douleurs.

TABLEAU GÉNÉRAL DU GENRE

ET DE SES ESPÈCES.

On n'a point encore approfondi toutes les modifications de l'érythême. Cet état néanmoins doit être envisagé sous toutes ses formes, comme étant le rudiment, le prototype de toutes les affections phlegmasiques du corps humain. Cullen, qui fit revivre avec tant d'éclat les doctrines d'Hoffmann, dans la célèbre école d'Édimbourg, préludait toujours à ses savantes leçons par l'exposition fondamentale de tous les phénomènes qui se rattachent à cette altération morbide. Le calorique qui se dérobe aux lois d'un organisme modérateur, devient, pour l'économie animale, un instrument de destruction et de mort, semblable à ce feu dévorant qui se rendait libre et s'échappait sans cesse des forges vivantes du dieu Vulcain. Presque toutes les maladies réputées inflammatoires ne sont que des érythêmes plus ou moins avancés, plus ou moins accomplis dans leur développement.

ESPÈCE. *De l'érythême spontané*. On reçoit quelquefois à l'hôpital Saint-Louis des individus dont la peau est marquée par des taches ou plaques d'un rouge plus ou moins prononcé, comme si elle avait été frappée par les rayons d'un soleil ardent. Ces taches ou plaques s'étalent sur le dos des mains, sur le visage, sur la poitrine, souvent sur les extrémités inférieures; elles peuvent survenir alternativement ou simultanément sur plusieurs parties du corps. Elles laissent entre elles des intervalles où le tégument est parfaitement sain et naturel.

Ces mêmes individus éprouvent des picotemens légers, analogues à la sensation que déterminerait l'application d'un eau âcre et saline sur une plaie vive ; quelquefois, c'est un sentiment de gêne et de raideur, une sorte de fourmillement et une espèce de *travail* dans la partie affectée. Quelquefois aussi, les malades se croiraient piqués par l'aiguillon de certains insectes vénimeux, tels que les frelons, les abeilles, les cousins, etc. Lorsqu'il survient des mouvemens fébriles, les yeux sont injectés, particulièrement des deux côtés qui correspondent aux caroncules lacrymales ; la tête souffre d'une douleur gravative. Il en est qui se plaignent d'une sorte de douleur entre les épaules. L'ardeur brûlante qui se manifeste sur le tégument interdit le sommeil.

Quand l'érythême est arrivé au plus haut degré d'accroissement, la peau est gonflée, tendue, luisante ; mais, quand l'inflammation s'apaise, alors la peau s'affaisse, se ride et se gerce : elle prend une teinte bleuâtre ou violacée, quelquefois jaunâtre. L'épiderme se dessèche et s'exfolie légèrement ; mais il ne tarde pas à renaître, et tout revient à son état normal. L'érythême affecte tantôt une marche aiguë, tantôt une marche chronique.

Mes disciples trouveront dans le bel ouvrage de feu M. Willan plusieurs variétés que je crois superflu de reproduire ; car les espèces que j'ai établies sont, comme on le verra, bien autrement importantes. C'est ainsi que l'auteur anglais indique, sous le nom d'érythème papuleux (*erythema papulatum*), celui dont les élevures sont d'une très petite dimension, et n'offrent qu'une très légère saillie au-dessus du niveau des tégumens.

L'érythème tuberculeux (*erythema tuberculatum*) présente des éminences plus dures, plus arrondies et plus prononcées; enfin, on dit que l'érythème est noueux (*erythema nodosum*) quand la peau est comme hérissée de petites aspérités ovales, qui donnent à la main qui les touche la sensation de nodosités. Puisqu'il s'agit de variétés, il me semble qu'on pourrait signaler avec autant de raison l'érythème mamellé (*erythema mamellatum*). Après une lassitude générale et des mouvemens de fièvre plus ou moins prononcés, la peau rougit et se soulève par des boursouflemens ovales, d'inégale grandeur, à peu près figurés comme des mamelles; on dirait qu'elle a été soumise à l'action des ventouses: des tumeurs analogues se développent à côté des premières; tandis que les unes grossissent et se colorent, les autres s'affaissent et pâlissent sans disparaître entièrement; on voit qu'elles s'étendent jusqu'au tissu cellulaire sous-cutané : elles sont douloureuses à la pression, et on y éprouve comme un sentiment de brûlure.

Il est des érythèmes qui se manifestent d'une manière périodique. Je ne dois pas oublier l'histoire d'un littérateur auquel j'ai donné long-temps des soins. Il était régulièrement atteint, deux fois par an (au printemps et à l'automne), d'une affection érythémateuse fort extraordinaire; la peau entière de son corps rougissait soudainement dans toute son étendue; tout son sang paraissait entrer dans une sorte d'effervescence; son visage surtout était très enluminé; il se plaignait de cuissons qui précédaient de quelques jours une desquamation universelle : malgré ses souffrances réitérées, le malade était habituellement gai et jovial. Je me souviens qu'il s'était donné beaucoup de soins pour faire exécuter son portrait sur un fragment de son épiderme, qu'on avait tanné pour le disposer à cet usage; il s'en servait lui-même pour y écrire des vers et des chansons.

ESPÈCE. *De l'érythème épidémique.* Dans le cours de l'année 1828, nous avons vu arriver à l'hôpital Saint-Louis plusieurs individus des deux sexes qui habitaient dans Paris des quartiers différens. Ces individus étaient atteints aux pieds et aux mains d'un gonflement érythémateux. Ils éprouvaient une sensation formicante, des picotemens et des élancemens pulsatiles, tout-à-fait analogues à ceux qui surviennent après une forte brûlure. Nous apprîmes en même temps que cette affection singulière était épidémique dans Paris, qu'elle s'était d'abord manifestée à l'infirmerie de *Marie-Thérèse*, à l'hôpital de la Charité, à l'Hôtel-Dieu, dans les casernes, avec des symptômes plus ou moins graves. Plusieurs médecins s'empressaient à l'envi de la décrire. On peut, du reste, lire ce qui a été publié à ce sujet par MM. Miquel, Chomel, Cayol, Récamier, Bally, Chardon, etc., qui ont suivi avec attention la marche des phénomènes qu'ils avaient sous les yeux.

Quant à nous, placés dans un hôpital spécialement destiné aux maladies de la peau, nous avons dû surtout diriger nos regards sur le caractère particulier de cet érythème, dont le siége principal était à la plante des pieds et aux mains; nous avons dû faire une étude suivie des phlyctènes ou vésicules, ainsi que des desquamations successives de l'épiderme qui se sont manifestées aux articulations et sur presque toutes les parties du corps. Cet examen fut d'autant plus facile pour nous, qu'on dirigeait surtout vers l'hôpital Saint-Louis les individus particulièrement atteints des maladies propres à l'organe cutané.

Plusieurs de ces malades s'offrirent à nous ayant aux extrémités des ampoules ou cloches remplies d'une sérosité limpide et roussâtre; cet écoulement une fois terminé, la cuticule s'exfoliait et tombait en lamines plus ou moins considérables; celle des mains se résolvait en écailles sèches et furfuracées, tandis qu'on voyait se séparer des pieds, des plaques d'une épaisseur extrême. Nous reçûmes, entre autres, un colporteur, dont les talons étaient cornés et durs comme le marbre; il avait les parties inférieures des deux jambes comme enchâssées dans une demi-botte.

Ces malades présentaient d'ailleurs extérieurement tous les phénomènes de l'érythème; on apercevait çà et là, sur plusieurs points de la surface cutanée, particulièrement aux cuisses, aux jambes, aux pieds, aux bras, aux avant-bras, aux mains, des zones enflammées, d'un rouge pourpre ou violet. Mais ce qui attira particulièrement notre attention, chez la plupart des personnes frappées de l'érythême épidémique, c'est la couleur noire et fuligineuse qui affectait la surface des tégumens: cette couleur se prononçait surtout au ventre, à la poitrine, sous les aisselles, aux seins. On a cité l'exemple d'une femme dont le bout du mamelon, devenu tout-à-fait noirâtre, se décoiffa, au bout de quelques jours, de l'espèce de chapiteau noir qui le recouvrait, et dont la forme était absolument celle de la cupule qui enveloppe l'extrémité pétiolaire du fruit du chêne. Presque tous les individus qui venaient réclamer nos soins avaient un teint de ramoneur. Certains d'entre eux avaient le corps tellement couleur de suie, que l'illusion était complète; il y avait même des endroits sur la peau qui, moins foncés que les autres, semblaient avoir été essuyés; on eût cru d'abord que ces endroits étaient couverts par des toiles d'araignée. Quand on grattait ces plaques, qui étaient comme terreuses, la cuticule se réduisait en une matière farineuse.

Non seulement la peau se trouvait noircie par l'effet de cette eczémation érythémateuse, mais chez quelques sujets elle était desséchée et racornie, comme si elle avait été exposée à la chaleur d'un four. Il parut à mes leçons cliniques une vieille femme dont les mains étaient torréfiées et comme rôties par l'érythême; elle ressemblait à une momie; ses yeux étaient cernés d'un cercle noir; dans le reste du corps, la peau présentait un aspect fuligineux; dans quelques endroits, c'était une teinte lie de vin.

Maintenant, il y aurait beaucoup à dire si on

voulait retracer tout ce que ces malades ont souffert : leurs pieds étaient frappés d'un tel engourdissement, qu'il fallait les soutenir dans leur marche, et, pour ainsi dire, les traîner; ils éprouvaient la même difficulté quand ils voulaient remuer leurs doigts ; leurs mains et leurs bras étaient agités d'un tremblement involontaire; la vivacité des douleurs était telle, qu'un de ces malades s'imaginait qu'on lui arrachait les ongles avec des tenailles. Cette singulière épidémie offrit d'autres symptômes non moins déplorables : il survenait des vomissemens, des flux de ventre, des stranguries, des toux suffocantes et convulsives, des irritations dans les conjonctives palpébrales, des aveuglemens soudains, etc.; les coliques surtout furent si déchirantes, qu'on ne craignit pas d'assimiler ce mal horrible à l'ergotisme, au choléra-morbus, etc.

ESPÈCE. *De l'érythème endémique.* La pélagre est un érythême chronique du tégument extérieur, qui se manifeste d'ordinaire vers la fin de l'hiver ou au commencement du printemps. Elle attaque de préférence, je dirai même presque exclusivement les villageois qui travaillent au soleil, et qui mènent une vie pénible au milieu des fatigues et de la misère. Cette affection se reproduit tous les ans à la même époque, et dure jusqu'au terme de la vie, si l'individu qui en est atteint s'expose constamment aux mêmes influences.

L'érythême pélagreux fut d'abord observé dans le Milanais, et on le crut endémique dans cette contrée ; mais ensuite on ne tarda pas à le découvrir dans le Piémont et dans l'état de Venise. Il paraît, du reste, que cette maladie porte plus loin ses ravages qu'on ne l'avait cru. M. Buniva prétend qu'on la voit fréquemment dépasser les Alpes ; un élève de ce professeur découvrit un crétin pélagreux dans la ville de Saint-Jean-de-Maurienne. Le docteur Careni croit l'avoir remarquée trois fois dans la ville de Vienne. Après la guerre de 1814, deux soldats atteints de cette éruption arrivèrent à Paris : par les soins de M. le docteur Husson, l'un d'eux vint se montrer à mes leçons cliniques.

Voici maintenant comment cet érythême se déclare : vers la fin de février et au commencement de mars, quand les paysans sortent de leurs chaumières pour aller reprendre les travaux des champs, quelques uns d'entre eux se trouvent inquiétés par des démangeaisons plus ou moins vives à la partie antérieure du cou, à la région sternale, mais surtout aux pieds, aux mains et au visage ; la peau rougit, et il se manifeste un léger érythême qui, vers la fin du neuvième ou du dixième jour, est suivi de desquamation.

Si pourtant le malade porte des chaussures, et si sa poitrine est couverte de manière à la préserver du contact des rayons solaires, alors l'affection pélagreuse se montre uniquement sur le dos des mains. L'érythême est d'ailleurs accompagné d'une cuisson très ardente. Il se forme de petites ampoules qui se remplissent d'une sérosité jaunâtre ; mais cette sérosité ne prend jamais le caractère d'un pus louable ; les ampoules se rompent ; il survient des croûtes noirâtres, long-temps adhérentes, et qui se renouvellent à plusieurs reprises.

Quelque superficiel que soit l'érythême pélagreux, il ne disparaît guère que vers la fin de l'automne. Aux approches de l'hiver, la peau se régénère; mais, ayant été fort altérée, elle reste long-temps sale et comme enduite d'un vernis. L'année suivante, la maladie renaît avec tous ses phénomènes. Il est pourtant unc variété qu'on appelle la *salsedine*, moins subordonnée au pouvoir des saisons, et qui n'a point de temps fixe pour se développer. On la nomme ainsi à cause de la saveur muriatique que les malades éprouvent dans l'intérieur de la bouche; cette saveur se fait sentir principalement le matin, à l'instant du réveil. Les paupières et les narines sont aussi affectées d'un écoulement de sérosité âcre; il survient des flux diarrhéïques; les urines sont pâles et fétides; la sueur surtout a une odeur particulière, qui a quelque rapport avec celle du pain moisi ou des vers à soie putréfiés. Soler dit que les cheveux acquièrent dans la pélagre une couleur roussâtre, comme s'ils avaient été brûlés; ils se détachent spontanément et deviennent minces et lanugineux.

L'érythême dont nous parlons est surtout caractérisé par des accidens nerveux : les malades sont assaillis par des syncopes, par des crampes, par le spasme des muscles de la mâchoire inférieure. On a surtout fait mention d'un mouvement convulsif qui entraîne les pélagreux, et les porte à marcher en avant avec précipitation et en ligne droite, sans qu'ils puissent s'arrêter au gré de leur volonté ni se tourner d'un côté ou de l'autre. Ils tâchent alors de s'appuyer sur les murs ou contre les arbres qui sont sur leur passage. Certains d'entre eux restent dans une constante immobilité; on en remarque d'autres qui sont sujets à des tremblemens continuels de tous les membres. Il n'est pas rare de voir l'érythème pélagreux suivi d'un délire chronique, souvent même de la plus sombre mélancolie. Il est des malades qui finissent par se donner la mort; il y en eut un qui se coupa la gorge dans la commune de Piossasco. On a consigné dans quelques journaux scientifiques l'histoire d'un fanatique, nommé Matteo Lovat, né dans les montagnes de l'état de Venise, qui fit de funestes tentatives pour clouer l'une de ses mains à une croix qu'il avait fabriquée, et se donner le supplice du Christ. Ajoutons que beaucoup de pélagreux dont la raison est égarée cherchent à se précipiter dans des rivières. Strambio a désigné sous le nom d'*hydromanie* ce penchant funeste. Ce penchant proviendrait-il de la sensation brûlante qu'on éprouve dans toutes les parties du corps, surtout dans celles qui ont été frappées par les rayons d'un soleil ardent?

ESPÈCE. *De l'érythème intertrigo.* C'est ainsi que l'on désigne l'érythème qui résulte du frottement des deux cuisses dans l'acte de la progression. Il a lieu principalement chez les individus doués d'un embonpoint trop considérable, chez les petits enfans qu'on prive des soins nécessaires de la propreté, et qui sont trop long-temps contenus dans leurs langes. L'émission des urines suffit parfois pour produire ce résultat dans l'âge avancé; les personnes qui ont des paralysies de vessie subissent parfois tous les inconvéniens de l'érythême intertrigineux.

Il ne faut pas confondre cet érythême avec certaines affections herpétiques qui occupent souvent le même siége; c'est ici une simple eczémation locale qu'il s'agit d'apaiser. L'érythême intertrigo est d'abord peu intense, et ne s'annonce que par un léger prurit; mais ce prurit augmente, et les malades portent involontairement les mains vers les parties affectées; il en est qui se grattent jusqu'à s'excorier profondément la peau. L'intertrigo détermine souvent une sensation analogue à celle que produiraient des piqûres d'aiguille. Ces symptômes s'apaisent pendant quelques heures; mais bientôt ils recommencent, surtout pendant la nuit. Le scrotum devient rugueux chez les hommes, ainsi que les grandes lèvres chez les femmes; on aperçoit, sur les parties affectées, des rhagades, des fissures, résultat de l'action des ongles; la peau exhale une odeur rance; il se manifeste aussi une sorte d'excitation au coït.

ESPÈCE. *De l'érythême paratrime.* Cette espèce a deux variétés: 1° le paratrime palmaire; 2° le paratrime coccigien. Le paratrime palmaire est une maladie à laquelle on fait peu d'attention, et qui tourmente néanmoins, dans quelques circonstances, ceux qui touchent habituellement des corps durs, ou qui appuient par métier leurs mains sur des instrumens mécaniques. La plupart d'entre eux se plaignent d'une chaleur vive, d'une sensation tout-à-fait analogue à celle que fait endurer une brûlure. Un épicier que nous avons traité à l'hôpital Saint-Louis s'était ainsi rendu très malade, en maniant des substances irritantes : il était tourmenté d'un violent prurit dans le creux des mains ; il éprouvait en outre tous les inconvéniens d'une inflammation chronique, car il s'était opéré une rétraction successive des tendons des muscles fléchisseurs dans les doigts de chaque main, avec endurcissement calleux de la peau qui les couvrait ; les gaînes des tendons refusaient leur office ; il y avait partout adhérence complète. Cette maladie s'est présentée plusieurs fois : elle est alarmante, et digne de toute la sollicitude des praticiens. Le paratrime coccigien est, comme l'on sait, une phlogose plus ou moins vive du corps muqueux cutané, qui tient à la compression d'un long *decubitus*. C'est un accident commun dans les hôpitaux : il attaque les malades frappés du scorbut, du typhus, de la fièvre adynamique. Il est aggravé par la nature des maladies dont il est l'affreux résultat ; il se termine souvent par une dégénérescence gangreneuse. Un homme, après être resté dix ans sur le dos à l'hôpital des Incurables, devint maniaque ; toute la partie postérieure de son corps se trouvait couverte d'ecchymoses et de plaques érythémateuses; ses douleurs étaient atroces, et il languissait toujours dans l'impuissance de tout sommeil. Il vivait néanmoins, malgré ses horribles souffrances; mais cette affection, qui ne le quittait pas, l'avait tellement attristé, que, dans sa folie mélancolique, il s'occupait tous les jours de son testament.

ESPÈCE. *De l'érythême pernio.* Cette affection se manifeste surtout à l'apparition des premiers froids : elle est d'autant plus intense, que les hivers sont plus rigoureux; elle continue d'ordinaire jusqu'au retour de la belle saison. Il n'y a ici que la cause qui puisse en donner le caractère spécifique, car la peau est parfaitement rouge comme dans les autres érythêmes. Cette phlegmasie est susceptible d'accroissement: la peau se gerce, s'ulcère en mille façons; il se forme à l'extérieur du tégument de véritables ampoules, d'où s'ensuivent de larges exfoliations épidermiques. On voit des enfans dont les mains sont tellement phlegmoneuses, qu'ils ne peuvent en faire usage; ils éprouvent un sentiment de prurit superficiel qui dégénère quelquefois en un chatouillement insupportable.

Les mendians affectés de cet érythême, qui se présentent à l'hôpital Saint-Louis, ont des ulcères blafards et sanieux; leur peau est bleuâtre et presque livide; il semble même que la douleur change de nature à mesure que cette inflammation fait des progrès, et certains individus se plaignent d'une sensation brûlante très incommode. L'un des symptômes les plus fâcheux est l'apparition de quelques phlyctènes qui se remplissent d'une sérosité jaunâtre très acrimonieuse. Ces phlyctènes s'ouvrent; alors l'épiderme se répare : mais souvent aussi il se forme des excoriations qui donnent lieu à des ulcères profonds, et qui envahissent un espace plus ou moins considérable.

Quelques pathologistes ont prétendu que ces ulcérations pouvoient atteindre les os et les carier. Si cette remarque est fondée, il faut convenir que les cas que l'on pourrait alléguer sont infiniment rares. Tout ce que l'on peut assurer, c'est que lorsque le froid agit avec violence, les parties souffrantes sont plus tard frappées de gangrène. Un semblable accident peut amener des suites fâcheuses.

ESPÈCE. *De l'érythème par adustion.* Le feu qui se déploie sur un être vivant produit des résultats tout autres que sur des chairs mortes et devenues tout-à-fait insensibles. Il faut lire et méditer ce que les auteurs de chirurgie ont écrit sur un accident aussi redoutable, et sur les moyens d'en réparer les suites. M. le docteur Thomson, d'Édimbourg, donne à ce sujet des conseils fort utiles dans son savant Traité de l'inflammation, et M. le professeur Boyer signale avec une précision rigoureuse tout ce qui advient depuis les premières atteintes jusqu'à la destruction complète des parties attaquées. Toutefois l'école de M. Dupuytren adopte six degrés pour constater plus méthodiquement la progression de ce phénomène morbide : 1° la peau subit une rubéfaction, ce qui établit déja son état d'érythême; 2° elle se couvre de phlyctènes; 3° le derme s'entame et s'excorie; 4° il se réduit en escarres; 5° l'inflammation achève de consumer les tissus qui séparent la peau des os; 6° la partie affectée se convertit en charbon.

On sent que ces divers états doivent se rencontrer isolés dans l'intérieur de nos hôpitaux, et souvent à des distances fort éloignées les unes des autres; on a pu néanmoins les observer simultanément dans une circonstance fort affligeante pour la vaste cité que nous habitons. Tout le monde se souvient encore d'une fête brillante donnée à l'empereur Napoléon par un ambassadeur d'Allemagne, envoyé à Paris en 1810. Il est difficile de dire par quelle imprudence une vaste salle, consacrée au plaisir de la danse, devint tout à coup la proie d'un horrible incendie. Ce qu'il y a de certain, c'est qu'au même instant, près de six cents personnes eurent à se défendre contre les flammes toujours croissantes de ce mémorable embrasement; jamais, peut-être, elles n'agirent sur un plus grand nombre de victimes dont la terreur paralysait la fuite. Au milieu d'un tel désordre, nul ne pouvait se soustraire à cette pluie de feu qui éclatait de toutes parts; tout semblait, d'ailleurs, favoriser son activité et alimenter ses ravages : les papiers vernis dont on avait orné l'enceinte, la multiplicité des lustres qui servaient à l'éclairer, les vêtemens légers des femmes, les plaques métalliques, et les décorations resplendissantes dont se trouvaient parés les personnages éminens qui les conduisaient.

Quelques hommes de l'art furent aussitôt appelés sur le lieu de ce désastre. Tout ce qu'on peut décrire et raconter dans nos écoles se trouvait alors sous les yeux des spectateurs épouvantés. Ils purent, ainsi que moi, compter les victimes à mesure qu'on les retirait des ruines fumantes de l'édifice embrasé; ils purent observer des phénomènes qui se présentaient à tous les regards avec les degrés les plus variés, je puis dire, les plus extraordinaires; car, si jamais le cœur n'eut tant à frémir, jamais la science n'eut tant à apprendre. Quelques unes des personnes qui n'avaient pu se soustraire aux premières atteintes de l'élément destructeur eurent les mains couvertes d'ampoules; chez d'autres, la peau était tantôt comme stigmatisée par un fer rouge et incandescent, tantôt couverte d'escarres noires et sanguinolentes. Nous rencontrâmes un garçon qui n'avait pas plus de quinze ans, et dont le visage n'était qu'une vaste plaie; le corps muqueux, mis à nu et séparé de son épiderme, donnait lieu à d'horribles douleurs. Plusieurs jeunes filles, auparavant brillantes de beauté, devinrent tout à coup méconnaissables par le boursouflement du tissu cellulaire, qui masquait les plus nobles traits de leur physionomie : la plupart d'entre elles, métamorphosées, pour ainsi dire, par une rubéfaction flamboyante, avaient l'air de sortir des gouffres du Tartare. Une dame avait été, en quelque sorte, torréfiée par les cataractes de feu qui tombaient des voûtes de la salle; et lorsqu'on sépara des décombres le corps de la princesse Pauline de Schwartzenberg, qui s'était précipitée au milieu des flammes pour sauver sa fille, ce n'était plus que les débris de son squelette, charbonné par les progrès de la combustion. Bientôt après, les acteurs de cette déplorable fête furent en grand nombre transportés dans leur domicile, pour y recevoir les soins réparateurs de l'art, ou pour y attendre de nouveaux supplices. Mais on peut ajouter à cette scène, pour se faire une idée complète d'une calamité aussi immense, les lamentations des brûlés, les angoisses, les défaillances, les asphyxies, les convulsions, la constriction insupportable des membres par le racornissement de l'enveloppe tégumentaire, l'aridité de la bouche, et l'implacable soif, aussi inextinguible que la douleur, dont on n'était préservé que par le délire et la stupeur des facultés intellectuelles.

ÉTIOLOGIE.

L'ordre et la méthode sont les plus puissans auxiliaires des doctrines. L'érythême est un phénomène si varié, qu'il est utile de bien classer ses causes. Voici quelques traits relatifs à celui qui se présente d'une manière sporadique. Un homme travaillait à planter des pieux au moyen de la sonnette : ses mains, constamment exposées à l'air et au vent, furent frappées d'une rougeur érythémateuse; la peau présentait quelques vésicules pleines d'une sérosité ichoreuse, comme il arrive par le contact de l'eau bouillante; ces vésicules furent remplacées par des gerçures et des desquamations; l'épiderme devint coriace et se détachait par petites plaques. Le malade, ayant discontinué son genre d'occupation, ne tarda pas à se guérir. Plusieurs cas analogues se sont offerts à mon observation. Je me souviens d'un militaire qui dormait au soleil avec sa cuirasse; il fut pris d'un érythême facial, qui faillit lui coûter la vie. Les vieillards qui ont la pernicieuse habitude de tenir constamment leurs jambes exposées à l'action du feu, les femmes qui s'accroupissent sur des chaufferettes, sont très exposés à l'érythême sporadique. Les causes morales ont aussi leur action. Une marchande de fruits venait d'avoir une vive querelle avec son mari; elle fut aussitôt saisie d'un très violent flux hémorrhoïdal: dans le même instant, il lui survint aux aines, au ventre, aux cuisses, aux mains, aux avant-bras, autour du cou, de larges plaques enflammées qui lui firent éprouver un sentiment très vif de cuisson; ces plaques devenaient insensiblement d'un rouge violet; le gonflement diminuait, et l'épiderme n'offrait plus que des rides, lesquelles se convertissaient en larges exfoliations.

Mais comment assigner les causes de l'érythême épidémique? Ces causes sont encore dans le rang des conjectures. Cette affection singulière a été successivement attribuée à certaines conditions météorologiques, à l'insalubrité de certains lieux, à la nature des alimens, etc. Mais rien n'est prouvé à cet égard, puisque, dans tous les temps et dans toutes les saisons, des malades bien nourris et bien logés ont pu l'éprouver. C'est bien à tort qu'on a voulu la faire dériver des effets vénéneux de la pomme de terre nouvelle, puisque les personnes qui ont été sous nos yeux n'avaient point usé de cette nourriture. La bière, le vin, etc., ont été pareillement dégustés, et ne contenaient rien de pernicieux. Au surplus, toutes ces causes, vraies ou présumées, ont été soumises à la discussion par M. Defermon. Voyez sa thèse qui a pour titre : *An epidemia nuperrimè observata (præsertìm Lutetiæ), causis, symptomatibus et therapeïa ab aliis popularibus morbis secernenda!*

Nous avons recherché les causes de l'érythême endémique ou pélagreux; nous avons surtout questionné le malade dont nous avons déja fait mention plus haut, et qui a paru à nos leçons cliniques pendant les guerres de Bonaparte. Cet individu, quoique Breton d'origine, arrivait de Milan; il n'était au service que depuis huit mois. Livré, dès sa jeunesse, aux travaux pénibles des champs, il se nourrissait le plus ordinairement avec de la bouillie de blé noir. Depuis qu'il suivait le sort des armes, exilé de son pays natal, il était constamment malade; l'ennui était peint sur sa physionomie; il était triste, taciturne, recherchait la solitude. Fuyant tous ses camarades, il alla se placer dans une belle exposition, au soleil, s'y coucha les mains appliquées sur la tête, de manière que les doigts s'entre-croisaient. S'étant endormi dans cette position, il s'y manifesta une légère phlogose; la peau devint rouge, et le malade y ressentit une chaleur ardente à son réveil; il éprouva en même temps une vive céphalalgie. Au bout de quelques jours l'épiderme se fendit et tomba en desquamation; les articulations métacarpo-phalangiennes furent surtout altérées; il s'y manifesta des crevasses profondes, très sèches, à bords inégaux et écailleux; la peau environnante était cuivreuse et noirâtre. Ce fut alors que MM. Assalini et Husson confirmèrent l'existence de l'érythême pélagreux.

On a, du reste, tenté jusqu'à ce jour beaucoup de recherches sur l'étiologie de ce genre d'affection: ce que l'on sait, c'est que tous les âges, tous les sexes sont susceptibles d'en être attaqués. Les laboureurs y sont particulièrement sujets, parce qu'ils habitent des maisons basses et peu aérées. La plupart d'entre eux sont dans l'usage de passer l'hiver dans des étables, au milieu des bestiaux; ils mangent du mauvais pain; ils n'ont pour toute boisson que l'eau de rivière non purifiée, l'eau des puits ou l'eau des étangs. Ajoutons que les premiers travaux de la campagne, vers la fin de l'hiver, sont pénibles et se passent dans une température presque toujours variable. Pour éviter toute gêne dans la fatigue, ils ôtent une partie de leurs vêtemens, et souvent s'arrêtent en plein midi dans la campagne pour prendre leurs repas. La peau, déja affaiblie par les circonstances que nous venons de détailler, n'exerce aucune réaction contre les premiers feux du soleil, et subit nécessairement tous les inconvéniens de cette fâcheuse position. Il est, du reste, peu de maladies dont on ait recherché les causes avec une activité plus persévérante. Frapolli, Zanetti, Gherardini, Jansen, Albera, Videmar, Strambio, Cerri, à Milan; Allioni, Buniva, à Turin; Fanzago, à Padoue; Paolo della Bona, Soler et Ghirlanda, à Trévise; Odoardi, à Bellune; Facheris, au grand hôpital de Bergame; Villa, aux environs de Lodi, etc., ont trouvé et recueilli des faits intéressans.

Les causes de l'érythême *paratrime* sont faciles à déterminer. Nous remarquons ce phénomène chez les hommes et les femmes qui ont acquis un embonpoint considérable. Il est essentiel de le distinguer de l'*herpes squamosus madidans*, qui entraîne toujours ou presque toujours une desquamation de l'épiderme, et qui donne pareillement lieu à une exsudation roriforme dans ces parties. C'est encore une maladie très familière chez les enfans, quand on néglige les soins de propreté qui contribuent tant à leur bien-être et à leur santé. Les métiers, les professions, les habitudes, des travaux singuliers, peuvent influer sur la fréquence des érythêmes qui résultent des frottemens de la cuticule. Les hommes employés à la perception de certains impôts, et qui sont constamment à cheval, nous présentent quelquefois des exemples de cet érythême, ainsi que les cavaliers de tous les états. Il y a toujours des inconvéniens à rester dans la même situation; de là cette inflammation coccigienne qui vient si souvent compliquer les fièvres adynamiques. J'ai déja fait mention des circonstances qui favorisent le développement de l'érythême palmaire.

L'érythême *pernio* est manifestement déterminé par l'action du froid; il a lieu surtout quand les capillaires veineux cutanés sont frappés d'inertie. Cette maladie dérive souvent d'une semi-congélation. Les extrémités du corps y sont particulièrement sujettes, parce que la perspiration s'y trouve moins active. La peau, chez les enfans et chez les femmes, est spécialement susceptible de cet état morbide, parce qu'elle est naturellement plus humide et plus relâchée que chez l'homme adulte et vigoureux. Ajoutons que cette espèce d'érythême se rencontre bien plus souvent dans certains pays que dans d'autres; on la remarque surtout dans les lieux marécageux qui ne sont ni balayés par les vents, ni réchauffés par les rayons du soleil.

L'érythême par *adustion* se caractérise et se modifie comme les causes sans nombre qui le déterminent; on observe une grande différence parmi ces causes. Il est des agens qui transmettent le calorique avec une rapidité extrême: tels sont le fer incandescent, le cuivre, le plomb fondu, l'huile bouillante, les graisses, le phosphore, etc. Il est d'autres agens qui produisent leurs effets avec moins d'activité, et dont la flamme ne fait qu'effleurer, pour ainsi dire, les surfaces : tels sont l'éther, l'alcohol et autres substances semblables. Il est, du reste, des individus qui peuvent s'aguerrir par l'habitude contre l'action délétère du feu : c'est ce qu'on voit chez certains ouvriers qui travaillent dans les forges ; c'est aussi ce que l'on remarque chez ces prétendus *incombustibles*, qui spéculent sur l'attrait que le vulgaire a toujours pour le merveilleux. Mais un fait digne de notre attention, c'est que, de tous les êtres vivans, l'homme est manifestement le plus susceptible d'être attaqué par l'action du calorique en ignition, sans doute à cause des substances huileuses dont il ne cesse de s'alimenter, et de l'emploi des spiritueux dont il abuse dans presque tous les climats de la terre. Ainsi, dans les amphithéâtres qui servent aux études anatomiques, on expérimente journellement que le tissu cellulaire des personnes qui boivent habituellement de l'eau-de-vie et autres liqueurs spiritueuses, s'enflamme avec beaucoup de célérité. Les physiologistes ont fait mention des déflagrations spontanées, au moyen desquelles les corps de certains individus, ainsi prédisposés, ont été l'objet d'une incinération plus ou moins rapide, au grand étonnement des spectateurs.

CURATION.

Il est des cas d'érythême qui méritent une attention sérieuse. L'irritation que l'on doit combattre réclame l'emploi de toutes les substances qui exercent sur la peau une impression relâchante ; il ne faut surtout user que de celles qui se distinguent par la douceur de leurs principes élémentaires. Quand la maladie dépend d'un état particulier des premières voies, il faut insister sur les limonades légères, les boissons orgées, le petit lait, l'eau de veau, l'eau de poulet, les bouillons de grenouilles, etc. Si l'érythême dépend d'une cause extérieure, on a recours aux bains d'amidon et à ceux de gélatine. On connaît l'effet des topiques mucilagineux, quand on les met en contact avec les surfaces irritées ; on procède à des embrocations huileuses ; on applique des compresses trempées dans l'eau de mauve et dans le lait. On use aussi avec succès des différens cataplasmes ; mais il est des cas où la médication émolliente est bien moins indiquée que la médication résolutive. On compose alors des pommades avec l'acétate de plomb ; on a recours à l'eau saturnine. Faut-il calmer une eczémation trop violente ? rien ne se trouve mieux approprié que les décoctions de morelle et de jusquiame, des infusions de pavot et des solutions opiacées. Réaumur indiquait l'eau froide comme topique, dans l'érythême produit par la piqûre des insectes.

On a mis beaucoup d'empirisme dans le traitement de l'érythême épidémique. Quand il a paru, chaque praticien se dirigeait d'après les symptômes les plus apparens, et surtout d'après les idées qu'il se formait lui-même de la nature de cette maladie. Il fallait bien se conduire ainsi, puisque l'étude la plus attentive et l'ouverture même des cadavres n'avaient rien révélé sur son diagnostic. D'ailleurs, l'érythême épidémique ne fut réellement funeste qu'aux individus déjà affaiblis par d'autres maladies plus ou moins graves; c'est ainsi que nous perdîmes deux jeunes filles singulièrement prédisposées à la consomption pulmonaire. Le marasme fit chez elles des progrès considérables, et la fièvre hectique les consuma. Les médecins qui observèrent pour la première fois cet érythême tentèrent de guérir les symptômes inflammatoires prédominans par l'application des sangsues ou par l'opération de la phlébotomie. Ils eurent recours aux calmans pour apaiser les démangeaisons brûlantes, les sensations formicantes et picotantes qui se déclaraient aux pieds et aux mains. A l'hôpital Saint-Louis nous indiquâmes avec succès les bains de vapeur émolliente. La plupart de ces malades éprouvaient des aberrations dans le sens du toucher; quand l'action des papilles nerveuses nous paraissait émoussée, nous avions recours à des fumigations aromatiques, aux douches d'eau sulfureuse à l'arrosoir; mais, en général, nous donnâmes la préférence aux doux laxatifs et au régime antiphlogistique. Nous n'eûmes qu'à nous louer de nos premiers essais.

Que signifie cet appareil de polypharmacie, consigné dans beaucoup d'ouvrages, contre la maladie désignée plus haut sous le nom d'*érythème pélagreux?* En général, ce qui convient le mieux, c'est un bon régime et des alimens d'excellente qualité. On recommande, avec raison, les chairs fraîches des jeunes animaux, les bouillons de poulet. Facheris propose l'administration de la gélatine animale; il propose aussi le lait, comme un excellent spécifique en pareil cas. L'individu qui reçut nos soins à l'hôpital Saint-Louis était tourmenté par une faim dévorante : nous lui prescrivîmes des consommés et une nourriture propre à rétablir les forces. M. Gaspard Ghirlanda a consigné dans un mémoire les avis les plus sages pour le traitement de l'érythême pélagreux. Il prescrit les boissons délayantes, souvent le repos; mais, quelquefois, un exercice proportionné aux forces du malade. Il a recours aux calmans pour modérer les phénomènes d'une sensibilité trop exaltée, et, sous ce point de vue, l'opium, le camphre, les éthers, lui paraissent mériter la préférence. Les toniques peuvent être indiqués; mais il faut toutefois y recourir avec discrétion. Strambio dit lui-même qu'il n'a pas toujours été satisfait de l'administration du quinquina et de la valériane; le vin et un bon régime alimentaire l'ont mieux secondé pour le rétablissement des forces. Les bains chauds universels ou partiels, les fumigations, favorisent la sueur et les éruptions critiques de la peau. On peut employer des cataplasmes émolliens, des frictions, des ventouses, des sinapismes, des vésicatoires. Les irritations vives qui suivent le développement de l'érythême peuvent parfois nécessiter l'application de quelques sangsues. Malheureusement la condition et la situation des malades ne permettent pas toujours de suivre la marche des phénomènes avec la persévérance convenable, et de mettre à profit les moyens qu'on croirait opportuns, pour une affection de cette importance. M. Brière de Boismont a communiqué à l'académie des sciences un mémoire intéressant sur les causes de cet accident morbide, qu'il fait dériver d'une phlegmasie primitive des organes digestifs. Dans cette hypothèse, l'altération érythémateuse de la peau, le trouble des facultés mentales, et autres symptômes concomitans, ne seraient plus que des phénomènes consécutifs; mais les points de vue que nous présentent ces phénomènes ne sont pas moins dignes de nos méditations et de nos recherches.

Nous avons peu à dire sur le traitement qui convient à l'érythême *intertrigo*. Quoique cette affection ne soit pas très grave, il importe de ne pas négliger son traitement. Il faut adopter un régime doux. On doit éviter toutes les préparations alimentaires où il entre du beurre, de l'huile, de la muscade et autres condimens de cette nature. Il convient d'adopter l'usage du petit-lait et des bouillons apéritifs, des sucs de pissenlit, de laitue et de cerfeuil, etc. Les topiques relâchans sont d'un grand avantage. On sait que l'amidon, jeté dans l'eau chaude, constitue une matière gélatiniforme, dont on peut user pour adoucir la peau ; il est des matières oléagineuses qui ont une propriété analogue. Pour absorber l'humidité qui se manifeste, on a recours à la poudre de lycopode. Les bains conviennent dans presque toutes les circonstances. Les moyens chirurgicaux dont on use pour traiter l'érythême coccigien sont trop connus pour qu'il soit besoin de les reproduire. La décoction de quinquina, l'infusion des roses de Provins, les solutions alumineuses, etc., sont employées avec grand succès. Le paratrime palmaire cède aux fumigations, aux cataplasmes long-temps continués, quand on renonce d'ailleurs aux habitudes qui l'ont produit.

Le traitement de l'érythême *pernio* est souvent livré aux empiriques, aux gens du monde, etc.; mais les vrais médecins prescrivent, selon le besoin, les adoucissans, les résolutifs, les légers toniques, les infusions vineuses et alcoholiques de sauge, de tanaisie, d'eupatoire et autres aromates. On emploie quelques substances styptiques et astringentes, telles que la décoction de noix de galle, des fleurs de grenadier, etc. Dans le nord, nul topique n'est meilleur pour provoquer une réaction salutaire, que la neige en frictions ; quelques personnes indiquent à l'extérieur l'emploi de quelques dissolutions salines. M. Lisfranc a obtenu des succès de l'emploi des chlorures d'oxide de sodium et de calcium, contre les engelures ulcérées et non ulcérées. Il place sur les parties malades des compresses fenêtrées enduites de cérat, et il les couvre avec une masse assez considérable de charpie imbibée de ces solutions à trois degrés (*chloromètre de Gay-Lussac*). On a soin de tenir les pièces d'appareil constamment humides. Le médicament proposé par M. Lisfranc peut s'employer, quelle que soit l'intensité de l'inflammation; seulement, il importe d'affaiblir les liqueurs, lorsqu'elles déterminent trop de douleurs, et de les concentrer quand elles n'agissent pas d'une manière assez active, et que la guérison n'avance pas. On a proposé le borax à la dose de deux gros dans une once d'onguent rosat. On frictionne la partie souffrante avec de la moelle de bœuf imprégnée d'esprit de vin; la graisse de mouton, animée par l'eau-de-vie, réussit quelquefois. Lorsque l'inflammation est très violente, on a recours à des substances purement relâchantes; on pratique des lotions avec l'eau de mauve; on baigne les extrémités malades dans l'eau d'amidon; on se sert du cérat de blanc de baleine et de tous les topiques mucilagineux.

Il nous reste maintenant à indiquer les moyens curatifs qui conviennent à l'érythème par *adustion*. Il n'y a, du reste, que les brûlures du premier et du second ordre qui soient ici de notre ressort; car il peut survenir des altérations énormes qui réclament les opérations les plus savantes de l'art. Toutefois le soin particulier qu'a pris Hippocrate de nous donner des conseils sur le traitement des plaies récentes et des plaies invétérées, nous prouve qu'il doit y avoir unité dans la thérapeutique, et qu'il existe une relation constante entre les moyens chirurgicaux et les moyens purement médicaux.

Quand cet érythême s'offre à nous sous une forme superficielle, ce qu'il importe en premier lieu, c'est de prévenir la vésication. Toute négligence à cet égard pourrait déterminer des irritations ultérieures et prolonger la durée du mal. L'instinct d'abord suggère un moyen, et le premier mouvement de celui qui est en butte à l'action du calorique, est de s'appliquer la méthode réfrigérante; cette méthode mène au but le plus désirable, qui est de faciliter la résolution. Les Arabes savaient très bien ce qui se passe en cette circonstance. Ce n'est d'abord qu'une simple rubéfaction, accompagnée d'une douleur cuisante, qu'on cherche à pallier en plongeant dans l'eau glacée, à plusieurs reprises, la partie affectée. On connaît, en semblable cas, tous les avantages de l'eau de saturne, de l'alcohol et de l'éther. Je ne puis dire jusqu'à quel point le coton brut, préconisé par certaines personnes, peut devenir efficace pour atteindre le même but; il ne saurait être de quelque utilité que dans le second degré de l'inflammation. M. Jules Cloquet a recours, dans ce cas, au duvet du roseau de marais (*phyta latifolia.* LINN.), qu'il regarde comme souverainement utile dans le traitement des brûlures, pour absorber le pus, pour défendre la partie malade du contact de l'air et éviter, les accidens graves qui compliquent si souvent ce genre de lésion.

Mais un degré plus intense dans l'action délétère

du calorique, est de donner lieu au développement des phlyctènes; ces phlyctènes abondent partout où la peau est tendre, délicate, molle et relâchée. L'habitude est de les vider dans leur partie la plus déclive, en les préservant toutefois de l'influence trop active de l'atmosphère; on panse ensuite les brûlures avec le cérat doux de Galien, dont on enduit des linges fenêtrés; on a recours à des bains partiels oléagineux, à des embrocations emollientes. On peut tempérer aussi les irritations locales par des cataplasmes avec la fécule de pomme de terre, avec de la semoule, bouillie dans le lait ou l'eau de guimauve.

On assure que M. Lisfranc a obtenu, dans le traitement des brûlures, les mêmes succès que dans celui de l'érythême *pernio*, avec les chlorures de sodium et de calcium. A ces moyens extérieurs il faut joindre quelques moyens intérieurs. On abat la fièvre par la diète, on l'adoucit par quelques boissons délayantes, telles que l'eau d'orge, l'eau de graine de lin, etc. On cherche à modérer les douleurs par quelques légers calmans, tels que l'extrait de laitue et celui de coquelicot, le sirop de pavot blanc, le sirop de karabé, etc. Je ne fais, du reste, que signaler ici les procédés généraux; car, dans l'érythême par adustion, les accidens sont de la forme la plus variée, et d'une durée très incertaine. Chacun de ces accidens réclame, pour ainsi dire, un traitement particulier. Il faut se conduire d'après l'indication présente : *consilium in arenâ sumere.*

Dans les premiers temps de l'expérience, on

inscrivoit, dit-on, dans des lieux publics, les guérisons extraordinaires qui avoient été opérées ; on publiait même comment elles s'étaient opérées. C'est ce qui nous détermine à consigner ici une observation d'autant plus intéressante, qu'elle console l'humanité et atteste en même temps que les ressources de l'art sont inépuisables. J'ai déja fait mention de l'incendie qui eut lieu le 1er juillet 1810, dans un bal donné à Paris par un ambassadeur d'Autriche. Parmi les victimes de cette désastreuse soirée, il faut surtout compter M. le prince de Kourakin, homme précieux à la diplomatie, et qui fut merveilleusement guéri par les soins de M. Piet, docteur en chirurgie, homme aussi instruit que modeste. Le malade dont il s'agit fut certainement l'une des personnes les plus maltraitées par les flammes; lorsqu'on le transporta chez lui, il était dans un état à faire redouter une mort très prochaine : son front était couvert d'ampoules qui se propageaient jusqu'au sourcil gauche ; ses paupières étaient rutilantes et singulièrement tuméfiées ; sa tête, qui avait été en butte à une cataracte de feu, était comme lardée de brûlures noires. J'abrégerai les détails ; je ne ferai mention que des lésions principales : je dirai seulement que tous les degrés de la combustion se trouvaient sur son corps, si misérablement mutilé ; le bord de l'oreille droite était brûlé, et l'oreille gauche était réduite en charbon ; toutes les surfaces des membres étaient dépouillées de leur épiderme ; la main gauche surtout était presque rôtie ; la peau était noire dans quelques endroits, jaune dans d'autres ; dans les parties où elle conservait encore quelques traces d'organisation, elle se détachait en lambeaux pleins de sang ; on apercevait çà et là des escarres dures et fuligineuses, totalement privées de sensibilité ; les ongles étaient arrachés ou vacillans. Le prince exprimait ses cruelles douleurs par des cris lamentables qui attendrissaient tous les spectateurs ; il éprouvait des lypothimies, des défaillances, des mouvemens convulsifs. Ce qui avait contribué surtout à le mettre en grand péril, c'est la quantité de plaques d'ordres qui brillaient sur ses vêtemens : quelques uns de ces ornemens métalliques s'étaient fondus sur sa poitrine ; ses bagues, où étincelaient des diamans, s'étaient converties en autant de cercles enflammés qui étranglaient ses doigts.

Le premier pansement consista dans des lotions avec l'huile d'amandes douces ; on étendit sur les vastes plaies de ce corps tant maléficié des linges enduits de cérat opiacé, ce qui tempéra un peu les douleurs. Cependant le pouls s'exaltait ; il était dur et fréquent. Tous les phénomènes de la fièvre furent d'ailleurs portés à leur comble ; une chaleur cuisante dévorait la tête et la poitrine du patient ; la soif devint aussi intense qu'impérieuse : on se borna à administrer l'eau fraîche édulcorée avec des sirops d'une acidité agréable. On continua de traiter le prince d'après les mêmes indications. Bientôt après, un calme perfide succéda aux plus horribles souffrances ; le malade se plaignait peu ; ses facultés mentales étaient engourdies ; il était tombé dans l'abattement et la torpeur. On ne tarda pas à s'apercevoir que le feu avait pénétré la peau jusqu'aux muscles. On attendait avec anxiété le grand travail inflammatoire qui se préparait. Le cinquième jour de l'événement causa surtout de vives alarmes. Le cuir chevelu du vertex se tuméfia considérablement, ce qui détermina un tel serrement de tête, que le cerveau en recevait l'impression; l'épicrâne était comme dans un étau. Pour comble de malheur, il survint un gonflement érysipélateux sur tout le visage, comme si on l'avait couvert d'un masque rouge. Le zèle de M. le chirurgien Piet ne se ralentit pas; mais, pour mieux remplir la tâche difficile qui lui était imposée, il demanda qu'on lui adjoignît M. le professeur A. Dubois. On assembla aussi quelques personnes de l'art. On craignait qu'il ne survînt aux méninges une phlegmasie irrémédiable. C'était dans le mois de juillet; la chaleur de l'atmosphère était excessive; on pouvait craindre une gangrène générale.

Pour parer à des inconvéniens aussi funestes, on mit le prince à l'usage de la décoction de quinquina; cette décoction fut pareillement administrée sous forme de lavemens, avec addition d'une certaine quantité de camphre. On continua les boissons délayantes; on imposa d'ailleurs la diète la plus rigoureuse. Des cataplasmes furent appliqués pour dissiper les gonflemens du cuir chevelu. Les autres surfaces furent pansées avec du cérat; mais on couvrit surtout le bras et l'avant-bras gauche, qui étaient les parties les plus malades, avec des linges doubles et imbibés d'eau-de-vie camphrée, qu'on renouvelait par intervalles. Les soins les plus minutieux étaient d'ailleurs prodigués au prince. Des serviteurs attentifs agitaient l'atmosphère autour de sa personne. Son lit était entouré par des bassins remplis de glace; et à certaines heures son appartement était rempli de plantes odoriférantes; on y brûlait continuellement du vinaigre et des aromates.

Le 6 juillet, le prince se sentait un peu soulagé; il était sorti de son long assoupissement. La rougeur des brûlures ne paraissait plus aussi vive; mais surtout le tissu cellulaire était moins gonflé: les fonctions s'accomplissaient avec quelque facilité. Le malade passa avec plus de bonheur qu'on ne l'espérait à la période critique de la suppuration. Toutefois, comme la main gauche était couverte d'escarres, on ne laissait pas de concevoir les plus vives inquiétudes. Il était à craindre que les forces ne pussent suffire à des déperditions si abondantes. Tant de chairs tombaient en mortification, qu'il était difficile de prévoir une issue favorable. On était donc dans une incertitude accablante. Le 8 juillet pourtant la suppuration de la tête semblait être de bonne nature; les parties mortes se détachaient; tout semblait faire présager une cicatrisation prochaine. La langue n'était plus aride; les fonctions intérieures étaient en pleine activité. On se livra de nouveau à l'espérance de voir le prince se rétablir.

Bientôt après l'appétit se manifesta. On chercha à relever les forces par quelques bouillons; mais on crut devoir continuer le quinquina, soit en boisson, soit en lavemens. La bouche était fraîche; le malade suçait des oranges; le matin surtout il y avait un grand calme; mais le soir il se manifestait un peu de fièvre. Les yeux, qui avaient de la tendance à se fermer à cause du boursouflement des paupières, commençaient à s'ouvrir. Enfin l'espoir se soutenait. MM. Piet et A. Dubois continuaient à donner leurs soins au malade avec une persévérance qu'aucun obstacle ne déconcertait. Je supprime ici des détails minutieux et relatifs aux procédés qu'ils employèrent pour surmonter toutes les chances inséparables d'un état aussi déplorable. Les plaies suivaient leur cours régulier; mais des incidens réitérés venaient souvent contrarier leur marche; il survenait des hémorragies qui jetaient le malade dans une faiblesse extrême; il se manifestait des lypothimies, des sueurs froides et visqueuses. La suppuration, qui s'exerçait sur d'aussi vastes surfaces, augmentait encore cet état de prostration; il fallait alors recourir à quelques fortifians analeptiques. Ajoutons à ces inconvéniens les douleurs atroces qui semblaient renaître et s'exaspérer, quand les chairs vives se trouvaient à nu par la séparation de la peau brûlée : aussi le prince ne redoutait rien tant que l'heure des pansemens, qui renouvelaient toutes ses tortures; ces pansemens duraient deux heures; il fallait quelquefois les suspendre pour prévenir les défaillances.

Cependant, le 20 juillet, le malade se sentit de l'appétit pour des alimens solides : l'essai de la viande de poulet lui réussit; il se soutenait mieux sur ses jambes après ses repas. Le prince de Kourakin avait beaucoup d'amis; malgré les émotions qu'il éprouva, quand il les revit après tant de souffrances, malgré les fatigues qui l'accablèrent quand de nouveaux rapports s'établirent entre lui et le corps diplomatique, auquel il appartenait, son état s'améliora sensiblement de jour en jour. Il reprit ses lectures, ses distractions, ses sociétés, etc. Ce fut surtout le 27 juillet que la guérison commença à marcher d'une manière uniforme; enfin, après deux mois et demi de souffrances, MM. Piet et A. Dubois purent éprouver une jouissance bien douce, celle d'avoir triomphé des maux les plus graves par la sagacité de leur esprit inventif et les sages intentions de leur traitement. On ne peut qu'admirer la gradation des moyens qu'ils employèrent pour modérer cette énorme inflammation, pour soulager d'horribles douleurs, pour diriger le travail suppuratoire, préparer la chute des escarres, dessécher les surfaces ulcérées, surveiller les cicatrices, pour corriger les difformités et arrêter enfin les désordres qui dérivaient à chaque instant des affections sympathiques; voilà certes des indications qui réclament toute la puissance de l'art. Il fut un temps où la guérison des brûlures était un objet de spéculation pour les empiriques; on voit néanmoins, d'après ces détails, que, pour opérer une telle cure, il faut à la fois l'habileté d'un chirurgien ingénieux, les lumières d'un médecin profond et les ressources d'un thérapeutiste consommé.

GENRE II.

ÉRYSIPÈLE. — *ÉRYSIPELAS.*

Febris erysipelatosa, SYDENHAM; *Febris erysipelacea*, FR. HOFFMANN; *Rosa anglicana*, *rosa* de SENNERT; *Ignita rubedo*, *ignis sacer* de quelques auteurs.

Eczème se manifestant à la surface du tégument, principalement à la face, aux bras, aux cuisses, ou sur d'autres parties du corps, par des éruptions d'un rouge flavescent, mais très rarement d'un rouge foncé; cette rougeur disparaît momentanément par la pression du doigt. Il y a chaleur, douleur pruriteuse ou brûlante. La fièvre est primitive ou secondaire; la maladie s'achève par la desquamation ou la furfuration, du douzième ou quatorzième jour; elle peut avoir des terminaisons plus fâcheuses.

On divise l'érysipèle en trois espèces : 1° en érysipèle simple; 2° en érysipèle phlegmoneux; 3° en érysipèle œdémateux. Cette distinction est fort ancienne; elle doit rester dans l'art, parce qu'elle est du ressort de nos sens, et parce que les nécroscopies peuvent journellement en confirmer la justesse. Les écrivains ont créé des espèces et variétés nombreuses d'érysipèles, qu'ils ont en général fondées sur les caractères de l'éruption, sur la gravité de l'inflammation, souvent même d'après le siége du mal, ou les divers accidens qui les compliquent. Il n'est d'aucune utilité de les reproduire.

A. L'érysipèle simple (*erysipelas exquisitum*). Cette espèce, qui est la plus fréquente, se trouve déja signalée dans le genre qui vient d'être défini. L'inflammation est superficielle, sans être circonscrite par des bornes déterminées. Depuis les fameuses injections de Ruysch, on a toujours enseigné que cette affection réside spécialement dans les petits vaisseaux sanguins, artériels et veineux, qui rampent à la surface du derme. Cette espèce est mobile et sujette aux récidives, ce qui la sépare du groupe des exanthêmes, dont le caractère général est de ne paraître qu'une fois dans la vie.

B. L'érysipèle phlegmoneux (*erysipelas phlegmonodes*). On désigne par ce nom l'espèce qui est caractérisée par la double inflammation de la peau et de la couche cellulaire sous-jacente. Cette espèce est familière à la face, dont le tissu est plus fin, plus délicat et plus vasculaire; elle attaque aussi très souvent les membres du corps. Les malades encourent ici la double chance de l'érysipèle et du phlegmon. La douleur est pulsatile; ce qu'on ne remarque point dans l'espèce simple. La chaleur est peut-être moins ardente. *Phlegmonodes tumentiùs quidem existit quàm simplex, sed minùs fervidum.*

C. L'érysipèle œdémateux (*erysipelas œdematodes*). C'est l'espèce que l'on désigne assez communément sous le nom d'*érysipèle blanc*. La peau, frappée d'atonie, présente une sorte de mollesse au doigt qui la comprime; elle conserve les impressions physiques.

Ut digitus foveam post se reliquat. Sa couleur est d'un rouge lividescent. La maladie réside à la fois dans la peau et dans le tissu cellulaire, qui se trouve d'ordinaire abreuvé par un épanchement séreux. L'érysipèle œdémateux est beaucoup moins rouge ; il offre beaucoup moins de chaleur ; mais il est caractérisé par une tuméfaction plus considérable. *Œdematodes est, in quo exuberantia quidem major, ac in phlegmonoso : rubor tamen et ardor minor existit.*

TABLEAU GÉNÉRAL DU GENRE

ET DE SES ESPÈCES.

L'érysipèle a reçu une multitude de dénominations : Vanhelmont l'appelait un aposthème de feu (*apostema igneum*). On le trouve successivement indiqué dans les ouvrages de certains auteurs, sous les titres si connus de *rosa anglicana, ignis sacer, ignis persicus, ignis sylvestris, ignis sancti Antonii, etc.*; mais tous ces titres sont peu convenables, puisqu'on les applique pareillement à d'autres affections eczémateuses. Wilson remarque judicieusement qu'il règne une certaine confusion sur la signification respective des mots *érythème* et *érysipèle*; pour dissiper cette confusion, il conviendrait peut-être de borner le premier de ces mots à la simple inflammation locale, qui se manifeste communément sans aucun appareil fébrile, et de conserver le deuxième pour les cas où l'inflammation précède et détermine l'irritation du système vasculaire.

L'érysipèle est une maladie fort commune, qui se manifeste dans tous les temps et dans tous les lieux. Non seulement elle afflige l'espèce humaine, mais elle se montre encore chez nos animaux domestiques ; elle attaque surtout les bêtes à laine, et on s'en aperçoit aisément à la rougeur très enflammée qui se déclare, soit à la peau de leur ventre, soit à celle de la poitrine. Les difficultés que trouve l'éruption, pour se faire jour, donnent souvent lieu à la formation de certaines vésicules ou bulles, qui renferment une sérosité de couleur citrine. On remarque aussi, chez ces animaux, un érysipèle qui se complique de tous les phénomènes de la malignité. L'inflammation est parfois si vive, qu'elle peut dégénérer en gangrène.

L'érysipèle n'est pas seulement une maladie propre à la peau extérieure. Bichat a très bien démontré l'aptitude des deux tégumens à être envahis par ce genre d'inflammation. Nous sommes couverts par une enveloppe qui se replie et se continue dans toutes les profondeurs des organes. Les tissus identiques sont nécessairement susceptibles des mêmes altérations. Hippocrate connaissait d'une manière parfaite cette propriété de l'érysipèle, de se porter du dehors en dedans. C'est là souvent qu'est tout son danger.

Qui peut ignorer les effets rapides du *syriasis* ou érysipèle cérébral, qui se manifeste dans le premier âge. Cette affection frappe mortellement les méninges et y détermine de larges ecchymoses. Elle a lieu surtout durant les ardeurs de la canicule, lorsque les enfans jouent au soleil et la tête nue. M. le docteur Schmidt, de Lubeck, a très bien observé la marche de cette phlegmasie fulminante et caractérisée par la pâleur du visage, l'aridité des lèvres, le coma continuel, l'occlusion des paupières, l'immobilité du globe de l'œil, la gêne de la déglutition, les convulsions des muscles de la langue et du pharynx, la petitesse du pouls, le froid des extrémités, etc. Il ne faut pas oublier l'érysipèle foudroyant des médecins allemands (*erysipelas sydarans*). Cette affection est heureusement très rare; ce n'est qu'une grande tache d'un rouge très intense, qui survient accompagnée de vives anxiétés dans la région précordiale. Le membre qui s'en trouve atteint, est douloureux et immobile; mais cette éruption si forte, quoique momentanée, disparaît souvent de l'extérieur du corps pour se porter sur des viscères importans, et la mort est aussi prompte qu'inattendue.

ESPÈCE. *De l'érysipèle simple.* L'érysipèle a des symptômes précurseurs, dont la plupart sont familiers aux autres genres d'éruption. Les dégoûts, les nausées, l'amertume de la langue, des anxiétés, des inquiétudes vagues, des céphalalgies, un penchant à la somnolence, souvent une toux nerveuse et convulsive, une chaleur intérieure et qui accable le malade, un pouls fréquent, dur et élevé, le vertige et quelquefois un léger délire, etc. se déclarent. Presque toujours cette phlegmasie est annoncée par des symptômes qui dénotent le mauvais état des premières voies; mais l'assoupissement est surtout considérable, si l'érysipèle doit attaquer la face.

L'eczémation se concentre ensuite sur un point quelconque du tissu cutané; ce tissu se gonfle et se distend; la partie affectée prend la couleur d'un rouge citronné; la peau est lisse et luisante; si on la comprime avec le doigt, on fait disparaître la rougeur qui ne tarde pas à se montrer de nouveau. Les malades éprouvent une sensation cuisante, qu'ils comparent à celle d'une vive brûlure; mais après quelque temps, cette sensation se change en un prurit, qui annonce le déclin de l'érysipèle: *pruritus declinationem indicat.* La cuticule s'élève comme par l'action du vésicatoire; elle se rompt, se détache et se sépare; il découle alors une humeur jaunâtre qui se condense et reste attachée à la superficie du derme. Elle est presque toujours le résultat de l'exhalation des molécules les plus fluides de la matière sécrétée par les pores cutanés.

Dans tous les temps, on a proclamé les érysipèles qui surviennent à la tête, comme plus graves et plus dangereux, parce qu'ils peuvent se transmettre et se propager jusqu'aux enveloppes de l'organe encéphalique. L'ingénieux Darwin fait observer, à ce propos, qu'il existe une correspondance plus active entre la peau externe et les méninges du cerveau, qu'entre le tissu cellulaire et ces mêmes membranes; de là vient que cette espèce d'érysipèle est ordinairement précédée de délire. Or, puisque le délire devance l'éruption cutanée de la face, il y a lieu de croire, dit le même auteur, que la maladie principale consiste dans l'irritation primitive des méninges, d'où elle se porte à l'extérieur par voie de sympathie. Mais cette hypothèse explique bien moins les rétropulsions érysipélateuses que les corrélations bien connues de la peau avec les divers systèmes et organes de l'économie vivante.

Arrêtons-nous aux traits principaux qui caractérisent la marche de l'érysipèle quand il est dans son état de simplicité. Cette maladie augmente graduellement pendant trois ou quatre jours; on la voit ensuite stationnaire durant à peu près vingt-quatre heures; vient enfin la période de son affaiblissement et de sa terminaison. Quand la rougeur a persisté pendant un espace de temps indéterminé, les progrès de l'irritation suscitent parfois la formation de quelques vésicules, contenant un fluide clair, limpide, souvent assez visqueux pour adhérer à la peau et s'y dessécher. Dans d'autres parties de la peau affectée, la couleur rouge jaunit à une certaine époque, et c'est alors que l'épiderme s'exfolie. Il est possible pourtant que la phlegmasie érysipélateuse gagne plus profondément le derme et y produise une suppuration plus ou moins abondante.

Je ne puis assigner précisément à quelle époque de la maladie se montrent les vésicules; cette époque est incertaine. La durée de l'éruption ne l'est pas moins. Dans les cas les plus favorables, elle disparaît graduellement. Tantôt elle est, en quelque sorte, emportée dans l'espace de deux ou trois jours, par une sueur spontanée; tantôt elle continue pendant douze ou quinze jours, sans qu'on y aperçoive de diminution. L'érysipèle a quelquefois un caractère si malin, qu'on a vu les vésicules dégénérer en ulcères gangréneux. A la vérité, cet accident est rare, malgré la teinte livide que prend par intervalles la surface phlogosée. En effet, cette teinte, beaucoup moins dangereuse qu'elle ne le paraît, est en général passagère et s'évanouit avec les autres symptômes.

L'érysipèle est, du reste, plus ou moins intense et présente des caractères variés, selon la partie du corps sur laquelle il se manifeste. Dans les circonstances les moins fâcheuses il paraît sur les extrémités, souvent sur les pieds. La fièvre est alors nulle ou légère. L'éruption se propage avec lenteur; elle cause un prurit, une cuisson, une chaleur médiocre ou une douleur semblable à la piqûre des ortics. Les accidens sont peu à craindre; cependant il n'en est pas toujours ainsi; et quelquefois l'érysipèle se montre avec les symptômes les plus fâcheux; les souffrances sont vives. Si l'éruption se déclare d'abord au pied, elle se propage rapidement à la jambe, dont la peau, notamment sur le tibia, se montre profondément enflammée, tendue et luisante; les douleurs sont atroces et augmentent encore par le plus léger attouchement.

J'ai fait mention plus haut d'un érysipèle que quelques auteurs allemands ont qualifié par l'épithète de foudroyant (*erysipelas syderans*). M. le docteur Hervez de Chégoin a vu naguère un cas sinistre de cette nature chez un homme âgé de cinquante-cinq ans, maçon de son métier, et occupé, depuis plusieurs jours, à réparer la salle des morts à l'hôpital du Val-de-Grace. A la suite de ce périlleux travail, il se sentit frappé d'une indisposition subite. Presque en même temps il se manifesta, à la région antérieure de sa jambe droite, une plaque rouge de la largeur de la main, et une semblable tache sur la face postérieure de l'avant-bras gauche. Quoique sans fièvre, cet individu présentait des symptômes d'une malignité effrayante; il rendait involontairement ses urines; les commissures des lèvres étaient écartées l'une de l'autre; les dents étaient fortement serrées, et mouillées par une salive visqueuse; la parole était embarrassée. M. Hervez de Chégoin porta de suite le pronostic le plus alarmant. L'éruption érysipélateuse avait déja pris une teinte livide; la tuméfaction était considérable, et le deuxième jour de cette horrible invasion, le malade n'existait plus.

Il serait, du reste, trop long de relater ici tous les siéges divers que peut affecter l'érysipèle. Quand il se jette sur les mamelles des femmes, il est d'ordinaire très douloureux; le sein rougit et se gonfle; quelquefois même la suppuration s'y déclare : là, comme sur toutes les parties de structure glanduleuse, les souffrances se prolongent, et les organes restent souvent à l'état d'induration. On sait que l'érysipèle est terrible à la face, et qu'il attaque de préférence les extrémités du corps. Pour ce qui est de l'érysipèle du tronc, M. le docteur Baron a très bien observé qu'il est plus fréquent chez les petits enfans que chez les adultes. La peau, dans le premier âge, est spécialement injectée de sang; il n'est donc pas étonnant qu'elle soit plus sujette à ce genre de phlegmasie, qui se déclare aussitôt ou quelques jours après la naissance. Cet érysipèle commence d'ordinaire à l'ombilic, et se propage sur toute la région abdominale. Il débute quelquefois par les parties génitales; la surface enflammée présente une grande résistance au toucher. Les accoucheurs disent qu'il a beaucoup de tendance à devenir gangréneux. M. le docteur Billard a, du reste, parfaitement vu que cette affection cutanée est très peu liée à l'embarras saburral des premières voies, et qu'elle est le plus souvent compliquée d'entérite.

ESPÈCE. *De l'érysipèle phlegmoneux.* C'est ici une double maladie, car il faut à la fois tenir compte des symptômes de l'érysipèle et de ceux du phlegmon. Il en est, d'ailleurs, de cette espèce comme de la précédente; elle peut s'établir sur tous les points du corps vivant, parce qu'il y a partout du tissu cellulaire; mais elle s'allume surtout dans les parties les plus sensibles, et où se rencontrent le plus de nerfs. De là vient qu'elle éclate si souvent à la face. Elle se développe pareillement sur les membres thoraciques et abdominaux, etc.

Il paraît, du reste, que cet érysipèle correspond plus directement avec les organes gastriques, que l'érysipèle simple : aussi les malades ont-ils une propension très marquée aux nausées et au vomissement; il existe un malaise dans toute leur économie; des picotemens se font sentir dans l'endroit où se concentre l'irritation phlegmasique; ils sont fortement agités par des mouvemens fébriles. La marche de cet érysipèle a beaucoup d'analogie avec celle du phlegmon.

Vous distinguerez très facilement l'érysipèle phlegmoneux de l'érysipèle simple, en ce qu'il se caractérise par une rougeur plus intense; en ce que la peau, soulevée par le tissu cellulaire, présente une tuméfaction plus considérable et résiste davantage à la pression exercée par le doigt. Tout annonce la profondeur de l'inflammation; la douleur, bornée et circonscrite, devient pungitive et lancinante; la chaleur est excessive; le pouls est très dur et très fréquent. Vers le cinquième jour, il peut arriver néanmoins que tous ces symptômes se calment et s'évanouissent par l'effet d'une heureuse résolution. Cependant, il est plus ordinaire de voir que la suppuration se déclare. Le malade en est souvent averti par des mouvemens pulsatiles qui se font sentir sous le tégument affecté; des frissons irréguliers l'inquiètent; enfin, arrive le temps où il faut donner issue à la matière contenue dans les abcès qui se forment.

Mais les terminaisons de l'érysipèle phlegmoneux ne sont pas toujours aussi favorables. En effet, il peut arriver que l'inflammation se propage jusque dans le tissu cellulaire sous-aponévrotique et intermusculaire. Dès lors la suppuration prend une extension trop considérable pour qu'elle puisse être avantageuse au malade. Les parties adjacentes se trouvent douloureusement distendues; les souffrances redoublent et tous les symptômes augmentent; l'agitation est à son comble; il survient du trouble dans les facultés mentales; des mouvemens convulsifs à la face; le pouls se concentre et sa petitesse fait présager un grand péril; les foyers purulens se multiplient; les muscles se séparent de leurs points d'appui; la peau, surtout, privée des sucs qui l'alimentent, s'amincit et s'isole des couches sous-dermiques; elle prend une teinte violacée; parfois, les accidens se prolongent; mais enfin le malade, exténué, meurt victime des sueurs, du dévoiement colliquatif et de la fièvre hectique.

Ajoutons que la violence de l'inflammation peut donner lieu à des désordres encore plus sinistres. Quand l'érysipèle phlegmoneux vient compliquer un typhus grave ou une fièvre adynamique, caractérisée par une débilité profonde, les malades tombent soudainement dans la prostration; leur langue devient fuligineuse; leur haleine est fétide; leur pouls se déprime; la gangrène arrive avec son horrible cortége; on voit la peau noircir et se couvrir de phlyctènes. C'est là surtout ce que l'on remarque dans le développement de quelques épidémies regardées comme pestilentielles ; presque tous les auteurs font mention de cet érysipèle si meurtrier qui désola la ville de Toulouse en 1710. Les livres de l'art conservent le souvenir de catastrophes analogues. On cite même des cas où cette véhémente phlegmasie était accompagnée de celle de l'estomac et du duodenum.

L'érysipèle phlegmoneux est surtout à craindre, quand il attaque la tête ; une tache rouge, ordinairement peu étendue, s'y montre d'abord ; mais bientôt elle se propage, non seulement sur toute la face, mais encore le long du col et sur le cuir chevelu. Un homme se présenta à nous avec un point douloureux à la partie latérale et postérieure de l'oreille gauche. Ce point avait commencé par un sentiment de tension très incommode sur cette région, et par une vive céphalalgie. Le malade, alarmé, réclama du secours. Trois jours après il fallut ouvrir la pointe du phlegmon, qui avait déja fourni un pus considérable. Mais l'érysipèle prit bientôt son caractère ambulant ; divers points pustuleux, d'une suppuration nouvelle, s'établirent sur le tégument du crâne ; on en découvrit au sinciput et à l'occiput ; on aida vainement ce travail morbide par des applications emollientes, par des cataplasmes maturatifs ; le patient tomba dans un assoupissement continuel, et ne tarda pas à succomber par la plus funeste des métastases. On étudia le siége du mal, et la nécroscopie ne rencontra que des amas de matière purulente. Le grand péril de ces sortes d'érysipèles dépend surtout de leur tendance à se diriger vers le cerveau.

ESPÈCE. *De l'érysipèle œdémateux*. Il y a ceci de particulier à dire sur l'érysipèle œdémateux, qu'il ne se manifeste guère sous cette forme dans son commencement. Il semble parfois n'avoir été déterminé que par le progrès d'une autre maladie, et lorsqu'une matière séreuse afflue avec plus ou moins d'abondance dans les interstices cellulaires du tégument, ce que les anciens disaient s'effectuer *per apostasin*. M. Breschet a, du reste, très bien démontré que le caractère actif peut s'allier avec les phénomènes de l'hydropisie; et depuis long-temps Schroéder en avait fait la remarque. L'érysipèle œdémateux, tel que je l'ai vu à l'hôpital Saint-Louis, est douloureux et la peau est rougeâtre, assez vivement phlogosée; le malade y ressent lui-même une chaleur insolite; il s'y forme des phlyctènes, à la vérité, moins prononcées que dans les autres formes érysipélateuses. Nous l'avons vu quelquefois intervenir pendant la durée du scorbut; il produisait des vésicules livides et sanguinolentes. C'est surtout ici qu'il faut redouter la terminaison gangréneuse.

En caractérisant comme espèce l'érysipèle œdémateux, nous avons dit que la peau flasque et sans ressort conservait généralement l'impression du doigt; mais, il est des cas où elle se montre dure et d'une excessive rénitence. Je suis même persuadé qu'il faut rattacher à l'espèce que je décris, ce phénomène, qui a été si long-temps énigmatique pour les praticiens qui l'ont remarqué; je veux parler de la sclérémie des nouveau-nés. Un très habile observateur, M. Gardien, était, du reste, parfaitement convaincu de ce rapport; il avait été le témoin d'un cas, où cette disposition éburnée avait présenté de la suppuration.

M. Souville appelle ingénieusement cette maladie, une *œdématie concrète*. M. Baron et son digne élève, M. Billard, l'envisagent aussi comme le résultat d'un phénomène analogue, et je ne sais quel auteur l'indique sous le nom d'*érysipèle dur des petits enfans;* j'adopte mieux ce dernier avis. On sait, d'ailleurs, que le sang veineux est essentiellement producteur de la *morbidité phlogistique;* on sait, de plus, qu'à ce premier âge de la vie, ce sang pénètre tous les tissus, au point de regorger dans le tissu cellulaire. Il est des causes débilitantes qui empêchent la peau des nouveau-nés de se mettre en équilibre avec l'action des corps extérieurs; trop vivement frappée par l'atmosphère et ses intempéries, cette enveloppe est saisie d'une inflammation qui ne peut déployer tous ses caractères, d'après la faiblesse radicale des individus qui en sont atteints. On trouve, du reste, assez fréquemment, dans cette singulière sclérémie, toutes les conditions qui constatent l'existence de l'érysipèle œdémateux. Elle se signale, dans quelques circonstances, par des taches rouges ou bleuâtres : il y a sécheresse de la peau, empêchement de la transpiration; dans quelques cas, il y a eu desquamation de l'épiderme; il y a surtout accumulation des fluides séreux dans le tissu cellulaire. Mais aucun cas n'est peut-être plus remarquable que celui qui s'offre en ce moment à mon observation; il s'agit d'un homme de trente ans, qui se voit progressivement envahir par un érysipèle ambulant de cette sorte. Cette affection a commencé à la cheville du pied gauche; ensuite elle s'est propagée insensiblement le long de la jambe et de la cuisse du même côté; on a vu plus tard se former divers points d'eczémation sur la périphérie tégumentaire; ces points s'étendent en surface, ce qui alarme singulièrement le malade: déja les deux extrémités inférieures sont comme engaînées dans cette enveloppe endurcie; la percussion rend un son analogue à celui de l'ivoire; la surface de la peau est d'ailleurs luisante et d'un rouge pâle sur tous les endroits où la maladie commence.

Je me borne à la description succincte de ces trois formes principales de l'érysipèle, et je me contente de faire observer que le développement de cette phlegmasie est en général fort insidieux. Le médecin ne doit donc porter son jugement qu'avec la plus grande circonspection. En effet, à l'instant où, plein d'espérance, il regarde la guérison comme certaine, des accidens inattendus se déclarent, et le malade, qu'on croyait affranchi de tout danger, succombe dans le court espace de quelques jours, ou même de quelques heures.

ÉTIOLOGIE.

Pour approfondir rigoureusement l'étiologie de l'érysipèle, il convient d'abord de diriger notre attention sur le siége spécial de ses premiers phénomènes; nous avons déja dit plus haut que cette maladie éclate et réside dans le corps vasculaire du derme. Les petites veines, surtout, qui rampent à sa surface, jouent un rôle essentiel dans son développement, si nous en jugeons par la fréquence des phlébites qu'on a occasion de remarquer avant et après son apparition. Il n'est, du reste, pas étonnant que ces sortes de vaisseaux soient plus exposés que les autres à des accidens inflammatoires, puisqu'ils sont moins abrités, et, par conséquent, plus exposés à l'activité des agens extérieurs et délétères.

Observons encore que, par son étiologie, l'érysipèle s'associe parfaitement aux dermatoses eczémateuses, et qu'il a tous les caractères qui doivent lui assigner un des premiers rangs dans le groupe où nous le présentons. En effet, il attaque de préférence les jeunes garçons, les adultes, les individus doués d'un tempérament bilieux où d'un tempérament sanguin, particulièrement les constitutions désignées sous le nom, devenu vulgaire, de *pléthoriques*. Souvent l'érysipèle arrive comme supplément d'une hémorragie qui manque et qui était devenue impérieuse pour l'économie animale. Stahl et ses disciples ont parfaitement reconnu cette circonstance. La suppression des menstrues, celle des hémorrhoïdes, les sueurs comprimées, les transpirations interrompues, etc., sont autant de causes physiologiques que le médecin thérapeutiste doit particulièrement apprécier. La plupart de ces phlegmasies doivent leur funeste développement aux intempéries atmosphériques, aux chaleurs brûlantes de l'été, à la durée d'un froid rigoureux; certaines habitudes de la vie civile, comme celles des épicuriens, qui demeurent longtemps à table au milieu des mets les plus succulens, qui se gorgent de viandes de haut goût, qui abusent de liqueurs spiritueuses, ne contribuent pas peu à les déterminer. Il y avait à Paris un fameux gourmand qui expiait toujours par un érysipèle le plaisir qu'il trouvait à se rassasier des truffes du Périgord; victime d'une complication œdémateuse, cet individu mourut d'une récidive, et sous le poids d'une accablante obésité.

Personne n'ignore les effets de certains empoisonnemens. Tout ce qui offense les tissus de l'appareil tégumentaire porte à une semblable eczémation: l'action d'un soleil ardent, les émanations des plantes vireuses, comme, par exemple, celle du rhus *toxicodendron*, les exhalaisons de l'intérieur des mines, de certaines cavernes, l'air des hôpitaux et des prisons, quand il n'est pas renouvelé, les frictions avec certaines graisses rancies, avec de vieux onguens, ont le même résultat. L'érysipèle traumatique est surtout redoutable quand il survient à la suite des plaies d'armes à feu, principalement s'il atteint le crâne et les méninges. M. Daynac l'a vu fréquemment arriver après des brûlures. Il est, du reste, des individus particulièrement menacés de cette affection, par la nature des métiers auxquels ils se livrent : tels sont les moissonneurs, les batteurs de blé, les forgerons, les cardeurs de laine, les chapeliers, les maçons, les vidangeurs, etc. ; tels sont aussi les hommes qui font un abus continuel de leurs forces et de l'exercice ; tels sont les chasseurs, les danseurs, les lutteurs, les joueurs, etc. Il faut aussi mentionner dans cette longue étiologie, les commotions de l'ame, et spécialement la terreur. On lisait à un criminel sa sentence de condamnation à mort ; il fut saisi d'un érysipèle à la face, ce qui fit retarder son supplice de quarante jours.

CURATION.

Ceux qui veulent guérir l'érysipèle doivent diriger spécialement leur attention sur son caractère spécifique ; ils doivent s'enquérir de ses causes, approfondir sa nature et ses complications. Beaucoup de médecins ordonnent la saignée : ils ont recours à ce moyen, toutes les fois que la fièvre est violente, quand le pouls est dur et plein, quand la face est rouge et vultueuse, quand le sujet est robuste et vigoureux, quand il est d'une stature athlétique, et qu'il y a exaltation de ses forces physiques et morales. Si la première émission sanguine ne réussit pas, on réitère cette opération. Toutes les phlegmasies superficielles sont assez promptement dissipées par l'application des sangsues; le célèbre professeur Chaussier ordonnait qu'on les appliquât dans l'intérieur des fosses nasales. Poursuivre ainsi l'érysipèle ambulant est un moyen assez efficace; quand cette maladie se porte à la tête, on y a recours pour désemplir les jugulaires. Toutefois, la première faculté d'un homme de l'art doit être le discernement; si les forces languissent, si l'artère est sans énergie, s'il y a complication scorbutique, s'il y a signe d'œdème, s'il n'y a ni rougeur ni chaleur, ce n'est pas de cette manière qu'il faut agir : on pourrait accroître l'état de prostration où se trouve le malade.

Les émétiques jouent un rôle non moins important dans la curation de l'érysipèle. En effet, tous les observateurs attestent que cette éruption phlegmasique est souvent due au mauvais état des premières voies; tous assurent du moins qu'elle coïncide, dans beaucoup de cas, avec une prédominance bilieuse. C'est là ce que Desault répétait sans cesse dans le grand Hôtel-Dieu de Paris; c'est là ce que proclamait Stoll dans la mémorable école de Vienne; c'est là ce qu'on lit encore dans les ouvrages de nos premiers maîtres. Le tartre stibié doit être administré, tantôt pour faire contracter l'estomac embarrassé de sa plénitude, tantôt en lavage, pour ébranler toute la masse intestinale. L'effet de ces moyens doit être secondé par de légers bouillons végétaux, aiguisés à l'aide de quelques sels neutres; par l'emploi des acides, des tisanes orgées, par l'eau de groseille ou de framboise. Dans le climat brûlant des Antilles, où sévit avec fureur l'érysipèle, on met surtout à contribution la décoction pulpeuse de tamarin, la tisane d'anana, celle d'orange et de citron.

Parlerai-je des moyens extérieurs? On sait bien ce que vaut l'action des cataplasmes adoucissans et des embrocations émollientes. Dans les érysipèles phlegmoneux, on a fréquemment besoin des secours de la chirurgie pour pratiquer des incisions convenables, surtout quand le tissu cellulaire sous-aponévrotique est étranglé; car l'érysipèle est l'inflammation morbide dont il importe le mieux de diriger la terminaison. L'ingénieux Théden proposa jadis la compression circulaire, pour modérer les progrès de la fluxion, pour arrêter les infiltrations purulentes. Ce chirurgien exécutait cette compression de manière à tempérer le cours trop actif des liquides; mais il n'avait garde de les intercepter : il donnait à ce bandage une fermeté partout uniforme. M. Velpeau a écrit naguère, avec beaucoup de justesse, sur l'utilité du bandage compressif dans l'érysipèle phlegmoneux; il pense, avec raison, que ce moyen doit être mis en usage avant que la suppuration soit complètement établie. Il présente alors cette opération comme un moyen spécial de traitement; mais il importe qu'elle soit exécutée avec autant d'habileté que de méthode. Dans les inflammations diffuses des membres, il faut la comparer aux précautions que l'on prend pour éteindre un incendie ; on étouffe le feu là où il est sur le point de s'allumer.

Un autre genre de secours a été proposé depuis peu pour arrêter la marche et le mouvement de l'érysipèle. Le docteur John Higginbottom, de Londres, applique à la peau enflammée le nitrate d'argent. Il cite des cas où il a neutralisé, pour ainsi dire, la maladie dans son début, et tempéré ainsi les accidens qui en sont la suite (*the London medical and physical Journal*, septembre 1827). Depuis long-temps on commence à sentir, dans la pratique, l'utilité des irritations artificielles ; souvent, c'est un moyen sûr de détourner la nature des voies sinistres où elle s'est engagée. Cette application du nitrate d'argent a, du reste, un avantage qu'il importe de signaler : c'est de fixer l'érysipèle, qui est la plus mobile des inflammations. Sous ce point de vue, les vésicatoires, tous les attractifs, rendent le plus utile des offices, en ce qu'ils peuvent remédier aux rétrocessions ou prévenir de funestes métastases ; l'excitement qu'ils déterminent suffit quelquefois pour arracher les malades au péril le plus imminent. Ces moyens sont particulièrement avantageux quand les membranes du cerveau se trouvent frappées ou menacées, quand il survient un délire furieux ou une disposition à l'affaissement léthargique : tout mouvement qui s'opère en cette occasion, du dedans en dehors, est bientôt suivi de la santé. Hippocrate, du reste, a révélé, sur ce point important de doctrine, des vérités fondamentales qui se représentent journellement à l'observation des praticiens.

Le croirait-on? l'érysipèle, qui, au premier coup-d'œil, paraît être une maladie si simple, devient un sujet inépuisable pour la méditation; car, c'est souvent une affection larvée, une affection fugace, qui arrive comme symptôme, ou qui succède comme crise, dans certaines épidémies, dans certaines constitutions atmosphériques; qui se dissipe quelquefois par un coryza, par un catarrhe pulmonaire, par une éruption de menstrues, par une fonte de bile, etc. Quoi qu'il en soit, c'est un levain qu'il faut retenir à la peau. L'indication consiste surtout à l'éloigner du centre, où reposent les principaux viscères de l'organisation. On a proposé différens topiques pour détruire cette irritation locale; mais il faut en user avec une extrême prudence : les cataplasmes émolliens sont particulièrement indiqués. Le célèbre Fabrice d'Aquapendente rejetait tous les prétendus résolutifs qui pouvaient produire un effet contraire. Les bains chauds sont avantageux, parce qu'ils portent manifestement à la diaphorèse le tégument enflammé; mais il serait insensé de proposer les bains froids, qui comptent déja plusieurs victimes, depuis qu'on a eu l'imprudence de les employer. J'ai vu un cas bien sinistre de ce genre; et déja on avait connaissance de celui cité par Hagendorn, au sujet d'une femme qui, pour se soulager d'une sensation brûlante qu'elle éprouvait à ses joues, les couvrait de linges préalablement trempés dans l'eau fraîche : elle mourut d'une frénésie. Tous les astringens ont un inconvénient analogue, et sont répudiés avec juste raison.

Au surplus, l'érysipèle est un de ces états morbides qui réclament une thérapeutique prévoyante; car il dégénère en habitude, et devient sujet à des retours fréquens. Durant le règne des astrologues, on avait placé cette maladie sous l'influence de certaines constellations : cette idée superstitieuse était appuyée sur ce qu'on observait sa plus grande fréquence dans certaines familles que dans d'autres. On prescrivait alors des purgatifs à certaines époques de l'année; on pratiquait aussi des saignées, particulièrement à l'approche des équinoxes. Ce dernier moyen peut effectivement convenir à ces hommes qui deviennent érysipélateux, parce qu'ils sont subjugués par leur propre sang, pour me servir de l'expression des anciens. Galien les compare à ces tonneaux qui se rompent par l'abondance du moût qui fermente dans leur sein, *dolia quæ sæpè musto rumpuntur*. Quelle que soit, du reste, la nature des moyens employés pour prévenir une affection qui peut envahir tous les systèmes, un médecin physiologiste ne perd jamais de vue que la peau et les organes intérieurs doivent correspondre et sympatiser sans cesse pour l'exercice normal de leurs fonctions réciproques.

GENRE III.

PEMPHIX. — *PEMPHIX.*

Pemphigus, SAGAR; *Morbus vesicularis*, *febris bullosa* des auteurs; *Morbus phlyctenoïdes*, BURSERIUS; *Erysipelas vesiculosum*, GULDBRAND.

Eczème se manifestant sur une ou plusieurs parties du tégument par des bulles, quelquefois par des vésicules, de forme et de dimension variées, marginées ou non marginées d'une légère bande inflammatoire. Ces bulles ou ces vésicules, qui résultent du soulèvement de l'épiderme, se remplissent d'une sérosité visqueuse, limpide et transparente. Après quelques jours d'existence, on les voit se flétrir et s'affaisser; dans certains cas, elles s'ouvrent et laissent le corps papillaire dans un état de dénudation; des fragmens de la cuticule forment sur la peau des espèces d'escarres d'un rouge violacé ou noirâtre. Rubéfaction, vésication, sensation brûlante, tels sont les phénomènes les plus élémentaires de cette douloureuse maladie.

Les bonnes descriptions du pemphix appartiennent surtout aux médecins qui pratiquent l'art dans le nord de l'Europe, où il s'offre très communément à l'observateur. Ils s'accordent tous pour adopter les deux espèces suivantes :

A. Le pemphix aigu (*pemphix acutus*). Le pemphix existe-t-il à l'état aigu? Nul doute qu'on ne rencontre quelquefois cette maladie, marchant rapidement à sa solution, à la manière de beaucoup d'autres éruptions inflammatoires. J'ai eu l'occasion de constater ce caractère d'acuité; et feu Savary en cite un cas très remarquable qui se termina par la mort le dix-septième jour.

B. Le pemphix chronique (*pemphix chronicus*). C'est l'espèce qui se présente le plus souvent à l'hôpital Saint-Louis. L'éruption est lente et successive; il n'y a point de pyrexie; elle peut durer des années, alors même que sa terminaison est frvorable. Bateman la désigne sous le nom de *pompholix diutinus;* elle figurait dans mes cadres sous celui d'*herpes phlyctenoïdes*, avant la réforme de ma classification.

TABLEAU GÉNÉRAL DU GENRE

ET DE SES ESPÈCES.

Parmi les affections qui se rattachent naturellement au groupe des dermatoses eczémateuses, il en est peu qui intéressent autant la curiosité du pathologiste que le genre pemphix. Zacutus Lusitanus croit que ce genre peut se rapporter aux éruptions que les Grecs appelaient *épanthismata*. Les Arabes connaissaient très bien ce genre d'affection. Rhases dit, avec son énergie accoutumée : *Aliquibus membris pruritus et fervor intolerabilis, quandoque accidunt ubique succedunt; ubique succedente tempore, ampullæ aquâ subtili plenæ generantur*. Parmi les auteurs modernes, Richter, Wichman, Braune, etc., méritent particulièrement d'être consultés. En Italie, M. Charles Bobba, et en France, M. Stanislas Gilibert, ainsi que M. Robert, de Langres, ont pareillement contribué à répandre quelques lumières sur la nature de ce singulier genre d'altération.

ESPÈCE. *Du pemphix aigu.* Le pemphix aigu s'annonce ordinairement par des lassitudes, par un malaise général, par des douleurs vagues dans tous les membres. Il survient le plus souvent des frissons, ou un appareil fébrile très prononcé; le visage s'anime et se colore; la langue se couvre d'un enduit blanchâtre; la soif, le défaut de sommeil, sont pareillement précurseurs de cette maladie extraordinaire; on s'aperçoit d'une tuméfaction plus ou moins sensible sur la partie affectée; la face surtout est comme bouffie : l'individu menacé éprouve un sentiment de cuisson dévorante dans tout le corps; il est en proie à des accès de chaleur, à des anxiétés, à des agitations, et à d'autres symptômes, qui ont tous les caractères d'une inflammation violente.

Presque aussitôt on voit paraître sur la périphérie de la peau des taches d'un rouge pourpre, arrondies ou ovalaires, dures, rénitentes, proéminentes, tantôt distantes les unes des autres, tantôt rapprochées et comme groupées : elles sont ardentes, prurigineuses, picotantes ou lancinantes, se développent particulièrement sur les membres supérieurs ou inférieurs, sur la région pectorale ou à l'abdomen. Elles se montrent aussi au front, aux paupières, aux joues, etc. Il faut considérer ces taches comme autant d'érythêmes partiels, sur lesquels s'élèvent simultanément ou successivement des bulles, et parfois de simples vésicules, dont le volume varie depuis celui d'un petit pois jusqu'à celui d'une noisette ou d'une grosse amande. Leur apparition est si rapide, qu'il suffit souvent d'une seule nuit pour que tout le corps en soit couvert. Elles sont brillantes comme le cristal, translucides comme des hydatides; on dirait des cloches formées par le travail d'un vésicatoire; elles sont, dans quelques cas, entourées d'un limbe rouge et érythémateux. La sérosité qu'elles contiennent a la viscosité de l'albumine, souvent même la consistance poisseuse du blanc d'œuf; quand la fièvre concomitante est adynamique, cette humeur prend une teinte plus foncée; elle est comme putrescente.

Du cinquième au sixième jour, les bulles ou les vésicules s'ouvrent spontanément; souvent elles s'affaissent, se plissent, et font paraître la peau toute gercée: le derme ainsi dépouillé paraît d'un rouge sanglant. Quand la maladie est à sa fin, on voit arriver quelques vésicules secondaires qui ont moins de volume et de malignité que les premières. Il peut arriver néanmoins que l'éruption se répande d'une manière si générale, que les malades ne puissent plus se mouvoir; alors leurs diverses fonctions éprouvent des obstacles; leurs mains sont tremblantes, souvent agitées par des mouvemens spasmodiques. Aux douleurs locales viennent se joindre des souffrances intérieures qui sont d'une acuité extraordinaire, des spasmes et des défaillances. Toutefois, vers le troisième septenaire, l'éruption se dessèche: on ne voit plus à la surface de la peau que des lamelles ayant une apparence croûteuse, qui tendent à brunir par le contact de l'atmosphère; ces lamelles, en tombant, sont remplacées par des taches: il ne reste pas de cicatrice.

Le pemphix aigu a plusieurs variétés qu'il est intéressant de remarquer. On cite l'histoire d'une femme atteinte d'un pemphix nocturne (*pemphix nocturnus*); chez elle, la menstruation était pénible et presque toujours irrégulière. Cette affection débutait par une violente céphalalgie, par des douleurs à la région épigastrique, un état de constriction à la gorge et des serremens de poitrine, comme dans les paroxymes de l'hystérie. A minuit il s'élevait sur toute la périphérie de la peau des bulles, sans limbe rouge dans leur pourtour; leur apparition était précédée par une vive démangeaison et par une sensation brûlante; la malade dormait, quoique agitée par des rêves effrayans; son pouls était spasmodique: mais, ce qu'il y avait de surprenant dans cette maladie, c'est que ces bulles, pour ainsi dire, improvisées, se dissipaient, vers le matin, aussi vite que des bulles de savon; la sérosité rentrait dans le système absorbant; on ne voyait plus à leur place que des taches rougeâtres qui, à leur tour, finissaient aussi par s'évanouir.

On peut rapprocher de cet exemple une observation du docteur Mutel. Il s'agit d'un enfant à la mamelle, qui, pendant trois mois, avait été atteint d'un achor lactumineux (*achor lactuminosus*). Cette éruption avait disparu soudainement; il se déclara dès lors une efflorescence de vésicules d'une assez grande dimension, qui se répandirent sur tout le corps, hormis sur le cuir chevelu. M. Mutel remarque très bien que ces vésicules, ou plutôt ces bulles, n'avaient aucune espèce d'aréole inflammatoire, et que, pour la plupart, elles affectaient une forme demi-sphérique; elles contenaient une sérosité claire et visqueuse. Ce qui frappe d'étonnement dans cette observation, c'est la rapidité avec laquelle on les voyait se développer; leur accroissement s'opérait à vue d'œil pendant que l'enfant était dans le bain. C'est surtout à cette variété qu'il faut réserver la dénomination de *pompholix*, dont se servent quelques médecins anglais. Cette dénomination convient pareillement à cette succession d'ampoules transparentes qui acquièrent quelquefois le volume d'une noisette, s'ouvrent au bout de trois ou quatre jours, laissent écouler la lymphe qu'elles contiennent et guérissent aussitôt. Elle est pareillement très propre à exprimer l'état et le développement du pemphix solitaire. Frank fait mention d'une jeune personne qui avait été hystérique : elle ressentait, tantôt dans une partie de son corps, tantôt dans une autre, une douleur si forte, qu'elle lui arrachait des cris violens; elle éprouvait d'ailleurs une chaleur brûlante qui résistait à tous les moyens jusqu'à l'instant où il se manifestait une ampoule ou bulle unique, remplie d'une sérosité rougeâtre; alors tous les accidens disparaissaient, et la malade cessait de souffrir. On connaît la belle observation de M. Lobstein sur le pemphigus congénial (*pemphigus connatus*). Osiander avait déja fixé l'attention sur ce phénomène surprenant. J'ai eu occasion d'observer la fièvre bulleuse de quelques nosologistes, particulièrement celle qui est déterminée par la suppression des lochies. Je me souviens aussi d'un enfant nouveau-né, qui présentait à la partie antérieure du thorax une *pompholine* de la grosseur d'un œuf de poule; quand on y enfonçait une épingle, elle laissait échapper un peu de fluide, et ne tardait pas à se refermer.

ESPÈCE. *Du pemphix chronique.* J'ai beaucoup suivi la marche de cette espèce, qui se présente souvent à l'hôpital Saint-Louis; je l'ai retranchée du groupe des dermatoses dartreuses, et je la trouve beaucoup mieux placée dans celui des dermatoses eczémateuses: elle mérite bien l'épithète de *chronique*, car j'ai vu des cas où elle a duré plusieurs années. Les bulles et les vésicules qui la caractérisent se montrent ici d'une manière lente et successive; il y a bien quelques assauts fébriles, mais ces assauts ne sont que passagers, et semblent être le résultat des vives souffrances qu'endurent les malades.

Quand ces éruptions débutent sur la peau, on croirait, au premier aspect, qu'elles sont le résultat d'une application de l'eau bouillante. Elles sont précédées et accompagnées de fortes cuissons: ces cuissons portent l'individu souffrant à excorier les portions du derme qui se trouvent le plus affectées. Le pemphix chronique ne se montre d'abord que sur une partie du corps ; mais il ne tarde pas à s'accroître et à étendre la sphère de ses ravages : dans cette invasion progressive, il rampe et s'avance à la manière des phlegmasies herpétiques.

C'est surtout dans cette forme spécifique que se manifeste cette longue série d'éruptions successives, si bien observées et si bien décrites par M. Gilibert. Quand ces vésications arrivent à leur plein développement, on les voit éclater comme des bulles de savon ; souvent elles s'affaissent sous l'épiderme, qui se ride, et l'on dirait que la sérosité a été repompée par les absorbans. On a remarqué quelques différences, relativement à la plus ou moins grande rapidité de leur apparition : les unes sont spontanément écloses ; les autres ne prennent toute leur dimension qu'au bout d'un certain nombre d'heures ; il en est beaucoup qui restent dans leur extrême petitesse, et alors, surtout, elles gardent une configuration globuleuse ; dans les autres cas, on a justement comparé leur forme et leur volume à des moitiés d'amande, à des noisettes, à des œufs de poule, à des verres de montre, etc. Beaucoup d'entre elles se rassemblent, et deviennent cohérentes sur le tégument. On observe que le fluide qu'elles contiennent change de couleur à mesure que la maladie fait des progrès : d'abord il est fauve ; ensuite il devient rougeâtre et livide.

Quelquefois tout le corps est envahi par cette

éruption bulleuse, et l'on croirait qu'il est près d'entrer dans une complète suppuration. Il s'échappe de la commissure des paupières une humeur ichoreuse, qui est disposée à se dessécher et à former des croûtes jaunes dont les globes oculaires sont obstrués; une femme de l'hôpital Saint-Louis avait une éruption bulleuse sur la conjonctive des deux yeux. Les lèvres se gercent, s'ulcèrent et deviennent difformes par leur gonflement et leur épaisseur; les membranes des voies digestives participent fréquemment à l'irritation du tégument extérieur; et souvent le pemphix s'unit à un état catarrhal; des phlyctènes se montrent dans l'intérieur des narines, dans la bouche et l'arrière bouche, aux environs de la luette: la langue en est tapissée, ainsi que les amygdales; elles se développent sur toutes les membranes muqueuses. A l'hôpital Saint-Louis, deux examens nécroscopiques, rigoureusement exécutés, ont constaté la vésication bulleuse de tout le trajet intestinal chez des individus qui avaient eu des selles sanguinolentes. Je citerai entre autres l'ouverture du corps d'Anne Brundomy, morte des suites du pemphix chronique. L'épithélion se séparait avec une facilité extrême, et la figure des ampoules y était très apparente; l'intérieur de la bouche était rempli de petites ulcérations qui ressemblaient à des excoriations aphteuses: ces ulcérations étaient peu profondes, et couvertes d'une pellicule noirâtre; on en remarquait sur le voile et les piliers du palais: la langue, en partie détruite, offrait des croûtes épaisses, sous lesquelles était un fluide épais et glutineux; l'intérieur de l'œsophage, sain d'ailleurs, présentait, à l'endroit où il s'unit à l'estomac, la membrane muqueuse peu adhérente à la musculaire, et un fluide séreux épanché dans le tissu muqueux intermédiaire; les intestins grêles étaient parsemés de taches et d'ulcérations sanieuses: nous trouvâmes deux énormes vésicules dans le colon. Dikson avait déja remarqué le premier que l'éruption pemphigoïde pouvait attaquer les parties internes du corps. (*Transactions of the royal Irish Academy.*)

Du reste, les symptômes qui se manifestent sont analogues à la direction que prend la maladie; si elle se porte vers la tête, il y a céphalalgie, délire, et affreux tintement d'oreilles; si elle gagne la poitrine, il survient des palpitations et une gêne continuelle dans l'exercice de la respiration; enfin, si elle s'étend jusqu'aux intestins, il survient un sentiment de tension et de brûlure dans tout l'abdomen et dans les aines; les malades sont épuisés par la diarrhée colliquative: c'est alors, surtout, que les urines sont rouges et flamboyantes, et que le malade exhale une odeur fétide et nauséabonde; cette odeur se rapproche beaucoup de celle qui a lieu dans la décomposition putride du sérum ou de la petite vérole confluente. Dans une condition aussi misérable, il serait, du reste, difficile de retracer les tourmens excessifs auxquels le malade se trouve à tout instant exposé. On supporte la goutte, on brave la sciatique, si renommée par les douleurs atroces qu'elle détermine, parce que ces affections laissent du moins quelque intermittence à leurs attaques : mais ici c'est une douleur sans relâche, c'est une douleur infernale, à laquelle nul courage humain ne peut résister ; c'est une chaleur incendiaire qui mène au découragement et au plus affreux désespoir : on se croit dans la fosse ardente où Ixion renfermait ses victimes.

L'issue du pemphix chronique est très fâcheuse, quand cette maladie se charge de tous les symptômes de l'ataxie et de la malignité, quand il y a accablement dans tout le système des forces, quand il arrive une sorte de débilité dans les facultés intellectuelles, quand le pouls s'affaiblit, quand les yeux sont ternes et larmoyans, quand il y a aphonie, quand l'acte de la respiration est comme enchaîné, quand la langue noircit et qu'elle est enduite d'une pâte gluante et limoneuse, quand elle est agitée d'un tremblement continuel, quand le ventre est affecté d'un météorisme permanent, quand le hoquet se déclare avec des tranchées et des borborygmes ; mais surtout quand les déjections arrivent indépendamment de la volonté du malade, alors le péril est à son comble : l'individu est d'ailleurs miné par la plus profonde mélancolie. Si ces accidens déplorables n'ont pas lieu, on peut quelquefois se guérir ; mais les soins minutieux que réclame cette longue convalescence sont encore un supplice pour celui qui vient d'échapper à la mort : on demeure fort long-temps dans un état de prostration et de langueur.

ÉTIOLOGIE.

Un voile mystérieux semble cacher les causes productrices du pemphix. On remarque toutefois que cette désolante maladie a plus de prise sur certains sujets que sur d'autres, particulièrement sur ceux qui ont déja éprouvé des maladies cutanées, et surtout la petite vérole confluente. Elle est commune chez les goutteux; la suppression des menstrues et des hémorrhoïdes est aussi très propre à la déterminer. Les anciens admettaient un élément acrimonieux comme étant la cause matérielle des éruptions pemphigoïdes.

Quand les sources d'une maladie sont impénétrables, l'esprit humain s'égare dans ses conjectures; les théories se succèdent; c'est là surtout ce qui est arrivé à l'occasion du pemphix. Chaque auteur a émis ses idées, et ces idées portent souvent l'empreinte des premières observations qu'on a faites. C'est, par exemple, une hypothèse bien singulière, que celle d'un docteur allemand. Il avait remarqué sur deux ou trois individus affectés de rétention d'urine une éruption pemphigoïde, et il en avait conclu que la matière de cette excrétion se détournait vers la peau, et, par son âcreté, y déterminait des vésicules. L'opinion d'un autre écrivain est-elle plus soutenable? Il prétend que l'atmosphère contracte par intervalles une qualité pernicieuse qui irrite les vaisseaux absorbans, de manière à les enflammer assez violemment pour produire le phénomène de la vésication. Mais, s'il en était ainsi, ce phénomène devrait se manifester à la fois sur presque tous les individus d'un même pays, d'un même climat : or, c'est ce qui n'arrive jamais, car le pemphix est rarement épidémique; nous disons *rarement*, car nous lisons dans l'ouvrage de M. Plumbe, qu'en 1816 le pempholix paraissait comme une maladie épidémique à Chelsea, et s'étendait à plusieurs milles de chaque côté de la rivière. L'ingénieux Reil avait cru s'assurer que les surfaces nerveuses du tégument étaient comme paralysées sous les bulles qui résultent du développement de la maladie : il supposait alors l'existence d'une certaine acrimonie agissant sur ces surfaces; ce qui est très difficile à prouver. Bobba, plein de zèle pour les progrès de la science, s'est beaucoup occupé du pemphigus. Il regarde le phénomène le plus apparent de cette affection comme l'effet d'une extravasation, ou plutôt d'une véritable exsudation séreuse, tout-à-fait analogue au passage du sang entre le derme et l'épiderme, dans les ecchymoses et les pétéchies; la sérosité, raréfiée par la chaleur, reflue facilement entre la peau et la cuticule. Bobba, après avoir attribué à cette cause les épanchemens vésiculaires, fait remarquer que l'humeur contenue dans les bulles s'épaissit par le contact de l'air, qu'elle jaunit par sa combinaison avec l'oxigène, et qu'elle contracte, en outre, des propriétés délétères qui excorient la peau, et y déterminent de vives douleurs. Quel parti prendre donc au milieu de toutes ces assertions théoriques? Nous avons déja représenté l'homme comme un réservoir de feu, en proie à mille causes qui peuvent en altérer les lois. L'animal est un être qui brûle, et qui projette, par le poumon, aussi bien que par la périphérie de sa peau, toutes ses matières fuligineuses. S'il ne faut point regarder comme fabuleuse l'histoire de certains individus livrés aux boissons alcoholiques, et qu'une déflagration spontanée a pu réduire en cendres, comment serions-nous surpris si des causes physiologiques du même genre, quoique moins puissantes, viennent déterminer à la surface du corps des phénomènes analogues aux premiers résultats de la combustion?

Le climat paraît influer singulièrement sur le développement du pemphix; il est plus commun en Angleterre et en Allemagne qu'en France, en Espagne et en Italie. On cite l'exemple d'un homme tourmenté par une continuelle vésication toutes les fois qu'il se mettait en voyage; il n'avait alors d'autre moyen, pour se guérir, que de rentrer dans sa ville natale.

L'action des saisons ne saurait être contestée. Je donne des soins à un jeune homme qui, à chaque printemps, se voit assailli par un pemphix successif, qui éclate principalement au cou, à la poitrine, à l'abdomen, aux mains, aux avant-bras, aux jambes et aux pieds. La sortie de ces vésicules s'effectue avec la plus étonnante régularité; l'éruption parcourt ses périodes : le malade est exactement averti de l'apparition de chaque vésicule par un sentiment de brûlure qui se manifeste soudainement, et qui s'apaise aussitôt qu'elle est formée. Ce qu'il y a de curieux à remarquer, c'est qu'il ne paraît de nouvelles bulles qu'autant que les précédentes entrent en dessiccation; mais aussitôt que l'été arrive, le malade se trouve délivré de son indisposition; il est pareillement libre durant l'automne et durant l'hiver.

Les hommes qui s'échauffent par des travaux sédentaires, par des veilles opiniâtres, qui languissent renfermés dans des prisons, qui sont retenus dans l'esclavage, qui se contentent d'une mauvaise nourriture; ceux qui respirent un air infect et corrompu; ceux qui se créent de pernicieux besoins, qui n'ont aucune tempérance dans les repas, etc., sont susceptibles d'éprouver les atteintes de ce mal affreux.

On connaît toute l'activité des causes morales sur le phénomène des vésications morbides. Les auteurs ont aussi parlé des effets de la morsure des cantharides, d'un chien furieux, de quelques serpens d'Afrique, de celle des animaux enragés; des irritations physiques ou chimiques sont quelquefois suivies de ce curieux résultat. M. Brachet, de Lyon, médecin distingué, cite un cas fort intéressant, où il provoqua, sans le vouloir, une éruption pemphigoïde sur le bras paralysé d'un homme qu'il avait soumis au courant d'une forte pile galvanique : cette éruption suivit la marche ordinaire, et se dessécha le septième jour.

CURATION.

Tout n'est pas trouvé, sans doute, pour le traitement de cette affection incompréhensible; mais peut-être qu'une connaissance plus approfondie des tissus où elle établit son siége, nous apprendra du moins à tempérer des symptômes qui se manifestent avec tant de fureur et d'opiniâtreté. Quand, du reste, le pemphix n'est point invétéré, quand il doit son origine à une cause passagère et peu grave, il se termine de lui-même; il suffit de calmer l'exaltation qui s'est établie momentanément dans le système circulatoire.

D'ailleurs le pemphix n'est souvent qu'une simple altération de la peau, une éruption tout-à-fait discrète, à laquelle les fonctions intérieures sont absolument étrangères. Il ne faut abuser ni des stimulans ni des sudorifiques; il ne faut point accroître les tendances qui peuvent s'opérer du centre à la périphérie du corps. Le petit-lait très frais me paraît être ici la meilleure boisson; on peut donner, d'après la même indication, l'eau de veau, l'eau de poulet, l'eau de gomme, l'eau de grenouilles, l'eau d'orge, l'eau de gruau. Le célèbre Richter accordait une préférence particulière à la limonade de crême de tartre. Pour apaiser l'irritation nerveuse, et procurer du sommeil, M. Brachet, a prescrit avec succès le camphre et le musc.

Mais le pemphix n'est que trop souvent symptomatique d'autres maladies; il est sujet à de nombreuses complications : il s'unit à la synoque bilieuse, à la fièvre catarrhale, à la fièvre ataxico-adynamique. Si l'état des premières voies le réclame, on fait prendre quelques grains d'ipécacuanha; on prescrit le tartre stibié comme vomitif, ou on l'administre en lavage. Si le mal tourne à une prostration plus ou moins prononcée du système des forces, si la bouche devient fétide, si la sérosité contenue dans les vésicules devient noirâtre, le quinquina convient, ainsi que toutes les substances fortifiantes. C'est surtout quand le pemphix attaque les personnes âgées, et celles qui sont déjà affaiblies par une mauvaise nourriture, que les cordiaux sont avantageux, selon la juste remarque de MM. Willan et Bateman; M. Plumbe propose le calomel, et quelques légers toniques.

Par ses phénomènes extérieurs, le pemphix a un rapport manifeste avec le second degré de l'érythême. Le traitement local ne doit pas être négligé : on panse avec du cérat doux les bulles qui sont ulcérées; on tâche d'apaiser leur inflammation par du beurre frais, de la pommade de concombre ou de blanc de baleine; on plonge les malades dans des bains d'amidon ou de gélatine; on fait usage des pédiluves émolliens. Pour calmer les douleurs, on lave les plaies avec une décoction de têtes de pavot, avec l'eau de morelle ou de jusquiame. Pour arrêter les progrès d'une suppuration trop débilitante, on a proposé l'acétate de plomb; on a mis à contribution les chlorures de sodium et de calcium de Labarraque.

Voilà bien des remèdes qui sont indiqués ; il importe toutefois de se persuader que la nature n'isole point les élémens morbides, comme nous les isolons par nos méthodes et pour la commodité de notre esprit. Tout est complexe dans nos affections comme dans la science de notre organisme. « Je voudrais, disait Stoll, cet admirable médecin « clinique, je voudrais pouvoir réduire une mala- « die à ses formes les plus élémentaires, pour que « cette analyse me suggérât des idées lumineuses « et favorables à sa guérison : *Ut indè ideæ nas- « cantur illustres et directrices, quæ medicinam tutò « regunt.* » Je le répète, sachons donc comment se complique une maladie aussi extraordinaire que le pemphix, si nous voulons apporter quelque soulagement.

Le pemphix est-il un phénomène essentiel ou symptomatique ? Est-ce une crise suscitée pour la purification du sang ? Faut-il traiter de même le pemphix qui paraît avec l'hystérie, avec l'aménorrhée, etc. ? Faut-il diriger par les mêmes soins le pemphix qui alterne avec la goutte, celui qui coïncide avec des calculs rénaux ou vésicaux, celui qui succède à la suppression des lochies, celui qui se rencontre avec des symptômes d'adynamie ou de scorbut, etc. ? Nos élèves pourront, du reste, consulter avec profit, pour leur instruction, ce qui a été successivement écrit sur cette matière par Pison, Bontius, Zacutus Lusitanus, Fick, Goelicke, Delius, Frenzel, Langhans, Fincke, Krebs, Burserius, Kridi, Ruer, Guldbrand, Ferris, Dikson,

Simons, Reil, Christie, Hecker, Wichmann, Winterbottom, Frank, Richter, Osiander, Braune, Burgmann, Fechtmayr, Willan, Bateman, Plumbe, Robert de Langres, Gilibert, Brachet, Sachse, etc. Je pourrais citer encore Hedin, Vogel, Veckoskrist, Ranöé, Rengger, etc. En général, il faut rendre cette justice aux médecins du nord, qu'ils ont été infatigables dans la recherche des faits; on leur doit surtout d'avoir fixé la doctrine du pronostic d'après l'inspection minutieuse de la matière contenue dans les vésicules. Cette matière porte en quelque sorte l'empreinte des complications du mal; les bulles cessent d'être lucides, et deviennent bleuâtres dans la diathèse scorbutique; la sérosité exhale alors une odeur de souris, pareille à celle que l'on éprouve dans les lieux renfermés. Il est aussi des vésicules noirâtres qui sont très fâcheuses; s'il se manifeste un grand prurit, et si les vésicules éprouvent une grande difficulté à se développer, c'est encore un funeste présage; mais l'état le plus déplorable est, sans contredit, celui où la violence de l'inflammation entraîne la dégénérescence gangréneuse: *Ubi verò vires sunt dejectæ, partes à vesiculis nimiùm corrodantur et excedantur, ut profundiora vulnera, subsequantur: in tali casu dubius eventus, præsertìm si accedat gangræna et febris maligna.*

GENRE IV.

ZOSTER. — *ZOSTER.*

Ignis sacer de PLINE ; *Zona ignea*, *erysipelas pustulosum* de quelques auteurs ; *Herpes zoster* de WILLAN ; *Zona repens*, *zona serpiginosa*, *zona volatica*, *zincilla*, *circinus*.

Eczème se manifestant par une éruption de vésicules agglomérées qu'entoure une aréole rouge et inflammatoire ; ces vésicules se rassemblent communément en manière de ceinture sur un des côtés du corps, depuis l'épine du dos jusqu'à la ligne blanche. Le zoster a quelquefois un autre siége ; je l'ai vu s'établir à la partie postérieure du tronc, dans la région acromiale. On l'observe aussi sur une des parties latérales du cou, y figurant une sorte de cravate ; ou une jarretière autour des genoux, etc. ; il y détermine une sensation brûlante et prurigineuse. Après quelques jours, les vésicules se dessèchent et laissent sur la peau des taches rougeâtres qui disparaissent avec le temps.

Un grand rapport doit unir le zoster avec le pemphix ; de là vient que ces deux genres se trouvent l'un à côté de l'autre dans le groupe des dermatoses eczémateuses ; il convient d'en faire deux espèces :

A. Le zoster aigu (*zoster acutus*). C'est la forme spécifique la plus habituellement observée, surtout chez les enfans, chez les jeunes gens, chez les personnes qui jouissent d'une santé robuste. Il se place le plus souvent au côté droit. M. le docteur Molinié a néanmoins recueilli plusieurs faits de zoster situé au côté gauche, et l'hôpital Saint-Louis nous en a offert beaucoup d'exemples.

B. Le zoster chronique (*zoster chronicus*). Il est des auteurs qui ont écrit que le zoster n'existe jamais sous forme chronique; l'observation est là pour les démentir. Il est certainement des cas où cette affection se perpétue pendant plusieurs mois, pendant des années : Lorry admet très bien le zoster chronique; Borsieri l'a vu chez une vieille femme; pour ce qui me concerne, j'ai recueilli plusieurs cas de cette espèce.

TABLEAU GÉNÉRAL DU GENRE

ET DE SES ESPÈCES.

Les auteurs ne sont pas d'accord sur la place qu'il faut assigner au zoster dans les cadres de la nosologie. Les uns le rangent parmi les érysipèles; les autres en font un herpès; mais il est évident qu'il constitue un genre à part : il doit figurer à côté du pemphix; la loi des affinités réclame ce rapprochement. M. Stanislas Gilibert a très bien fait cette remarque, et M. Serres a très bien constaté que le fluide contenu, soit dans les bulles de pemphix, soit dans les vésicules du zoster, est absolument identique; ce qui est encore un point de contact dans la famille naturelle dont nous donnons l'histoire. Ces deux affections ont pour siége le corps papillaire cutané; ce qui explique les tourmens affreux auxquels les malades se trouvent condamnés.

ESPÈCE. *Du zoster aigu.* Le zoster sous forme aiguë est une maladie assez commune. On la rencontre souvent dans les hôpitaux de Paris. Il a reçu une multitude de noms; plusieurs auteurs l'indiquent sous le titre de *zona repens; medium hominem ambiens ignis sacer, zoster appellatur,* dit Pline; les Arabes se servaient de l'expression énergique de *formica corrosiva*, employée aussi pour qualifier le prurigo chronique; chez nous, on use des dénominations vulgaires de *ceinturon*, de *sangle*, de *feu sacré*, *etc.*

Le zoster n'occupe d'ordinaire qu'une seule partie du corps, le plus souvent le côté droit; il forme communément une demi-ceinture, laquelle serpente obliquement depuis la colonne épinière jusqu'à la ligne blanche : c'est alors surtout que le nom de *zone* lui convient, et lui est généralement donné par les praticiens. Un auteur allemand prétend que l'éruption a pu faire une fois le tour du corps et former un cercle complet. Je n'ai jamais été témoin de ce fait, qui doit être extrêmement rare, et qu'on dit être mortel; mais j'ai vu l'exemple, non moins curieux, de deux zones qui saisissaient les flancs du malade de chaque côté, comme deux fers à cheval : on remarquait un vide devant et derrière. Chez un autre individu, j'ai vu la même disposition autour du cou, en manière de cravate vésiculeuse. J'ai surtout observé cette éruption quand elle s'étendait depuis la partie supérieure du scapulum jusqu'à l'aisselle, en se continuant sur le sternum, se développant aussi sur un des mamelons. A l'hôpital de Gottingue, Bobba vit un zoster qui, comme un ruban, se propageait le long de l'avant-bras et du bras, depuis les attaches du deltoïde, jusqu'aux environs du carpe. Souvent le zoster se manisfeste comme une grappe, au bas, d'un seul côté des reins. M. Girou a remarqué un exemple où il n'occupait que la fesse droite. Cette névralgie cutanée se limitant toujours par la ligne médiane, ressemble, sous ce point de vue, aux hémiphlégies, qui ne prennent que la moitié du corps.

La durée du zoster aigu est ordinairement de deux ou trois septénaires. Le phénomène générique qui le caractérise consiste dans l'éruption d'un plus ou moins grand nombre de vésicules ou phlyctènes circonscrites par une petite aréole rouge. Dans leur origine, ces vésicules ou phlyctènes ne sont pas plus grosses que des lentilles; on les voit ensuite augmenter un peu de dimension : les malades éprouvent des cuissons, des élancemens très vifs, des picotemens intolérables, qui se renouvellent à mesure que l'éruption se déploie davantage; car les vésicules tendent toujours à se réunir et à se confondre, de manière à ne former qu'une large bande érythémateuse.

On ne saurait décrire le zoster sans parler du genre de souffrance que détermine son développement. Ce sont des démangeaisons aiguës et brûlantes, qui, tantôt sont continuelles, tantôt se déclarent par accès, et durent pendant plusieurs heures. Ceux qui sont atteints de ce mal douloureux se croient serrés par une ceinture de feu ; c'est ce qu'ils expriment très énergiquement, en disant qu'ils ont le côté comme saisi par une griffe, ou comme déchiré par un instrument acéré : *herpes præcordia exedens*, dit l'excellent observateur Tulpius ; c'est le vautour, dit Darwin, attaché aux entrailles de Prométhée. Nous avions, dans les salles de l'hôpital Saint-Louis, un malade qui disait éprouver la sensation d'un porc-épic dont les pointes auraient traversé ses chairs. Il lui était impossible de tempérer cette inconcevable torture autrement que par un linge frais et mouillé, à l'aide duquel il aspergeait la portion malade du tégument.

ESPÈCE. *Du zoster chronique.* On parle partout du zoster comme d'une maladie aiguë ; cependant il est des circonstances où il est impossible de lui assigner un terme ; car à peine la dessiccation des premières phlyctènes s'est opérée, qu'il s'en établit de nouvelles : le zoster ne disparaît que pour renaître, et pour tourmenter le patient par les plus douloureuses recrudescences, *zoster redivivus*. Souvent les malades quittent l'hôpital Saint-Louis, parfaitement guéris en apparence ; mais ils ne tardent pas à revenir avec les mêmes symptômes. Dans quelques cas, ce sont les cicatrices et les excoriations du corps muqueux qui se rouvrent, et deviennent stagnantes : le supplice recommence, comme si on enfonçait dans la peau une multitude d'aiguillons et de dards.

Ce qu'il y a de désespérant dans le zoster, c'est que toute la maladie ne réside pas dans l'éruption; la douleur reste alors même que tous les symptômes extérieurs se sont évanouis. J'ai vu un homme qui éprouvait depuis deux ans un prurit insupportable dans les mêmes parties où existaient jadis les vésicules; une jeune dame, qui avait été non moins vivement attaquée, ressentait, six mois après sa guérison, une sensation lancinante, plus incommode encore que celle qui la tourmentait dès les premiers temps de son éruption phlycténoïde; enfin, je donne des soins à une vieille femme bien plus malheureuse, puisque la zone est en quelque sorte chez elle en permanence, depuis l'époque critique de l'âge de retour.

Nous n'avons pas besoin de dire que les phlyctènes du zoster sont d'une très petite dimension. Lorsqu'on les compare aux bulles et aux vésicules du pemphix vulgaire, leur aspect est comme perlé; elles ne renferment souvent qu'une gouttelette d'humeur limpide, incolore dans quelques cas, jaunâtre dans d'autres. La pellicule qui contient ce liquide se flétrit, se ride, se détache, et laisse à nu le corps papillaire; ce qui ne contribue pas peu à mettre en éveil l'excessive sensibilité de la peau. Quand plusieurs phlyctènes agglomérées viennent à se rompre, les bords des surfaces affectées acquièrent, au bout d'un certain temps, une couleur rouge-ponceau ou écarlate; le milieu se couvre d'une couche grisâtre et terne; la matière séro-purulente qui coule de toutes parts s'accumule dans quelques endroits; elle est d'une teinte assez analogue à celle de la gomme-gutte. En voilà, du reste, assez pour démontrer que le zoster a un mode d'inflammation qui le distingue et de l'érysipèle et de l'herpès. Cette affection n'est d'ailleurs funeste que par les douleurs atroces qu'elle détermine; la fièvre n'est point un élément indispensable dans sa formation; elle n'y advient que fortuitement.

ÉTIOLOGIE.

Il est des individus chez lesquels on chercherait vainement les causes de cette eczémation vésiculeuse. Si on lit les ouvrages des anciens, on voit qu'ils l'attribuent d'ordinaire à la prédominance morbide de la bile, à la cachexie scorbutique, enfin, à la dépravation des humeurs. Je l'ai observée, pour mon compte, chez des femmes hystériques, chez des personnes malades par la suppression des menstrues ou des hémorroïdes. Tous les obstacles qui interceptent la transpiration peuvent aussi déterminer l'apparition de cette singulière maladie.

Il est, du reste, des exemples qui prouvent que le zoster a pu être déterminé par de violens chagrins. Un jeune homme, âgé de trente-deux ans, fort studieux, avait éprouvé une forte commotion de l'ame : il ressentit presque aussitôt une sensation douloureuse au côté droit ; le troisième jour, c'était une ceinture vésiculeuse depuis l'ombilic jusqu'aux vertèbres : cette ceinture était de la largeur de la main ; l'inflammation était si vive, qu'on ne pouvait effleurer la partie malade sans y provoquer une douleur atroce : le malade ne pouvait ni marcher, ni s'arrêter, ni s'asseoir, sans subir la plus horrible gêne : les phlyctènes étaient transparentes ; elles duraient quatre ou cinq jours ; ensuite elles se desséchaient et tombaient en desquamation.

CURATION.

Le zoster est une maladie qu'il faut traiter avec autant de soin que de méthode ; ceux qui la considèrent comme étant de peu d'importance, ne l'ont observée que superficiellement. Dans l'enfance et la jeunesse, elle est passagère et assez bénigne ; mais elle est parfois meurtrière chez les vieillards : on en vit un qui expira dans les plus affreuses douleurs à l'hôpital des Incurables. Il est des circonstances où il serait, dit-on, téméraire de conduire trop vite la guérison, surtout quand le zoster sert de crise à d'autres affections plus importantes, et surtout plus funestes. On connaît l'intéressante observation de J. W. Guldbrand, *de Vertigine periodicâ per zonam solutâ*. Les vertiges dont il est question ressemblaient à des accès d'épilepsie; les vésicules durèrent jusqu'au onzième jour; elles se convertirent en croûtes et tombèrent d'elles-mêmes. Elles causaient une douleur qui ressemblait au brûlement du feu; mais la maladie essentielle disparut sans retour.

Il faut, en général, appliquer au zoster le traitement qui convient aux névralgies : les sangsues et la phlébotomie sont d'un fréquent usage. On administre des bains oléagineux; on pratique des embrocations avec le lait, l'eau de mauve ou de graine de lin : ces embrocations sont surtout nécessaires pour traiter les ulcérations, qui parfois rendent une sérosité noire et sanieuse. On se sert de la pommade de jusquiame et de belladonne, des onguens opiacés; si la peau devenait gangréneuse, il faudrait bien recourir à des antiseptiques locaux.

Quand on a occasion de combattre le zoster, le plus grand embarras que l'on éprouve est de calmer les douleurs. Le meilleur moyen de les vaincre est, sans contredit, de les *dénaturer*, s'il m'est permis de m'exprimer ainsi, par un procédé déja très connu, et dont je puis attester les effets salutaires pour d'autres cas : je parle de l'emploi extérieur du nitrate d'argent. La méthode *ectrotique* de M. Serres trouve, dit-on, ici son application : ses expériences ont été publiques à l'hôpital de la Pitié; on a fréquemment cautérisé les parties malades, et on a pu apprécier à sa juste valeur les avantages aussi bien que les inconvéniens de ce genre de médication. On assure aussi que M. Lisfranc a montré successivement, dans sa clinique, plusieurs individus qui n'ont eu qu'à se louer d'avoir eu le courage de s'y soumettre. Les souffrances deviennent certainement beaucoup plus vives à l'instant où l'on opère; mais bientôt elles s'apaisent, et l'on s'aperçoit que l'irritation morbide est singulièrement modifiée. Certains praticiens ont voulu remplir la même indication par l'application d'un vésicatoire. Toutefois, dans ce genre de maladie, la susceptibilité nerveuse des individus m'a toujours paru tellement exaltée, que je conseille peu ces moyens énergiques. Dans quelques circonstances, on indique le froid comme un excellent sédatif des douleurs locales: les bains pris au courant d'une rivière ont quelquefois produit du soulagement.

Il convient, d'ailleurs, de soumettre les malades au régime le plus doux: il faut prescrire des boissons délayantes et mucilagineuses; il faut, surtout, interdire tout aliment qui pourrait apporter de l'irritation dans les membranes gastriques. Je conseille ordinairement le petit-lait, rendu laxatif par des sels neutres, les bouillons de tortue et de grenouilles, l'eau de poulet. On peut procurer du sommeil par de légères préparations narcotiques, par des potions dont les bases sont l'opium, la laitue et le nymphéa.

Il est un fait curieux pour le thérapeutiste, et qu'il est intéressant de rappeler ici: c'est que le zoster qui se déclare au côté gauche guérit d'une manière plus prompte et plus certaine que celui dont les phénomènes se déploient sur le côté droit ; il est moins sujet aux récidives, et produit des symptômes moins douloureux : je ne saurais en dire la raison. Ne serait-ce pas parce que ce dernier se trouve le plus souvent lié à des affections coïncidentes du foie ou d'autres viscères abdominaux ? Cet aperçu, n'en doutons pas, sera quelque jour fécondé par les observations ultérieures des praticiens.

GENRE V.

PHLYZACIA. — *PHLYZACION.*

Phlyzacion de quelques auteurs; *Phlyzakion* de SWÉDIAUR, *Ecthyma* de WILLAN, de BATEMAN et de PLUMBE.

Eczème vésiculo-pustuleux, se manifestant d'ordinaire aux cuisses, aux bras, aux avant-bras, souvent même dans les interstices des doigts ou sur le dos des mains. Quand cette éruption se déclare, la peau s'enflamme, rougit, et s'élève en pointe; bientôt il se développe une large pustule, qui se remplit d'une sérosité purulente : quand elle a parcouru ses périodes, elle se dessèche et se convertit en une croûte brunâtre.

Je reconnais deux espèces à ce genre :

A. Le phlyzacia aigu (*phlyzacion acutum*). Quand le phlyzacia aigu se manifeste, il provoque un sentiment de cuisson et de prurit ardent, qui s'apaise à mesure que les pustules font des progrès pour arriver à leur maturation. Dans son commencement, cette affection est ardente comme l'érysipèle; dans son déclin, elle est prurigineuse comme la gale.

B. Le phlyzacia chronique (*phlyzacion chronicum*). Cette espèce est plus longue à se développer : elle se manifeste sans appareil fébrile; elle attaque les constitutions affaiblies, et ceux qui ont usé long-temps d'une mauvaise nourriture : c'est l'espèce que, dans quelques provinces, le peuple désigne encore sous le nom de *rogne.* C'est à la fois la plus ignoble et la plus rebelle des maladies sordides.

TABLEAU GÉNÉRAL DU GENRE

ET DE SES ESPÈCES.

Le phlyzacia forme certainement un genre tranché dans le groupe des dermatoses eczémateuses. Feu M. Willan, et l'un de ses plus habiles disciples, M. Plumbe, l'ont décrit sous le nom d'*ecthyma,* terme à mon gré peu convenable, et dont quelques auteurs ont très anciennement usé pour qualifier une pustule prurigineuse déterminée par les chaleurs de l'été. J'avais indiqué moi-même cette maladie, dans les premières éditions de mes ouvrages, sous le titre de *Psoriasie crustacée,* à cause de la ressemblance que j'avais cru trouver entre cette éruption et celle qu'on nomme vulgairement dans nos hôpitaux la *grosse gale;* mais ce titre ne me paraît pas plus heureux que celui des deux célèbres médecins anglais. J'adopte aujourd'hui la dénomination bien plus caractéristique de *phlyzacia*, à cause de la forme vésiculeuse de ses pustules : *pustula bullæ in modum erumpens.*

ESPÈCE. *Du phlyzacia aigu.* Cette maladie est très reconnaissable à la largeur de ses pustules vésiculeuses, entourées d'un cercle rougeâtre, et vivement enflammé : ces pustules sont toujours distantes les unes des autres, et quand leur dessiccation s'est effectuée, on aperçoit sur la peau des croûtes brunes, rugueuses, épaisses, très adhérentes. Si ces croûtes se détachent accidentellement, ou à cause de leur ancienneté, il reste des taches plus ou moins prononcées, qui disparaissent après quelque temps. Le travail suppuratoire du phlyzacia s'accomplit en huit ou neuf jours; quelquefois les malades, tourmentés par la démangeaison, arrachent trop vite la première croûte qui s'est formée : dès lors la matière purulente continue à couler de son foyer, et donne naissance à une croûte nouvelle. J'ai été consulté naguère par un homme d'un âge mûr, qui portait sous son menton une pustule unique de forme vésiculeuse : elle était entourée d'une aréole rouge; au premier aspect, on l'eût prise pour un furoncle : le neuvième jour elle avait parcouru ses périodes ; la croûte était tombée, et il ne restait plus sur la peau qu'une tache brunâtre sans la moindre dépression.

On aime à voir combien la pathologie cutanée est positive, et comme les descriptions s'accordent dans tous les lieux, quand elles sont tracées sans prévention et sans esprit de système. Un habile médecin de Lyon a parlé de ces sortes de pustules, qui, jusqu'à ce jour, ont été mal à propos signalées comme des furoncles : elles sont très communes dans les ateliers et dans tous les lieux où de nombreux ouvriers se trouvent ensemble assujettis à un travail assidu et sédentaire. Voici comme elles se développent : la peau s'enflamme et rougit; elle est dure et rénitente pour celui qui la touche; elle offre d'abord un petit point blanc qui est très apercevable : ce point s'élargit, et une certaine quantité de pus séreux s'y rassemble; la pustule est formée; on distingue dans son pourtour un cercle qui est d'un rouge plus ou moins obscur; vient ensuite la croûte épaisse, qui est le résultat de la dessiccation et de la concrétion du pus : cette croûte, qui devient brune, ensuite noirâtre, sert plus ou moins long-temps de couvercle à la partie affectée.

La fièvre, qui accompagne d'ordinaire cette espèce de phlyzacia, n'a lieu qu'à l'instant de l'éruption des pustules; celles-ci une fois développées, le pouls reprend son état naturel : parfois les éruptions sont assez nombreuses, et comme confluentes, sur la partie du tégument, qu'elles envahissent; leur sommet est très aplati, leur base est rouge et très enflammée; quand elles sont totalement desséchées, et que les croûtes tombent, la peau reste quelque temps endurcie; on y remarque des froncemens assez prononcés qu'on cherche à faire disparaître par des cataplasmes.

ESPÈCE. *Du phlyzacia chronique*. Cette deuxième espèce est peut-être la plus commune; on la rencontre souvent dans les hôpitaux, dans les casernes, dans les garnisons, etc. : on l'appelle *phlyzacie scorbutique* ou *gale sordide*. Je l'ai remarquée chez plusieurs individus qui vivaient dans des rues étroites et malsaines, qui manquaient de linge et d'autres moyens de salubrité. Cette phlyzacie se manifeste, comme la précédente, par une éruption de pustules vésiculaires un peu aplaties, environnées d'une aréole qui est néanmoins d'un rouge plus foncé que dans le phlyzacia aigu. Ces vésicules se dessèchent alternativement, d'après leur degré d'ancienneté, et se convertissent en croûtes grisâtres. J'ai dit que ces pustules étaient vésiculeuses; parfois elles ont l'aspect de la fausse vaccine: elles sont de la grosseur d'un pois, et contiennent une sérosité opaque ou une certaine quantité de pus mal élaboré et filamenteux.

Les pustules du phlyzacia chronique ont une marche lente, et, en se desséchant, elles laissent sur la peau une empreinte durable, mais qui n'est pas suivie de cicatrice. Les démangeaisons qu'elles déterminent, dès le début de la maladie, sont brûlantes; elles ont parfois beaucoup d'analogie avec celles qui résultent des feux de l'érysipèle; elles occasionnent la plus grande tension dans tout l'appareil tégumentaire; mais elles s'affaiblissent, et sont presque nulles quand la dessiccation des croûtes s'est totalement effectuée: souvent aussi le phlyzacia se développe avec un prurit peu sensible.

C'est au *phlyzacion chronicum*, ou, si l'on veut, au *phlyzacion scorbuticum* de quelques auteurs du moyen âge, qu'il faut rapporter ces vésications pustulo-bulleuses, à bords enflammés, rougeâtres, souvent violacés, ces ulcérations croûteuses, livides ou noires, et autres accidens de même nature, dont un médecin anglais a voulu faire une maladie particulière sous le nom de *rupia*. Ce nom est, du reste, fort bien choisi pour exprimer ce qu'il a voulu décrire, puisqu'il dérive du mot grec ῥύπος, qui exprime une idée de malpropreté et de corruption. Les Juifs en usaient, au temps jadis, comme d'un terme dégoûtant, pour indiquer les femmes qui se trouvaient être dans le temps de leurs menstrues; mais tous ces états de *turpitude morbide* se rattachent manifestement à l'espèce chronique de notre genre *phlyzacia*. Le *rupia* de M. Bateman ne me paraît donc pas différer assez de ce qu'il désigne lui-même sous le nom d'*echtyma*, pour constituer un genre à part (*echtyma cachecticum*, WILLAN). Ce serait alors un genre purement factice, qui ne serait fondé que sur des considérations accidentelles et de peu d'importance. Si je ne me trompe, le judicieux observateur, M. Plumbe, est à peu près, sur ce point, de mon avis.

Les individus sujets au phlyzacia chronique se trouvent, pour la plupart, dans un état de cachexie, d'abattement et de dépravation humorale : leur peau est sale, blafarde, d'un relâchement universel; les pustules vésiculeuses, après avoir fourni une matière séro-purulente, se convertissent en croûtes sordides, qui se pulvérisent en une sorte de poussière de couleur brune ou grisâtre, quand on cherche à les séparer du tégument. Ces pustules sont tantôt isolées, tantôt rassemblées en plus ou moins grand nombre, selon l'intensité des causes qui les fomentent.

C'est surtout à l'hôpital Saint-Louis que les cas de phlyzacia chronique, abondent particulièrement en automne. Nous citerons, entre autres exemples, celui d'un jeune homme de vingt ans, plumassier de son état, qui souffre de cette maladie depuis plus de six mois : ses membres thoraciques et abdominaux sont infestés de pustules qui vont en s'élargissant pendant deux ou trois jours ; souvent ces pustules, aussi exiguës que des piqûres d'épingle, se réunissent, dès leur sortie, pour croître ensemble, se confondre, et former une large ampoule ; elles crèvent ensuite, et laissent échapper une matière poisseuse qui colle le linge ; plus tard, elles sont remplacées par d'autres non moins prurigineuses que les précédentes : elles sont tellement multipliées dans certains endroits du corps, et particulièrement sur le dos des carpes et des métacarpes, qu'il est impossible d'y entrevoir un seul intervalle de peau saine ; le tégument a même une telle habitude de produire de semblables érup tions, que le malade n'a qu'à se gratter pendant quelques minutes pour en faire éclore de nouvelles ; quand elles sont au tiers de leur développement, on croirait voir le début d'une petite vérole confluente : le temps suffit à peine à ce patient pour se gratter ; il déchire successivement, avec ses ongles, les diverses parties de son corps. Quelques vésicules se sont montrées à la verge, au point de provoquer en lui des pollutions nocturnes. La chaleur de son lit est ce qu'il abhorre le plus au monde, au point qu'il ne redoute rien tant que de s'y coucher ; il s'agite et change à chaque instant de place ; il se tourne, se retourne, se lève et s'asseoit ; on le croirait poursuivi par un essaim d'abeilles en fureur ; il se sent à chaque instant piqué, déchiré, dévoré ; on le voit bondir d'impatience aussitôt qu'il a pris une position ; son épiderme se détache par de larges exfoliations, comme l'écorce des arbres : *O humana turpitudo !* s'écriait le grand praticien Corona, qui, dans les hôpitaux de Rome, avait souvent dirigé ses regards sur ce triste genre d'affection.

ÉTIOLOGIE.

Il me semble qu'on s'est expliqué d'une manière trop affirmative sur les causes du phlyzacia. Qui les connaît, et qui peut sûrement les indiquer ? Est-ce la malpropreté qui l'engendre ? est-ce la nature des alimens et leur influence sur les sécrétions ? est-ce l'abus des boissons vineuses où spiritueuses ?

Il y avait naguère, dans l'un des faubourgs de Paris, une sorte d'hôtellerie où les pauvres qui vivaient d'aumônes, pouvaient se retirer tous les soirs, moyennant la rétribution la plus modique ; ce lieu était aussi le refuge de tous les vagabonds, de tous les hommes qui, répudiant par goût et par habitude les avantages de la société, se complaisent en quelque sorte dans la plus dégoûtante abjection, de ces êtres dégradés qui ne trouvent le bonheur que dans les excès bachiques et dans les excitemens d'une joie brutale. Parmi ces individus de tout sexe, il s'en trouvait qui avaient fait une telle abnégation d'eux-mêmes, qu'ils ignoraient jusqu'au pays où ils avaient pris naissance, qu'ils avaient oublié jusqu'à leur nom. La plupart d'entre eux couchaient pêle-mêle dans la même chambre, sans autre lit qu'une mauvaise planche avec un peu de paille, sans autre couverture qu'une peau de mouton. Je me souviens qu'à cette époque il s'en présentait un grand nombre à l'hôpital Saint-Louis, et que le phlyzacia souillait et dépravait toutes les humeurs dans leur misérable économie : ils étaient couverts de pustules larges, dures, circonscrites sur une base rouge et vivement enflammée. Par quels termes puis-je rappeler ici la déplorable situation d'un chiffonnier en butte à tous les accidens de cette odieuse maladie ! Il était sans demeure fixe, et concentrait d'ordinaire son existence dans les carrières de Montmartre. Lorsqu'il était ivre d'eau-de-vie, il s'endormait quelquefois pendant sept ou huit heures près des charognes et les cadavres d'animaux en putréfaction; il abandonnait ainsi son corps aux mouches dévorantes qui abondent dans ces lieux mal sains. Un jour, il fut victime de son imprudence; il fut transporté dans notre hôpital, tout couvert des larves de la *musca carnaria* : après que nous l'eûmes fait nettoyer de toutes ces ordures accidentelles, nous examinâmes sa peau, qui, dans plusieurs de ses parties, était tapissée de pustules phlyzaciées, dont la plupart étaient réduites en vieilles croûtes; il y en avait surtout dans les interstices des doigts, aux bras, aux épaules, aux cuisses, aux jarrets; ce misérable homme se plaignait surtout de celles qui s'étaient développées au pourtour du fondement, et qui lui suscitaient des démangeaisons indicibles. Deux mouches avaient crevé ses deux yeux, en y déposant leurs œufs. Il était, d'ailleurs, plaqué de taches et de maculatures brunâtres, dans les endroits où l'éruption n'existait plus. Interrogé sur les causes d'une maladie aussi horrible, et depuis quelle époque il en souffrait, il répondit naïvement : *depuis que je bois;* nous apprîmes en effet que cet homme, chiffonnier pendant la nuit, et chanteur pendant le jour, n'exerçait jamais ce double métier sans se stimuler singulièrement par des liqueurs alcoholiques.

Le phlyzacia n'est point une maladie contagieuse; elle peut attaquer tous les âges et tous les tempéramens : il se manifeste d'ordinaire chez les pauvres, chez les prisonniers, chez les personnes qui font abus des liqueurs spiritueuses, qui se nourrissent d'alimens gâtés; on l'a surtout remarqué dans des temps de famine. On le rencontre chez certains individus qui exercent des travaux pénibles, qui touchent habituellement des substances irritantes, qui travaillent aux mines, chez les épiciers, les fariniers, les perruquiers, les maçons, les tailleurs de pierre, etc.

CURATION.

Quand les pustules du phlyzacia sont vivement enflammées, nous prescrivons qu'on les lave avec de l'eau de guimauve ou de l'eau de gélatine; nous ordonnons qu'on mette les malades dans le bain chaud, où ils peuvent rester avec avantage pour leur guérison; ils doivent s'abstenir de se gratter. Les enfans, sur lesquels la raison a peu d'empire, s'écorchent et s'excorient la peau; ils perpétuent le mal en déterminant des plaies énormes. Si le tégument semé de pustules est d'un rouge très intense, il faut y appliquer un certain nombre de sangsues, souvent même on peut prescrire une saignée générale.

Dans le phlyzacia aigu, les ulcérations produites par l'habitude qu'on a de se gratter sont ordinairement d'un assez bon aspect; mais il n'en est pas de même de celles qui se manifestent dans le phlyzacia chronique : elles sont presque toujours livides, noirâtres, fongueuses, et il est difficile de les faire arriver à cicatrisation. Plusieurs médecins recommandent de les laver avec du vin miellé, avec une décoction de quinquina; mais l'eau de saturne est souvent préférable; le cérat thérébentiné est utile pour les pansemens. L'eau de Barèges, conseillée par quelques praticiens, qui ont assimilé cette maladie à la gale, ne produit pas un grand bien; on peut néanmoins prescrire des bains sulfureux, alcalins et gélatineux, et recourir aux douches à l'arrosoir.

Les boissons délayantes doivent seconder les bons effets des moyens extérieurs. On peut administrer les eaux d'orge, de gruau, les bouillons de poulet et de grenouilles, les boissons légèrement acidulées, enfin tout ce qui raffraîchit et introduit un calme salutaire dans l'organisation. Les purgatifs, les laxatifs, les minoratifs, conviennent sur la fin de la maladie; si les matières saburrales surabondent dans l'estomac, on use de l'ipécacuanha ou du tartre stibié. On fait succéder à ces émétiques l'emploi des sucs amers et réputés antiscorbutiques. Nous avons obtenu, par cette méthode, plusieurs guérisons à l'hôpital Saint-Louis.

Le régime doit être toujours analogue à la constitution des sujets que l'on traite. L'air est un des principaux objets de la diète. Il est digne d'observation que les individus phlyzaciés aiment singulièrement le passage d'un air chaud à un air froid: de là vient, qu'aussitôt que le jour arrive, pour mettre un terme aux tourmens de la nuit, on les voit sortir avec précipitation de leurs demeures; ils éprouvent une sorte de délectation à se trouver dans un air libre, quelque inférieure que soit d'ailleurs sa température; la chaleur du lit, qui raréfie le sang, produit dans les capillaires des stases et des engorgemens pénibles, que la fraîcheur de l'atmosphère ne tarde pas à dissiper.

GENRE VI.

CNIDOSIS. — *CNIDOSIS.*

Cnidosis de Ploucquet; *Essera* de Vogel; *Urticaire* de certains auteurs.

Eczème se manifestant d'ordinaire sur une ou plusieurs parties du tégument, par des plaques ou taches, ampoules ou échauboulures, proéminentes ou non proéminantes à sa surface, survenant d'une manière spontanée, et accompagné d'un vif prurit, se terminant par desquamation, ou disparaissant par voie de résolution.

Cette affection se présente tantôt sous forme aiguë, tantôt sous forme chronique; mais ce sont toujours les mêmes phénomènes:

A. Le cnidosis aigu (*cnidosis acuta*). Ce n'est guère que la fièvre qui distingue cette espèce de la suivante; d'ailleurs sa durée n'est que d'un ou deux septenaires. Wichmann la désigne sous le nom d'*urticaria febrilis*.

B. Le cnidosis chronique (*cnidosis chronica*). J'ai vu, en effet, cette maladie se perpétuer, pour ainsi dire, dans l'économie animale; c'est celle qui est indiquée par Wichmann sous le nom d'*urticaria apyreta*.

Le genre cnidosis est, en outre, susceptible de prendre une multitude de formes diverses; de là dérivent aussi plusieurs variétés établies par les auteurs : telles sont l'*urticaria maculosa*, l'*urticaria tuberosa*, l'*urticaria evanida*, l'*urticaria perstans, etc.*, de Willan; mais la sensation est toujours la même; elle est analogue à celle que produit la piqûre des orties, ce que les Grecs expriment très bien par la dénomination de Κνίδωσις.

TABLEAU GÉNÉRAL DU GENRE

ET DE SES ESPÈCES.

Il importe d'établir ce genre dans sa véritable acception; c'est l'*essera* des Arabes. Cette maladie était en effet très commune chez eux : l'air, le climat, la nourriture, le genre de vie, tout y favorisait son développement; elle se propagea ensuite par les incursions de ces peuples en Asie et en Europe. Je conseille à mes élèves de lire ce qui a été écrit sur cette singulière éruption, par Sennert, Marc-Aurèle Séverin, Héberden, Wichmann, etc. Stromberg soutint autrefois une thèse sur ce genre d'affection. Il raconte que ce qui le détermina à s'en occuper de préférence, c'est qu'il en avait été tourmenté lui-même pendant plusieurs années.

ESPÈCE. *Du cnidosis aigu.* La fièvre se conduit ici comme dans le pemphix, comme dans le zoster, comme dans le phlyzacia, etc. Ce qui surprend l'observateur, c'est la spontanéité de son irruption et de sa disparition. Elle est quelquefois d'un caractère assez grave; elle peut se prolonger pendant plusieurs semaines, et donner de véritables inquiétudes. L'exposition de quelques faits vaut souvent mieux qu'une simple description. Je fus appelé chez un jeune militaire atteint d'un cnidosis aigu: il ressentait des horripilations qui le faisaient chanceler dans sa marche, et sa peau se couvrait soudainement d'échauboulures; il était singulièrement alarmé de son état, qui dura près de trois semaines. Voici un autre exemple qui donne une idée exacte du même genre d'affection : un artiste, âgé d'environ vingt-cinq ans, avait passé plusieurs nuits à l'exercice pénible de la gravure, ce qui l'avait singulièrement échauffé; il se trouva subitement atteint d'une éruption extraordinaire, qui dura dix-sept jours. C'étaient, comme dans le cas précédent, des échauboulures, qui prenaient naissance aussitôt qu'il se grattait, ou qu'il appuyait un peu fortement ses bras, son tronc et ses cuisses contre un corps étranger; la peau prenait aussitôt une couleur rougeâtre. Tous les matins, lorsque cet homme sortait de son lit, il éprouvait une sorte d'embarras dans l'intérieur de la bouche, comme s'il y avait eu un voile interposé entre sa langue et la voûte du palais; il était en proie à des mouvemens fébriles.

Quelquefois le cnidosis se caractérise par de simples taches ou maculatures, qui se montrent spontanément sur diverses parties du corps: c'est le *cnidosis maculosa* de certains auteurs. Si l'on observe néanmoins ces taches avec attention, on s'aperçoit qu'elles sont légèrement proéminentes au dessus du niveau des tégumens. Dans l'espace de quelques minutes, on les voit se former, s'évanouir, et reparaître pour se dissiper encore. Je ne puis, du reste, que conseiller à mes élèves de lire dans les écrits de MM. Willan, Bateman et Plumbe, ce qu'ils ont pensé de cette bizarre dermatose. Ils en ont signalé plusieurs variétés : tantôt les élevures de la peau, au lieu d'être stationnaires, arrivent et s'évanouissent à l'instant, selon la température de l'air, les habitudes du malade, le genre d'exercice auquel il se livre; tantôt, elles persistent, même après que le cercle rougeâtre qui les environnait s'est effacé; il est des cas où ces mêmes élevures, sont en quelque sorte ramassées en nombre très considérable. Dans d'autres circonstances, cet eczème fugitif se dessine par de longues lignes, dures, semblables aux impressions que laisse un coup de fouet sur la peau; il peut arriver enfin que tout l'organe cutané prenne une teinte d'un beau rouge, et le prurit violent qui se manifeste peut seul, dans ce cas, faire distinguer la maladie de la scarlatine. Wichmann a eu occasion de voir un enfant chez lequel l'éruption, presque semblable à des ecchymoses, prenait une teinte bleuâtre en certains endroits; il a vu en outre l'urticaire compliquée d'une fièvre tierce, arrivant et disparaissant avec les paroxysmes; il l'a même observée durant le cours d'une variole bénigne qui ne fut point troublée dans sa marche, et qui ne présenta, d'ailleurs, rien d'insolite.

Tout ce que nous avons dit jusqu'ici se rapporte particulièrement à l'urticaire des auteurs; mais il est une variété du cnidosis (*cnidosis tuberosa*) qui se manifeste par des renflemens ou tuméfactions rougeâtres sur diverses parties de la peau. Ces plaques bombées ont généralement une forme tubéreuse, d'où lui est venue l'épithète qui la distingue. Leur apparition est annoncée par des démangeaisons plus ou moins vives, et par un chatouillement particulier; si on touche ces plaques, le malade y éprouve une véritable douleur; cette douleur est âcre et mordicante.

Le cnidosis tubéreux a une marche plus régulière que le cnidosis urticé : il se développe parfois comme l'érysipèle; on y voit le même accablement dans le système des forces, la même tendance à l'assoupissement; les malades éprouvent une certaine roideur dans les membres, un engourdissement général, qui gênent la progression : on en voit qui sont dans une parfaite immobilité; ils se plaignent d'élancemens dans la substance même de la peau. Ces tuméfactions partielles sont quelquefois accompagnées de paroxysmes fébriles très prononcés.

Toutefois le cnidosis tubéreux marche avec plus de lenteur que l'érysipèle. Ces plaques rougeâtres ne se présentent que d'une manière successive; plus elles sont nombreuses et rapprochées, plus la fièvre est violente, plus l'embarras est considérable dans les fonctions intérieures. Quand la maladie provient de quelque embarras dans les premières voies, elle ne disparaît guère que lorsque cette cause a été efficacement combattue par des remèdes convenables.

ESPÈCE. *Du cnidosis chronique.* C'est encore par des faits qu'il faut établir l'existence de cette espèce. Il y avait à Paris une famille de quatre personnes du sexe féminin, lesquelles éprouvaient habituellement, et depuis leur enfance, une démangeaison brûlante, analogue à celle qui est communément produite par la piqûre des orties : elles ne pouvaient résister à l'impulsion qui les portait à se gratter; ce qui produisait dans leur maison le spectacle le plus triste. L'action réitérée de leurs ongles donnait lieu au développement d'une multitude d'élevures sur la peau : ces élevures ou saillies étaient tantôt rondes, tantôt ovales, et d'une grandeur très variable, depuis le volume d'une tête d'épingle jusqu'à celui d'un pois, lisses au toucher : les unes présentaint des bords d'un rouge rosé et un centre blanc; d'autres, toutes blanches, ayant absolument l'apparence des vésicules; d'autres enfin, uniformément rosées après leur apparition, qui s'effectuait d'une manière très prompte : elles ne causaient plus de prurit, et ne tardaient pas à s'affaisser; la peau cessait d'être tuméfiée, sans fournir aucune exsudation, et l'épiderme, auparavant distendu, s'en allait en furfures : l'éruption parcourait successivement tous les membres. Ce qu'il y a de très singulier, c'est que ces quatre filles étaient affectées de chlorose; elles avaient toutes un appétit dépravé; elles mâchaient de la terre glaise, du charbon, de la chandelle, etc.

Un jeune homme de vingt-huit ans, atteint du cnidosis depuis son enfance, s'est rendu à Paris pour demander des conseils sur cette maladie, qui fait son supplice. Cette affection est surtout remarquable chez lui par son transport subit du tégument extérieur sur le tégument intérieur. Sitôt qu'il arrive dans une atmosphère de chaleur, aussitôt ses gencives se gonflent et sa poitrine est embarrassée; mais le moindre courant d'air le soulage, parce qu'il fait reparaître les échauboulures à la surface du corps: cette heureuse mutation s'effectue en quelques secondes. Ce jeune homme éprouve, d'ailleurs, les sensations les plus étranges: il croit, dit-il, sentir sous le tégument quelque chose qui cherche à se faire jour en dehors; de là viennent toutes ces enflures brûlantes qui se manifestent à la périphérie de la peau. Toute sa jeunesse s'est passée dans cette affreuse tribulation.

Les faits les plus surprenans se presseraient sous ma plume, si je voulais consigner ici tous ceux que j'ai assidûment recueillis. J'ai vu une jeune dame qui ne pouvait entrer dans un salon sans avoir la peau tout-à-fait parsemée de ces rougeurs effervescentes qui l'empêchaient de se livrer au plaisir de la danse ou de toute autre récréation. J'ai vu aussi un ecclésiastique qui n'osait célébrer le service divin, à cause des échauboulures qui venaient l'assaillir à l'improviste, et qui le portaient à se gratter avec une violence insurmontable. Mais le cas le plus malheureux est celui d'une pauvre femme, qui, depuis plus de dix années, est victime d'un pareil tourment : il suffit qu'elle parle pour qu'elle soit toute couverte, et comme assaillie par des ébullitions accompagnées d'un prurit brûlant. La malade a un penchant particulier à retracer tout ce qu'elle éprouve : ce qui l'embarrasse, c'est le choix des expressions convenables pour rendre tous les phénomènes morbides dont se complique cette situation, véritablement désespérante. Cette femme est, d'ailleurs, absorbée par la plus profonde mélancolie : les idées les plus fantastiques se présentent à son esprit ; elles semblent se succéder avec la même rapidité que les urtications dont elle est obsédée dans tous les momens du jour : chez elle, l'appétit, l'odorat, la vue, le toucher, tout est perverti ; il y a souvent un engourdissement qui enchaîne tous ses membres, une sorte d'état intermédiaire, entre le sommeil et la veille, qu'on ne saurait définir.

Le cnidosis, soit aigu, soit chronique, donne toujours lieu à une éruption sensiblement et visiblement saillante au dessus de la peau : elle est dure, solide, pâle dans son centre, rouge sur les bords ; elle ne contient point de fluide, ne s'élève point comme les pustules. On observe, en général, que cette éruption urticaire diffère un peu des ampoules déterminées par les cousins, attendu que les plaques sont moins unies et bombent légèrement au centre : quand ces plaques sont isolées, leur largeur surpasse à peine celle de l'ongle; quand elles se joignent, elles sont aussi étendues que la main, et déterminent un gonflement général de la partie affectée : dans quelques cas, ces renflemens de la peau ont le volume d'un œuf de pigeon. Au premier coup d'œil, on croirait qu'ils vont servir de base à certains furoncles; mais on est bientôt détrompé par un examen plus attentif. Si l'irritation est légère, ces tumeurs se terminent par résolution; mais si l'irritation est vive, comme c'est le cas le plus ordinaire, elles subissent une desquamation plus ou moins complète de l'épiderme.

ÉTIOLOGIE.

Il est hors de doute que si on connaissait rigoureusement les causes organiques qui peuvent déterminer le cnidosis, on le guérirait sans difficulté. Mais est-ce donner la théorie de ces causes, que d'attribuer uniquement cette maladie à l'obstruction des pores de la peau ? Il est tant de maladies que l'on pourrait attribuer à l'empêchement du cours des humeurs ! On croit, du reste, que, dans certaines circonstances, le mauvais état du foie peut donner lieu au développement du cnidosis, et que le défaut d'action de la bile peut jouer un grand rôle dans la production de ce phénomène morbide. Il faut, du reste, remarquer que les enfans, les adolescens, sont plus enclins à cette affection que les adultes; les vieillards surtout en sont rarement atteints.

Il est plus difficile d'apprécier les influences de l'air, puisque cette cause agit sur un grand nombre d'hommes à la fois, et qu'il n'y en a qu'un petit nombre d'attaqués : il est plus rationnel d'accuser la mauvaise qualité des alimens ou des boissons, les fruits gâtés, l'usage du cochon salé, et autres substances semblables. On dit que les champignons déterminent cette maladie. J'ai connu une jeune dame qui ne pouvait manger des fraises sans avoir une affection subite de ce genre. On connaît les effets que produit journellement l'usage des moules chez certaines personnes; on ne saurait, en effet, élever le moindre doute sur l'identité de l'éruption qui se déclare en cette circonstance et celle qui survient sans cause manifeste : cette éruption disparaît plus vite que le cnidosis ordinaire, quelquefois en douze heures. Werlhoff, Mochring, etc., font très bien cette remarque; et Wichmann a connu une personne qui avait de semblables atteintes toutes les fois qu'elle faisait usage des écrevisses; observation confirmée par Tode et Gruner. C'est à ce genre d'affection qu'il faut rapporter l'éruption cutanée qui résulte, dans quelques circonstances, de l'usage des moules (*mytuli*). On sait que ce genre d'aliment détermine des phénomènes absolument analogues à celui d'un véritable empoisonnement. M. Rony a recueilli un fait très curieux de ce genre à un dîner auquel il assistait. De quinze personnes qui en mangèrent, dit ce docteur, trois seulement en furent incommodées; une d'entre elles, âgée de vingt-quatre ans, s'en trouva bien plus tourmentée que les autres; une heure après le repas, elle éprouva un poids incommode à l'estomac, des anxiétés, une douleur à la racine du nez, un larmoiement incommode, et les phénomènes d'un vrai coryza; arrivèrent ensuite des symptômes nerveux, tels que des tintemens d'oreilles, des vertiges, des mouvemens orbiculaires des paupières, etc. La gorge se resserrait au point de n'avaler qu'avec une extrême difficulté quelques gouttes d'acide sulfurique dans de l'eau sucrée. Enfin, la peau fut attaquée d'un violent prurit et de picotemens semblables à ceux que provoque la piqûre des orties : tout son corps, excepté le visage, se couvrit d'ampoules et d'échauboulures qui persistèrent durant toute la nuit.

Souvent la peau est tellement disposée à devenir le siége de cette maladie, qu'on peut la produire à volonté, et qu'en promenant le doigt sur le bras ou sur tout autre membre, l'espace qu'on a parcouru reste marqué par une dureté rouge, sensible pendant quelque temps. Une observation non moins étonnante, c'est que l'éruption disparaît dans le lit et reparaît dès que le malade s'expose à l'air froid; phénomène qui n'est présenté par aucune autre dermatose eczémateuse, et qui peut servir à caractériser celle-ci. Ce fait, reconnu par beaucoup de praticiens, s'est nouvellement confirmé dans mon cours clinique, de l'hôpital Saint-Louis; et mon élève, M. Pecheloche, a recueilli l'histoire d'une malheureuse femme, obligée de se calfeutrer, pour ainsi dire, toutes les parties de son corps, avec de la laine, pour se prémunir contre toute excitation atmosphérique. Quand elle négligeait cette précaution, elle était comme assaillie par une multitude d'élevures, avec des douleurs lancinantes qui la réduisaient à l'état le plus déplorable. Le cas suivant est digne de remarque. On amena à l'hôpital Saint-Louis un jeune boucher qui avait dépouillé et dégraissé le cadavre d'une vache emphysémateuse : la vapeur qui s'était échappée des entrailles et du tissu cellulaire de cet animal détermina soudainement, sur les deux bras de cet individu, tous les phénomènes d'un *cnidosis* qui se montra très opiniâtre. Les éruptions étaient rouges et comme injectées; le visage du malade avait aussi éprouvé l'influence de ce gaz que M. Thénard a démontré être de l'acide carbonique; et il s'y manifesta quelques échauboulures.

CURATION.

Quand on veut combattre le cnidosis, il est essentiel de rechercher préalablement la cause qui l'a produit; mais cette cause n'est pas toujours facile à découvrir. Pour calmer les démangeaisons, on a généralement recours aux bains émolliens et gélatineux. Il est des praticiens qui ordonnent des saignées, qui font appliquer des ventouses, qui mettent en usage des scarifications. L'expérience a prouvé qu'il fallait s'abstenir de topiques actifs. Cette éruption ne cède ni au soufre ni au mercure, qui agissent avec tant d'efficacité contre d'autres maladies.

Les médicamens lénitifs sont plus utiles. On purge les malades avec la pulpe de tamarin, avec le séné et la manne en larmes, avec l'huile de palma-christi, avec quelques sels neutres : on prescrit les boissons rafraîchissantes, le petit-lait, les bouillons de poulet et de grenouilles. Dans quelques cas, on donne la préférence à de légers diaphorétiques, comme, par exemple, à l'infusion de la fleur de sureau, à celle de bourrache. Les vomitifs sont salutaires au début du traitement. J'ai donné des soins à une personne qui se trouvait constamment soulagée par l'emploi de l'ipécacuanha; mais le tartre stibié convient mieux aux individus maîtrisés par une constitution bilieuse.

Il faut interdire aux malades les viandes indigestes, telles que celles de cochon, de mouton, des poissons huileux, les liqueurs fermentées, le thé, le café, toutes les boissons qui jouissent d'une propriété stimulante ou échauffante. Il ne faut permettre que les exercices modérés qui soutiennent la circulation et favorisent la distribution des humeurs; ces exercices sont quelquefois plus puissans que l'art; tous les moyens que l'on met en œuvre ne deviennent, d'ailleurs, superflus que parce qu'on manque de les appuyer du concours des mouvemens volontaires toujours indispensables pour la facilité des sécrétions et des excrétions.

GENRE VII.

ÉPINYCTIDE. — *EPINYCTIS.*

Essera nocturna d'AVICENNE; *Pustula serotina* de Marc-Aurèle SEVERIN; *Epinyctis vulgaris* de SAUVAGES; *Uritis nocturna* de PLENCK.

Eczème se manifestant sur une ou plusieurs parties du tégument, par une éruption tantôt papuleuse, tantôt pustuleuse, dont les symptômes éclatent et s'exaspèrent d'une manière spéciale durant la nuit, et s'apaisent pendant le jour. Ce sont les parties couvertes qui en souffrent le plus; phénomène absolument contraire à ce qui se passe dans le cnidosis.

Comme le précédent, ce genre paraît sous forme aiguë et sous forme chronique :

A. L'épinyctide aiguë (*epinyctis acuta*). L'épinyctide aiguë est due à des circonstances passagères, à l'interruption momentanée de la menstruation, des hémorroïdes, ou d'autres évacuations nécessaires à la santé du corps.

B. L'épinyctide chronique (*epinyctis chronica*). Cette espèce tient à l'idiosyncrasie, à la constitution physique du sujet; elle s'établit principalement chez les individus qui vivent sous la prédominance sanguine :

elle est souvent due à la susceptibilité habituelle du corps papillaire.

Les variétés les plus connues qui se rattachent à ces deux espèces, sont : 1° l'épinyctide *papuleuse ;* 2° l'épinyctide *pustuleuse.* Leur dénomination indique déja le caractère qui les distingue.

TABLEAU GÉNÉRAL DU GENRE

ET DE SES ESPÈCES.

On s'étonne que le savant Lorry prétende n'avoir jamais vu l'épinyctide ; il est certain qu'il est difficile de la reconnaître, si on la cherche telle qu'elle a été décrite et défigurée par beaucoup d'auteurs. C'est près des malades, et non dans les livres, qu'il faut étudier ce genre, afin de le fixer d'une manière irrévocable, et le placer dans le groupe auquel il appartient.

La définition qu'en donne Marc-Aurèle Séverin est loin de satisfaire un esprit observateur : « L'épinyctide, dit-il, est une pustule livide, noirâtre, ou blanche ; sa circonférence est vivement enflammée ; en s'ouvrant, elle laisse voir une petite ulcération de nature muqueuse : elle cause une douleur plus intense que ne le ferait soupçonner sa petite étendue ; elle se manifeste sur les parties les plus saillantes du corps, spécialement durant la nuit. » Serapion a divisé le genre *essera*, que nous venons de décrire sous le nom de *cnidosis*, en diurne et en nocturne. Il est vrai de dire que cette seconde espèce se rapproche beaucoup de l'épinyctide.

On trouve, du reste, dans les livres de l'art, des descriptions inexactes d'épinyctides, dont il ne faut ici tenir aucun compte: telles sont, par exemple, les pustules livides ou noires, du volume d'un pois ou d'une fève, parcourant leurs périodes dans l'espace d'une nuit; ces douleurs, auxquelles on attribue tant d'intensité, ces surfaces, qu'on dit être si profondément ulcérées, sont des phénomènes absolument étrangers à l'épinyctide que nous décrivons.

ESPÈCE. *De l'épinyctide aiguë.* J'appelle épinyctide aiguë, une éruption qui est aussi passagère que les causes qui la produisent. Ce sont, d'après mon observation, des éruptions papuleuses ou pustuleuses, qui se manifestent principalement aux cuisses, aux jambes, aux bras, aux avant-bras, ou même sur d'autres parties du corps; aussitôt après leur apparition, la sensation qu'elles provoquent est tellement prurigineuse et incommode, que le malade les déchire: il en découle alors une matière blanchâtre, qui est poisseuse et collante aux doigts. Ce qu'il y a de remarquable, c'est que le jour, les malades ne ressentent ni douleur ni prurit à la peau: tel est, du moins, l'état le plus ordinaire; et voilà ce que je désigne irrévocablement sous le nom d'*épinyctide*. Sa forme est tantôt papuleuse, tantôt pustuleuse.

Les médecins qui pratiquent l'art dans les pays

chauds ont souvent qualifié du titre d'*épinyctides* des pustules ou excoriations faites, pendant le sommeil, par certains insectes, tels que les puces, les punaises, ou même les fourmis. Feu M. Cassan, qui était à la fois naturaliste et praticien, quand il a parcouru toutes les Antilles, s'est particulièrement occupé de ces diverses morsures. Un autre voyageur, qui a séjourné long-temps dans la Syrie, a parlé d'une espèce de cloporte qui afflige les habitans de sa piqûre nocturne, dans la saison, où ils dorment sur leurs terrasses. Ces piqûres sont moins vives d'abord que celles des scorpions à large queue, des scolopendres variées et des galères; mais elles ne tardent pas à se convertir en ulcères inflammatoires, auxquels on ne connaît souvent d'autre remède que la résignation et la patience. Les points phlegmasiques qu'elles déterminent offrent dans leur centre une tache d'un blanc opaque, résultant de la matière qui s'y rassemble. Dans cette espèce d'épinyctide, la matière s'évacue à plusieurs reprises.

Ce médecin fait aussi mention d'une teigne noirâtre, bien plus redoutable que le cloporte dont nous venons de parler. Elle est armée de crocs dans toute sa partie inférieure; elle s'attache aux indigènes et les suce, sans que le gonflement inflammatoire qui en résulte ait pour eux de bien graves inconvéniens: mais elle n'attaque jamais les étrangers sans les faire périr par une mort lente et douloureuse. C'est dans la Syrie, près d'Assia, sur la rivière du désert, que l'on rencontre ce pernicieux insecte. Dans les endroits où il se fixe, il met le derme à nu, comme si on avait découpé l'épiderme avec des ciseaux. Un des derniers envoyés de Perse, Daoud-Zadour, avait été piqué par cet animalcule, à Miana, le seul lieu où il soit connu; ce prince s'est parfaitement guéri à Paris de toutes les suites de ce funeste accident. On me pardonnera cette digression, qui a du moins pour avantage de démontrer que la dénomination d'*épinyctide* a été attribuée dans divers temps à des maladies différentes.

ESPÈCE. *De l'épinyctide chronique.* Qu'importe que l'épinyctide commence et se termine en une nuit, si elle se reproduit dans les nuits qui se succèdent, et pendant un laps de temps considérable? C'est sans contredit le cas de la qualifier d'affection chronique. Cette espèce est la plus fréquente. Quelques faits cités vont tenir lieu d'une description. *Première observation.* Une femme âgée de trente ans se présente souvent à l'hôpital Saint-Louis; elle est cuisinière de profession; elle est à peine couchée dans son lit, que sa peau s'enflamme et devient rouge: il se manifeste aussitôt sur ses extrémités supérieures et inférieures une multitude de papules qui ressemblent à des têtes d'épingle; Pendant toute la nuit, elle est en proie à des démangeaisons que ses ongles ne font que rendre plus vives. Le matin, elle se lève, va à l'air: les travaux et les distractions de la journée portent un tel adoucissement à ses maux, qu'elle est tout-à-fait calme; mais le soir, malgré ses excessives fatigues de la journée, elle ne craint rien tant que de sentir recommencer son supplice. Pour éviter la chaleur du lit, elle s'endort sur une chaise; et, après un quart d'heure de sommeil, les épinyctides viennent l'assaillir; elle se couche alors, voyant qu'elle n'a rien gagné à ce changement de position.

Seconde observation. Un homme âgé de cinquante ans vient aussi très souvent réclamer notre assistance à l'hôpital Saint-Louis. Chez lui, la peau n'a plus son poli ordinaire (*cutis anserina*). Ce malheureux a tant souffert, que sa tête est presque aliénée : il s'imagine que des milliers de poux et de puces l'attendent tous les soirs dans son lit, pour piquer et dévorer ses tégumens; cependant, ces poux et ces puces n'existent que dans son imagination. Il lui est souvent arrivé d'allumer sa lampe pour faire les recherches les plus scrupuleuses, d'éveiller même les gens de sa maison : il s'examine alors avec attention et n'aperçoit rien; ces animalcules dont il se croit poursuivi, sont absolument fantastiques. Toutefois cette sensation importune le tourmente toujours, au point de le réduire au désespoir; il croit alors que ce sont des êtres invisibles, cachés dans les plis de sa peau, qui se réfugient parfois dans ses oreilles pour le rendre sourd; afin de se soulager, il asperge son corps avec de l'eau fraîche. Ce qu'il y a de fort triste dans la situation de ce malade, c'est qu'il passe au moins les deux tiers de ses nuits à se défendre contre cette impression *morsurante*, qui commence au crépuscule, et ne s'apaise qu'à l'arrivée du jour.

Il n'est, du reste, personne qui n'ait eu l'occasion d'observer ces éminences papuleuses, que les anciens attribuaient à l'âcreté de la bile ou des autres humeurs ; ces irritations fugaces, mais renaissantes, qui parcourent l'appareil tégumentaire, et sautent, pour ainsi dire, d'une partie du corps à l'autre ; on les trouve décrites, ou plutôt indiquées, par quelques auteurs, sous l'épithète caractéristique de *papulæ saltantes*. On ne saurait les confondre avec les échauboulures du cnidosis ; les premières ne s'éveillent qu'aux approches de la nuit ; mais ces dernières sont surtout provoquées lorsque les malades depuis long-temps, reçoivent le contact de l'air atmosphérique.

ÉTIOLOGIE.

Dans le sommeil, les organes éprouvent une sorte de relâchement et de détente : c'est ce qui rallentit le cours du sang dans les capillaires ; c'est là, surtout, ce qui rend la peau plus rouge et plus turgescente. Les physiologistes remarquent en outre que, durant le sommeil, le mouvement d'exhalation est particulièrement augmenté ; cette disposition est très favorable à l'élimination des parties hétérogènes, qui doivent être naturellement excrétées par la périphérie du système. Mais le phénomène des épinyctides paraît se passer surtout dans les glandes cutanées sébifères. Quand cette sécrétion éprouve quelque embarras, il se manifeste de petites élevures, qui prennent tantôt la forme pustulaire, tantôt la forme vésiculaire : la matière qu'elles fournissent est tantôt séreuse, tantôt visqueuse.

Les épinyctides se manifestent principalement pendant la nuit et, lorsque le sang éprouve de la gêne dans son cours, par le serrement de certaines ligatures, ou la compression qui résulte de quelques vêtemens; on les remarque chez les personnes qui négligent de changer de linge, chez les soldats qui ont été fatigués par les bivouacs militaires, par des patrouilles prolongées. J'ai été consulté par une jeune religieuse carmélite, qui couchait dans de la laine, et dont la peau délicate fut tellement irritée par cette pratique austère, qu'il fallut lui prescrire de changer de règle et de couvent. Les bergers, qui couchent habillés dans des granges, ou dans des cabanes humides, contractent fréquemment des épinyctides papuleuses.

Les chagrins, les passions de l'ame, ont pu disposer certains individus aux épinyctides nocturnes. Nous les avons particulièrement observées chez un jeune homme qui, ayant été fort exalté par des regrets et des peines domestiques, a fini par tomber dans un état d'aliénation mentale : chaque nuit toute la surface de sa peau se couvrait d'une quantité innombrable de papules, qui suscitaient en lui les plus vives et les plus douloureuses démangeaisons; le malade ne pouvait supporter la moindre couverture; il s'écorchait avec ses ongles, sans qu'il fût possible de lui procurer aucun soulagement.

CURATION.

Il est des médecins qui regardent, avec raison, cette maladie comme très fâcheuse. Lorsqu'elle tient à une plénitude des premières voies, les minoratifs, les laxatifs, les cathartiques, peuvent convenir; on a pareillement recours aux sucs d'herbes, aux boissons délayantes et agréablement acidulées. Il est des circonstances où les épinyctides papuleuses sont efficacement combattues par les évacuations sanguines. On a pareillement recours aux bains oléagineux, qu'on réitère selon l'exigence des cas.

Il faut éviter pour aliment les substances âcres, n'user que de viandes fraîches. Les malades doivent, surtout, coucher dans des draps de toile de chanvre, éviter le contact immédiat du coton et de la laine, ne pas dormir dans des lieux humides, mais au courant d'un air sec et agréable : ces sages précautions contribuent singulièrement à faciliter la guérison. Il faut recommander un léger exercice; la vie sédentaire échauffe le corps, et perpétue cette fâcheuse disposition de la peau.

GENRE VIII.

OLOPHLYCTIDE. — *OLOPHLYCTIS.*

Dartre miliaire de quelques auteurs ; *Herpes phlyctænoïdes*, *circinatus*, *labialis*, *præputialis*, Willan, Bateman et Plumbe ; *Ignis volaticus*, *Sylvestris*, *etc.* ; *Prolabium* des Latins ; *Hydröa* des Grecs ; *Sudamina*, *papulæ sudorales* des modernes.

Eczème se manifestant par des vésicules réunies sous forme de plaques circonscrites sur une ou plusieurs parties du tégument. Ces vésicules, dont la base est très enflammée, s'affaissent avec assez de rapidité, et se dessèchent vers le septième jour, pour donner lieu à la formation de quelques croûtes ou écailles grisâtres. Quand celles-ci se détachent, la peau conserve quelque temps des empreintes rougeâtres.

Ce genre s'offrant toujours à l'observation avec un caractère aigu, c'est d'après d'autres considérations que nous établirons les espèces qu'il peut renfermer. D'après l'étymologie grecque, le mot *olophlyctis*, *sive holophlyctis*, signifie *vésicule chaude*. Il est inutile de remarquer que les anciens regardaient généralement toutes les éruptions qui s'y rapportent, comme le résultat des efforts critiques de la nature, pour opérer une crise ou une solution dans l'économie animale : telles sont l'olophlyctide *miliaire*, qui porte, chez les Anglais, le nom d'*herpes phlyctænoïdes*; l'olophlyctide *dentaire*, l'olophlyctide *prolabiale*, l'olophlyctide *hydroïque*. L'olophlyctide vaginale et l'olophlyctide préputiale ont été mentionnées par quelques pathologistes ; nous rassemblons ces deux accidens sous le nom d'*olophlyctide progéniale*.

A. L'olophlyctide miliaire (*olophlyctis miliaris*). C'est surtout à son origine que cette olophylctide mérite l'épithète qu'on lui donne. En effet, dès sa première apparition, les premières vésicules agglomérées qui la forment ont comme l'apparence des grains de millet. L'épithète de *phlytænoïdes*, qui lui est attribuée par plusieurs auteurs, est peut-être moins heureuse, quand on songe que les maîtres de l'art ne qualifient guère du nom de *phlyctènes* que les vésicules produites par l'action du feu : *vesiculæ combustorum*.

B. L'olophyctide volatile (*olophlyctis volatilica*). C'est ce qu'on nomme le *feu des dents*, le *feu volage* des enfans : on voit que cette espèce est déja affectée à une certaine époque de la vie. On assure que son existence peut se propager quelquefois jusqu'au premier septénaire d'années. Cette olophlyctide s'assujettit aux mêmes lois que la nature ; elle a ses temps de calme et d'exacerbation. Lorry indique très bien cette espèce de maladie, que les anciens confondaient avec l'érysipèle : *Mentum, genas, imò et totam faciem infantum atque puerorum occupat*.

C. L'olophlyctide prolabiale (*olophlyctis prolabialis*). Les auteurs parlent peu de cette éruption, et n'y ajoutent aucune importance. Staudacher recommande expressément de ne pas la confondre avec certaines pustules de nature syphilitique ou herpétique : c'est une éruption aiguë *sui generis*, qu'il faut considérer à part comme un effort critique de l'organisation.

D. L'olophlyctide progéniale (*olophlyctis progenialis*). C'est peut-être un tort de multiplier ainsi les espèces, ainsi que le remarque très bien M. Plumbe, pour consacrer des cas d'observations qui ne présentent que de très légères différences. Nous avons cru néanmoins devoir tenir compte de celle-ci, 1° parce que l'accident morbide qu'elle nous représente, s'offre fréquemment dans la pratique de l'art; 2° parce que cet accident donne lieu à des méprises funestes de la part de ceux qui l'envisagent comme un symptôme de la syphilis. Cette espèce a été nommée *progéniale*, parce qu'elle occupe presque toujours les limites qui séparent le tégument intérieur du tégument extérieur dans les organes générateurs. On la voit presque toujours sur le prépuce chez l'homme, ou à la partie un peu interne des grandes lèvres chez la femme.

E. L'olophlyctide hydroïque (*olophlyctis hydroïca*). Cette espèce, désignée encore sous le nom d'*hydröa*, de *sudamina, etc.*, a été fort étudiée par les médecins modernes; elle a été l'objet d'une excellente thèse soutenue par M. Barbié-Dubocage à l'École de médecine de Paris.

TABLEAU GÉNÉRAL DU GENRE

ET DE SES ESPÈCES.

Une langue scientifique ne saurait vivre sans l'exactitude et la clarté; parmi les acceptions qu'on a détournées, il importe surtout de signaler l'emploi qu'on a fait dans ces derniers temps du mot *herpes*, pour indiquer le genre qui nous occupe, et qui se rattache manifestement au groupe des dermatoses eczémateuses. Mais le mot *herpes*, dont l'étymologie révèle la juste signification, est déjà consacré pour exprimer un genre de dermatoses rampantes, tellement réfractaires aux moyens de l'art, que leur opiniâtreté est, pour ainsi dire, passée en proverbe. On va voir que les espèces qui dépendent du genre *olophlyctis* se distinguent par d'autres caractères.

ESPÈCE. *De l'olophlyctide miliaire.* Le célèbre Willan a décrit cette maladie sous le nom d'*herpes phlyctœnoïdes*; d'autres auteurs non moins recommandables l'ont aussi indiquée sous le titre de *dartre miliaire.* Quand cette maladie se présente à l'observation, c'est avec un caractère d'acuité fort remarquable; quelquefois même elle s'annonce par un sentiment fébrile; son existence est tellement rapide, que dans l'espace de vingt-quatre heures, ses vésicules commencent à s'affaisser. Il m'est arrivé, dans deux ou trois occasions, d'appeler le peintre pour dessiner les caractères extérieurs qui la distinguent: quand il arrivait, l'éruption n'était plus dans son plein; elle déclinait et devenait presque méconnaissable.

L'olophlyctide miliaire est, en général, fixe et permanente sur le siége qu'elle occupe; elle y paraît, s'y développe et s'y dessèche. On n'y remarque point ce mouvement de reptation qui semble appartenir aux espèces morbides qui se rapportent au genre *herpes*. (Voyez *le groupe des dermatoses dartreuses*). Les vésicules qui constituent cette espèce de maladie sont dabord d'une petite dimension; elles ressemblent à des grains de millet, pour la couleur et pour la forme; souvent même à des perles: elles se développent par grappes ou comme des grains de chapelet, le long du cou, sur le devant de la poitrine, aux joues, aux mains, ou sur tout autre point de la surface du derme. J'ai déja dit que cette éruption durait à peu près un septénaire; si elle se continue plus long-temps, c'est parce que les pelotons vésiculaires se succèdent, pour parcourir une semblable période.

L'un des caractères spéciaux de ces vésicules, est de se grouper d'une manière circulaire, *confertìm exeunt*. La matière qu'elles contiennent est d'abord diaphane, puis opaque : elles ressemblent en cela aux phlyctènes du zoster; mais leur base est bien moins irritée. Il est donc facile de voir que l'olophlyctide miliaire a un siége plus superficiel: elle paraît ne résider que dans les capillaires veineux cutanés; tandis que le zoster intéresse essentiellement les papilles nerveuses du corps muqueux tégumentaire.

Il est une forme particulière de cette maladie que MM. Willan et Bateman ont cru pouvoir distinguer sous le titre d'*herpes circinatus* : ce sont des taches circulaires bordées de petites vésicules, lesquelles contiennent un fluide transparent. Je ne sais si cette disposition méritait d'être ainsi personnalisée : c'est l'*anneau herpétique* de certains auteurs. L'état phlegmasique de ces taches est plus ou moins prononcé; il y a fièvre et malaise pendant cinq ou six jours; les zones vésiculeuses parcourent successivement leurs périodes les unes après les autres, à dater du moment de leur naissance; pendant que celles du milieu se guérissent, celles de la circonférence continuent à se développer, *mediumque sanescit extremis procedentibus;* les aires sur lesquelles s'entretient l'eczémation, vont ainsi en s'agrandissant.

M. Bateman a constaté une variété non moins singulière de ce genre d'éruption: il la nomme *herpes iris*. Ici les vésicules se rangent symétriquement autour d'une ou plusieurs vésicules centrales: ce sont, dit cet auteur, des anneaux concentriques dont les couleurs sont diversement nuancées. Ce phénomène ne s'observe guère que chez les jeunes individus. Pour mon compte, n'ayant eu l'occasion de le remarquer qu'une seule fois sur le cou d'une petite fille qu'on allaitait, je préfère renvoyer mes lecteurs à l'écrivain que je viens de citer, ou plutôt aux recherches ultérieures qui seront tentées pour la découvrir ou la retrouver.

ESPÈCE. *De l'olophlyctide volatile.* Les auteurs décrivent ordinairement cette maladie sous le nom de *feu de dents, feu volage des enfans, ignis sylvestris, etc.* Cette éruption attaque le menton, les lèvres, les joues, toute la face; elle se convertit en croûtes légères, sans autre symptôme incommode qu'un léger prurit: on dit qu'elle peut se communiquer par le toucher; ce qui est fort douteux. Ce sont de très petites phlyctènes qui caractérisent l'olophlyctide dont il s'agit; souvent aussi ce sont des pustules blanches dans leur milieu, et marginées par une aréole d'un rouge plus ou moins intense: ces pustules forment des plaques séparées par des intervalles d'une peau saine et sans altération; elles affectent presque toujours une disposition circulaire. Cet accident de l'enfance suit ordinairement les progrès de la dentition, et décline avec ce phénomène.

L'olophlyctide volatile se déclare pendant le temps de la dentition; elle disparaît ensuite; mais, quelquefois, quand les enfans sont mal constitués, elle dure plusieurs années; dans certains cas, elle se continue jusqu'à la puberté. Il est des individus de l'un et de l'autre sexe chez lesquels elle est entretenue par la mauvaise nourriture et l'état humide de l'atmosphère. Lorry prétend l'avoir observée chez quelques garde-malades qui soignent et touchent les variolés; mais cette circonstance supposerait une propriété contagieuse, qu'on est en droit de contester. On ne conçoit pas comment Astruc a pu trouver quelque rapport entre le feu volatil des enfans et la mentagre des Romains; Lorry le critique très judicieusement à ce sujet. En effet, l'espèce d'olophlyctide dont nous parlons a bien plus d'analogie avec l'éruption vésiculeuse qui survient quelquefois à la suite des fièvres dépuratoires; leurs phénomènes sont, pour ainsi dire, identiques, parce que la nature se propose le même but.

ESPÈCE. *De l'olophlyctide prolabiale.* On connaît l'olophlyctide prolabiale, généralement caractérisée par des vésicules qui se manifestent aux lèvres; ces vésicules y provoquent de la chaleur et de la démangeaison. Cette maladie est d'autant plus incommode, qu'elle se développe sur une surface molle et spongieuse, qui correspond avec beaucoup de petits vaisseaux et de rameaux nerveux; elle rend la peau très rouge en la tuméfiant. Les phlyctènes sont à peu près de la grandeur d'une lentille; elles se remplissent en peu d'heures d'une humeur ichoreuse et transparente: en vieillissant, cette humeur se change en un pus véritable; ensuite elle se dessèche, pour former une croûte plus ou moins étendue.

Quand l'olophlyctide prolabiale se développe rapidement, elle n'a pas besoin du secours de l'art; elle se termine d'elle-même; mais, après la chute des croûtes, il se forme quelquefois une nouvelle membranule sur les parties affectées: alors l'éruption prend de l'extension; les pustules gagnent la partie interne des lèvres, à la manière des aphtes: dans certains cas, c'est à l'extérieur qu'elles se propagent, en se dirigeant vers le menton et la superficie des narines; la matière ichoreuse, en s'échappant, devient une cause nouvelle d'irritation.

Dans le cours de l'olophlyctide prolabiale, il y a des pustules fugaces et de peu d'importance; mais il en est qui sont rebelles, et qu'on peut appeler *malignes;* celles-ci sont communément accompagnées d'une rougeur noirâtre, d'érosion, de gerçures, d'émission d'une matière sanguinolente; la membranule épidermique ne cesse de se rompre, et les parties affectées se dessèchent continuellement par le contact de l'air extérieur.

Quand l'olophlyctide prolabiale succède aux fièvres, c'est, en général, de bon augure: les anciens et les modernes ont toujours regardé ce signe comme critique; mais il faut qu'il soit accompagné des autres signes de la coction: ce qu'il y a de certain, c'est que la nature choisit souvent cette voie pour effectuer ses solutions morbides.

ESPÈCE. *De l'olophlyctide progéniale.* On la nomme ainsi, parce que son siége est aux organes de la génération; elle se place non seulement au prépuce, mais encore à l'entrée du vagin; si on a moins d'occasions d'observer celle-ci, c'est à cause de la pudeur naturelle au sexe qui en est atteint: mais, on peut assurer que l'olophlyctide préputiale et l'olophlyctide prévaginale ont absolument le même principe; toutes deux parcourent leurs périodes en sept ou huit jours, et après s'être desséchées dans un point du tégument muqueux, elles recommencent dans un autre: c'est ce penchant à se reproduire qui est un sujet d'inquiétude et d'impatience pour les malades; l'éruption n'excite, d'ailleurs, que des démangeaisons très légères.

L'olophlyctide progéniale a un aspect comme perlé; on croirait voir quelquefois des gouttes d'eau renfermées dans des vésicules: si on les crève avec une épingle, elles laissent échapper cette humeur limpide et claire; dans le cas contraire, si cette humeur séjourne dans ses réservoirs, elle y devient d'abord opaque, puis jaunâtre, ensuite elle se dessèche en petites croûtes sur les surfaces irritées; toute la partie malade demeure, d'ailleurs, rouge et engorgée, pendant quelque temps. On doit sentir, néanmoins, que la maladie n'est pas toujours aussi bénigne que nous la décrivons; il peut arriver que la peau s'excorie et s'ulcère avec plus ou moins de profondeur: tous ces accidens sont subordonnés au tempérament individuel, qui est plus ou moins altéré par des maladies antérieures ou habituelles.

ESPÈCE. *De l'olophlyctide hydroïque.* Il n'est personne qui n'ait connaissance de ces vésicules aqueuses qui tiennent à la sympathie des voies digestives et des tégumens. Ces vésicules paraissent d'une manière soudaine, sans inflammation apparente, sans prurit ni démangeaison: les Grecs se servaient du mot *hydröa*, mot très remarquable, pour exprimer cette éruption cutanée; les Latins ont substitué à cette dénomination celle de *sudamina*, bien inférieure à la première, et qui doit être, à mon gré, bannie de la science.

On doit à M. Barbié du Bocage d'avoir bien éclairci la doctrine de cette espèce d'éruption, qui est plutôt un épiphénomène qu'une maladie: ce sont des vésicules accidentelles; quand elles se rompent, il ne succède ni écaille ni croûte, comme il arrive dans d'autres dermatoses.

MM. Chomel, Andral, Louis, ont aussi très bien

parlé de cette olophlyctide, qui se manifeste sans aucune sorte de travail préparatoire : elle a lieu surtout, lorsque les sueurs sont très abondantes à la surface des tégumens. Plusieurs de ces vésicules transparentes sont si exiguës, qu'on les aperçoit à peine; d'autres sont plus volumineuses, et, au premier coup d'œil, on les prendrait pour des gouttes d'eau, qu'on serait tenté d'essuyer, à cause de leur forme globuleuse, et de leur apparence cristalline; il en est qui ressemblent à de grosses larmes; on en voit plusieurs qui se réunissent, et qui deviennent ainsi confluentes.

Les olophlyctides hydroïques se ternissent du troisième au quatrième jour; quelquefois elles conservent leur transparence pendant vingt-quatre heures : l'éruption peut durer une semaine entière; mais elle est successive; quand les premières vésicules disparaissent, il en survient d'autres.

M. Barbié du Bocage pense que la matière contenue dans cette olophlyctide n'est point de même nature que la sueur; il dit qu'elle ne rougit point la teinture de tournesol : elle paraît néanmoins être le résultat de l'accumulation de la matière transpirable sous l'épiderme; humeur tout-à-fait aqueuse, et à laquelle, on ne trouve pas la moindre sapidité.

C'est dans les fièvres éruptives, dans la petite vérole, la rougeole, dans certaines fièvres intermittentes pernicieuses, particulièrement dans celle que l'on désigne communément sous le nom de *diaphorétique*, c'est dans les fièvres cérébrales et soporeuses, que l'on remarque les olophlyctides hydroïques ; on les remarque aussi pendant les sueurs nocturnes de la consomption pulmonaire ; elles se montrent également durant le cours de phlegmasies de certains viscères, dans les péritonites, dans les suettes miliaires, et l'on dirait qu'elles concourent avec d'autres évacuations, à juger ces sortes de maladies : elles se manifessent principalement au cou, à la poitrine, aux bras, aux avant-bras : elles ressemblent d'ordinaire à des lentilles. Pendant qu'elles se forment, il y a accroissement d'énergie dans les fonctions du système exhalant : cependant ces sortes de vésicules ne sont jamais entourées d'une aréole rougeâtre ; les malades n'y éprouvent ni feux ni démangeaisons.

Willan et Bateman ont très bien connu cette espèce d'olophlyctide. Les élèves de l'hôpital Saint-Louis recueillirent beaucoup d'observations à l'époque de 1814, où le typhus se manifesta. On peut lire avec avantage ce que M. le docteur Louis a écrit à ce sujet, dans ses *Reoherches anatomiques sur la gastro-entérite* : ce que dit cet observateur de très remarquable, c'est que ces vésicules n'étaient point dans un rapport direct avec les sueurs ; au contraire, elles étaient beaucoup moins nombreuses, quand celles-ci étaient très abondantes ; en sorte que M. Louis pense qu'on n'a point encore suffisamment apprécié la corrélation qui existe entre ces deux phénomènes.

ÉTIOLOGIE.

La recherche des causes est l'objet le plus philosophique de la science; il n'est pas toujours facile de les découvrir: ce qui nous empêche souvent de les apprécier comme il convient, c'est qu'à l'instant où leurs effets se prononcent au dehors, les organes intérieurs se trouvent affranchis de toute souffrance; ils ne peuvent en conséquence rien révéler: il y a, du reste, dans le développement des olophlyctides, certains symptômes qui les font ressembler à des efflorescences; de là vient qu'elles sont précédées d'une chaleur brûlante dans le tégument qui devient leur siége, et d'une sorte de trouble dans tout le système veineux superficiel où elles fermentent; il semble que tout s'apprête pour faire subir à la maladie ce cours régulier d'augmentation, de maturation et de diminution, qui distingue ses phases: à cette irritation vasculaire succèdent aussitôt ces vésicules qui s'étendent en lignes plus ou moins irrégulières, de l'endroit où elles paraissent dabord, à des parties plus éloignées.

Les causes des olophlyctides ne sont pas toutes bien connues: parfois ces causes sont inhérentes à l'organisation; parfois elles viennent du dehors: les olophlyctides résultent souvent de la suppression ou de la suspension des évacuations habituelles; car on les voit souvent se flétrir et se dessécher, quand celles-ci reprennent leur cours normal. Le même phénomène s'observe chez les femmes qui ont interrompu trop vite la sécrétion laiteuse, ou chez les filles qui préludent laborieusement à la puberté. Un homme était sujet à une sueur très abondante des pieds : sur le point de contracter son mariage, il chercha à comprimer, par les répercussifs les plus énergiques, cette excrétion habituelle qu'il envisageait comme une infirmité dégoûtante; quelques jours après, il vit se manifester à la partie antérieure du thorax trois groupes de vésicules enflammées, qui ne disparurent qu'après un traitement long et méthodique. C'est, du reste, le cas de rappeler ici ce que M. Lobstein, professeur à l'École de médecine de Strasbourg, a écrit au sujet de cette sécrétion, qui s'opère par les glandes sébacées de la peau, particulièrement entre les orteils, sur les côtés, le dos et la plante des pieds. Il représente cette humeur comme une matière huileuse, qui, au moyen de l'ammoniaque, se combine avec la vapeur humide transpirée. M. Lobstein rappelle, avec raison, que les plus grands désordres peuvent résulter de la brusque cessation d'un semblable écoulement.

J'ai souvent recherché les causes de l'olophlyctide volatile et de l'olophlyctide prolabiale; je ferai remarquer, avec le savant M. Plumbe, que MM. Willan et Bateman n'ont peut-être pas assez apprécié la connexion de ces deux maladies éruptives avec le phénomène de la dentition et celui du développement du corps dans la première enfance.

L'olophlyctide prolabiale est presque toujours

critique ou symptomatique : on la voit paraître à la fin des fièvres intermittentes, des rhumes, des catarrhes, des pleurésies, etc. On attribue aussi cette affection à des intempéries atmosphériques, à trop de chaleur ou à trop de froid. Il est des personnes qui prétendent que ces pustules sont contagieuses, et qu'elles peuvent se transmettre par des embrassemens ou des baisers ; que souvent même, pour en être atteint, il suffit de boire dans le même verre qu'une personne infectée : rien n'est moins prouvé que cette assertion. Les individus qui se nourrissent d'alimens âcres et salés sont plus exposés que d'autres à l'olophlyctide prolabiale.

Nous avons dû pareillement fixer notre attention sur l'origine de cette éruption vésiculeuse, qui s'établit tantôt sur la face externe du prépuce, tantôt à l'entrée du vagin, au bord des grandes lèvres, au point de réunion du tégument muqueux et du tégument extérieur. Le siége qu'occupe cet eczème alarme vivement ceux qui en sont atteints, et on suppose souvent qu'il peut provenir d'un contact impur. Cette affection marche comme l'olophlyctide miliaire : elle est due presque toujours à la négligence des soins hygiéniques ; la saleté du linge peut exercer une impression stimulante, qui est suivie de ce fâcheux résultat. On dit que la leucorrhée chronique, chez la femme, la communique à l'homme, et que les ulcérations du gland chez l'homme la communiquent à la femme.

CURATION.

Quand on voit des olophlyctides se manifester, il faut s'en tenir aux pures lois de la médecine expectante; on prescrit au malade des bains émolliens : s'il y a quelque mouvement fébrile, on a recours à l'apposition de quelques sangsues; mais si la langue est saburrale, on préfère administrer un léger vomitif : les boissons doivent être rafraîchissantes, comme dans toutes les maladies aiguës. Il convient de s'abstenir d'alimens solides et de toutes les substances échauffantes qui peuvent exalter la sensibilité de la peau; c'est généralement ainsi qu'on dirige le traitement de l'olophlyctide miliaire : cette affection ne présente, d'ailleurs, aucun caractère grave au médecin observateur.

L'olophlyctide volatile des enfans mérite peut-être plus d'attention; elle tient quelquefois à une mauvaise disposition des premières voies: il faut alors tout faire, pour procurer la liberté du ventre; quand la purgation a produit son effet, le teint des enfans s'éclaircit, et les phlyctènes s'évanouissent. Pour les constitutions muqueuses, on emploie de préférence la rhubarbe; il faut, surtout, interdire tout aliment indigeste, insister sur les boissons délayantes, particulièrement sur les décoctions d'orge et de gruau d'avoine : si le lait de la mère n'a point les qualités requises, il faut donner une autre nourrice; il importe d'éviter le froid, de procurer même une douce chaleur.

Pour ce qui est de l'olophlyctide prolabiale, elle doit être combattue avec précaution; quand on l'irrite avec les ongles, elle peut se convertir en ulcère grave: on se contente de baigner les lèvres, dans l'eau de guimauve, dans le lait, ou de les adoucir par d'autres linimens; on administre des bains généraux; quelques personnes ont recours à des résolutifs, à l'extrait de saturne, à la solution de sulfate de zinc; mais l'expérience a prouvé que l'éruption devient plus rebelle, quand on se hâte trop de la réprimer.

On est souvent consulté pour ces vésicules globuleuses qui se manifestent et se disposent quelquefois par pelotons à la surface du prépuce ou à l'entrée du vagin, et on est d'autant plus alarmé de leur apparition, qu'on les prend pour des accidens vénériens. Il est utile de désabuser le malade qui consulte à cet égard; car les bains suffisent pour les faire disparaître, quand on associe à leur usage un régime doux, et l'abstinence de tous les alimens ou boissons qui peuvent irriter les premières voies. Il suffit que l'on sache que cette éruption, quoique superficielle, est sujette à des retours fort incommodes, et qu'il faut être d'une vigilance extrême; l'abus du coït la rappelle souvent, ainsi que le défaut de propreté.

GENRE IX.

OPHLYCTIDE. — *OPHLYCTIS.*

Aphtæ, febris aphtosa des auteurs ; *Soda* des Arabes ; *Mentigo*, COLUMELLE ; le *Noir museau*, le *Muguet*, le *Millet*, le *Blanchet* des Français ; *Aphtæ pecorinæ*, SAGAR ; *Febbre aftosa*, TOGGIA ; le *Fonzetto* des vétérinaires italiens ; *Mal aphtonglaire*, BUNIVA.

Eczème se manifestant à la surface du tégument muqueux, aux lèvres, dans l'intérieur de la bouche, aux gencives, à la langue, au voile du palais, aux amygdales, au pharynx, par des vésicules blanches ou de couleur cendrée. Ces vésicules s'étendent quelquefois jusqu'à l'estomac, et à tout le trajet du tube alimentaire : elles peuvent se propager jusqu'au larynx et jusque dans les bronches. Cette maladie attaque les enfans et les adultes ; on la rencontre chez les vieillards ; elle est commune à quelques animaux domestiques : elle se manifeste avec fièvre ou sans fièvre ; elle se termine par desquamation, quelquefois par ulcération.

Pour se faire une idée complète des phénomènes propres à cette maladie, il est utile de la présenter sous deux formes spécifiques, qui sont la forme aiguë et la forme chronique :

A. L'ophlyctide aiguë (*ophlyctis acuta*). Le symptôme spécial de cette espèce est, sans contredit, la fièvre, qui se déclare, et que les pathologistes regardent comme inflammatoire, entre autres Cullen et Wilson. C'est, comme le dit ce dernier, une synoque surchargée d'une affection locale.

B. L'ophlyctide chronique (*ophlyctis chronica*). Cette espèce est distincte de la précédente en ce qu'il y a absence de tout mouvement fébrile; ce qui surtout la caractérise, c'est sa longue durée; car il est des cas où elle dégénère, pour ainsi dire, en habitude, et ne se termine qu'avec la vie; c'est, d'ailleurs, la même éruption, occupant le même siége, et déterminant les mêmes souffrances. Il est des cas où les ophlyctides, quand elles ont vieilli, ressemblent à des ulcères superficiels dont les bords sont un peu élevés, et dont les surfaces sont recouvertes d'une espèce de fluide blanchâtre, visqueux, difficile à enlever. Ce fluide a beaucoup d'analogie avec celui de l'angine tonsillaire. J'avertis, du reste, qu'il ne faut jamais confondre ces éruptions dégénérées avec ces exsudations couenneuses qui sont le produit d'une eczémation spécifique du système muqueux, et qui ont trouvé dans M. le docteur Brétonneau un historien aussi exact que fidèle. (Voyez son ouvrage : *des Inflammations spéciales du tissu muqueux, etc.*)

TABLEAU GÉNÉRAL DU GENRE

ET DE SES ESPÈCES.

Il y a un plus grand rapport qu'on ne le croit communément, entre les olophlyctides et les ophlyctides, et la loi des affinités semble nous prescrire de les rapprocher dans notre système de classification. En effet, leur couleur et la configuration miliaire de leurs vésicules, leur marche, et le temps assigné pour leur développement, tout paraît confirmer leur analogie. Au plus simple aspect, elles semblent ne différer que par leur siége. Les premières se montrent de préférence sur les confins du tissu dermique, comme, par exemple, aux lèvres, au prépuce, aux joues, etc.; mais les secondes, communément désignées sous le nom d'*aphtes*, se montrent plus familièrement aux gencives, à la langue, au voile du palais, dans l'intérieur de la bouche, quoique, par l'effet de quelques circonstances particulières, elles puissent occuper d'autres espaces sur le système pelliculaire qui leur est départi.

La maladie dont nous nous occupons a été connue des anciens : Hippocrate parle d'une éruption qui produisait sur la périphérie de la langue des grains semblables à de la grêle; il fait aussi mention d'une croûte blanchâtre qui s'étendait sur ce même organe, et qui tapissait tout l'intérieur de la gorge. Les ophlyctides proviennent manifestement d'un état phlegmasique des cryptes destinés par leurs fonctions à lubrifier la cavité buccale; on les voit survenir à l'extrémité des glandes salivaires, de celles qui tapissent l'estomac et le canal intestinal, etc.; elles se présentent tantôt isolées, tantôt agglomérées et sous forme de plaques, plus ou moins étendues. Ce qui frappe surtout l'observateur, c'est leur transparence, leur diaphanéité, leur éclat, leur ressemblance avec des petits grains de millet, qui blanchissent et s'aplatissent à mesure qu'elles prennent de l'accroissement.

ESPÈCE. *De l'ophlyctide aiguë.* Cette espèce est presque toujours accompagnée de la fièvre; chez les enfans surtout, elle est annoncée par des inquiétudes vagues et par un malaise général: ils cessent de dormir, et se détournent du sein de leur nourrice; ils éprouvent des nausées et du penchant au vomissement; quand on cherche à solliciter leur appétit, ils ne tardent pas à rejeter ce qu'ils ont avalé: le pouls est fréquent; il y a de la somnolence; l'intérieur de la bouche est affecté d'une rougeur manifeste; la langue est tuméfiée; enfin, les ophlyctides se déclarent: on les prendrait, dit Armstrong, pour des globules de lait caillé; elles sont environnées d'un cercle érythémateux.

Il en est des vésicules de l'ophlyctide comme des pustules de la variole, leur confluence est funeste; c'est un meilleur signe, si elles sont clair-semées et disséminées çà et là sur le tégument muqueux; c'est une chance bien plus douteuse, si elles se dessèchent pour se convertir en croûtes dures et noirâtres. Willan, du reste, remarque avec justesse qu'il n'est pas toujours facile de déterminer la gravité de ces éruptions; car il arrive parfois qu'elles sont peu nombreuses à la langue, à la face interne des joues, enfin sur les parties visibles, tandis qu'elles sont, pour ainsi dire, accumulées sur des surfaces que l'œil ne peut atteindre. Il faut donc être réservé sur le pronostic pour juger du péril qu'elles entraînent; il faut surtout porter ses regards sur les symptômes concomitans. Si, malgré la douceur apparente de l'éruption, on voit se manifester une gêne considérable dans la respiration, le hoquet, une grande faiblesse, certes le danger est imminent.

La durée de cette éruption vésiculaire est très variable; du troisième au cinquième jour, on les voit se détacher par lambeaux de la surface muqueuse; mais c'est pour renaître et se former de nouveau, jusqu'au moment où cette surface perd son âpreté, devient lisse, humide, et exempte de toute irritation. Les malades ne doivent pas se croire guéris, lorsqu'après la séparation des premières ophlyctides, les parties précédemment affectées se trouvent encore tapissées de cette toile ou gaze blanchâtre que les observateurs ont remarquée. La maladie repullule tant que dure l'intensité des causes qui lui ont donné naissance: toutefois, si ces causes sont méthodiquement surmontées par les moyens de l'art, la fièvre aphteuse et tous ses symptômes extérieurs s'évanouissent sans laisser le moindre vestige de leur apparition.

Nous avons dit que les ophlyctides se montraient fréquemment chez les animaux domestiques. Il n'est même pas sans intérêt d'en poursuivre l'étude dans leur économie physique. Qui sait si la pathologie comparée ne pourrait pas révéler un jour des choses importantes pour la conservation de l'homme! Les animaux domestiques partagent, en effet, nos écarts, nos négligences hygiéniques; ils portent dans leurs étables nos excès et nos pernicieuses habitudes; nous avons corrompu leur instinct, perverti leurs sensations, augmenté leur susceptibilité nerveuse. Parmi les médecins qui ont cherché de tout temps à éclairer l'art médical par l'art vétérinaire, il faut surtout distinguer le laborieux et infatigable observateur Buniva. Il a publié sur ce point des travaux précieux; on lui doit surtout une description fidèle du *fonzetto* du Piémont, qu'il nomme *mal aphtonglaire*, à cause de la coïncidence des aphtes, avec une ulcération aux pieds de nature analogue. Quand ce mal est sur le point de se manifester, les animaux cessent d'avoir la même appétence pour leur nourriture; on observe qu'ils la prennent avec difficulté, qu'ils ruminent mal; ils ne font qu'effleurer l'eau, et n'en avalent que quelques gorgées: les urines changent, la stercoration est rare, les sécrétions diminuent, surtout celle du lait; l'animal baisse la tête; il aime à se coucher; ses regards sont abattus; il éprouve des trémoussemens insolites; tout cela se passe du premier au troisième jour; mais le quatrième, les fonctions sont encore plus embarrassées; la déglutition ne s'exécute qu'avec une extrême difficulté: les vaches ont les mamelles phlogosées; la peau augmente de sensibilité; le panicule charnu est plus irritable; les poils sont hérissés. Le cinquième jour, la mastication et la rumination sont dans un tel état de nullité, que l'animal s'arrête et ne peut plus rien manger, ni foin frais, ni son arrosé. Enfin, la bouche est toute tapissée d'ophlyctides, et l'haleine est d'une fétidité extrême. On remarque surtout ces vésicules sur le bourrelet incisif de la mâchoire antérieure; il en est de très volumineuses; plusieurs se réunissent; elles se montrent aux lèvres, aux gencives, à la langue, dans toute la bouche, dans l'arrière-bouche; le suintement des pieds exhale une horrible puanteur. Au sixième jour, déclinaison des symptômes, les vésicules s'ouvrent; l'animal est pris d'un écoulement de bave infecte et séro-purulente; il se forme une vésication sur la peau, dénuée de poils, qui sépare les deux parties unguiculées, nommées *sabots*. La maigreur se déclare; on est obligé de nourrir l'animal avec des bouillies, car il refuse de cueillir l'herbe la plus tendre, tant la chaleur est excessive dans l'intérieur de sa bouche. Au septième jour, les ophlyctides ont déja pris une extension considérable; la cuticule se détache avec une facilité surprenante et par lambeaux. Les moindres causes mécaniques peuvent déterminer son écorchement; enfin, tous les symptômes se calment; le rudiment du nouvel épithélion se montre. Au onzième jour, cette membrane est totalement régénérée; mais, du onzième au vingtième jour, les ulcérations se cicatrisent. Le professeur Buniva a très bien constaté que la terminaison d'un pareil mal est, en général, assez heureuse. Il cite à ce sujet la commune de Virlo, où, sur deux mille bestiaux atteints du *fonzetto*, il n'y a pas eu un seul individu mort. Cette description nous offre certainement le prototype de l'ophlyctide à l'état aigu.

On aime à rapprocher de ce tableau si exact, de M. le professeur Buniva, la description, non moins pittoresque, des aphtes du bétail, tracée par le célèbre Sagar, médecin du cercle d'Iglau, en Moravie (1764). Voici la marche que suivit cette affection : Les animaux étaient d'abord tristes ; ils éprouvaient une chaleur insolite ; leurs yeux devenaient plus ou moins rouges ; l'intérieur de la bouche et du gosier prenait aussi une couleur plus intense ; leur haleine était plus chaude ; leur appétit diminuait notablement ; et, ce qu'il y avait d'étonnant, malgré ces signes apparens de phlegmasie, ils témoignaient peu ou point de soif ; l'urine était un peu plus colorée que dans l'état naturel ; les fonctions du ventre n'étaient pas sensiblement altérées ; on remarquait une faiblesse évidente, caractérisée par l'abaissement des oreilles et la lenteur des mouvemens. Ces symptômes augmentaient presque insensiblement pendant trois ou quatre jours ; alors on voyait s'élever des vésicules à l'intérieur de la bouche, de la gorge et des narines ; aussitôt la déglutition devenait difficile, et parfois les animaux ne pouvaient ni manger ni boire avant la période de la desquamation ; de là vient que quelques uns tombaient dans l'amaigrissement, et pouvaient à peine se soutenir : les ophlyctides étaient rassemblées en grand nombre, confluentes, recouvrant tout l'intérieur de la bouche, et se prolongeant dans la gorge ; leur figure était hémisphérique ; elles étaient peu proéminentes, et surpassaient à peine le volume d'un grain de millet ; la couleur (dont la considération était d'une grande importance), était souvent celle de l'eau, avec la transparence de ce liquide; c'était quelquefois la teinte des perles; plus rarement encore les ophlyctides étaient opaques ou rougeâtres, jamais livides ni noirâtres, si ce n'est dans les cadavres. Comme ces éruptions infestaient les fosses nasales, le passage de l'air éprouvait les plus grandes difficultés, et les animaux respiraient la bouche demi-béante: la desquamation s'opérait le septième jour chez ceux qui avaient été légèrement attaqués; elle avait lieu beaucoup plus tard, elle était même différée jusqu'au vingt-quatrième jour, lorsque l'affection avait été très violente. On fut fort surpris de voir boiter tous les animaux après la chute des ophlyctides: Sagar chercha la cause de ce singulier phénomène, et la trouva dans des tumeurs plus ou moins volumineuses, survenues tout à coup à chaque sabot, et principalement à sa partie postérieure. Ces tumeurs n'étant point ouvertes à temps, prolongeaient la claudication jusqu'à ce que le pus trouvât une issue à l'extérieur. Le lait des vaches offrit des caractères particuliers pendant la durée de la maladie; à peine l'approchait-on du feu, qu'il s'en séparait une portion caséeuse et séreuse; ce liquide était presque totalement dépouillé de sa douceur; il avait, en outre, une propriété contagieuse, car tous les animaux qui burent le lait des vaches malades contractèrent la maladie, et les hommes eux-mêmes n'en furent pas exempts. Tous les moines d'un couvent, sans en excepter un seul, en furent atteints: on fit des essais sur les chiens, les chats, la volaille, même résultat : l'épidémie fut, d'ailleurs, générale; les bœufs en furent principalement atteints; quelques uns perdirent leurs sabots; presque tous les moutons en furent dépouillés; les chèvres domestiques n'échappèrent point à l'épizootie, mais elles n'en présentèrent, pour ainsi dire, que les symptômes généraux; les cochons, au contraire, en furent cruellement frappés, et il en périt un grand nombre, ce que Sagar attribuait principalement à leur graisse excessive, et à la difficulté qu'il y avait de leur faire subir un traitement.

ESPÈCE. *De l'ophlyctide chronique.* Les ophlyctides chroniques se trouvent souvent liées à d'autres diathèses morbides, telles, par exemple, que celles du scorbut, de la goutte, de la consomption pulmonaire, de la dysenterie, et de toutes les inflammations viscérales; mais il est des êtres essentiellement en butte à ce genre de décomposition, qui, pour eux, est devenue lente, quoique progressive. Il est des individus chez lesquels la dégénérescence aphteuse se montre aussi inhérente qu'elle est habituelle. J'observe en ce moment l'état d'une vieille dame qui, depuis plus de dix années, fait brûler les aphtes qui la tourmentent, avec la pierre de nitrate d'argent. Cette opération, plus ou moins répétée pendant la durée de chaque mois, ne les empêche pas de se reproduire, et de ramener, à certaines époques, les mêmes souffrances et les mêmes inconvéniens. Cette maladie est tellement inhérente à sa constitution individuelle, qu'il faut la regarder comme au dessus de toutes les ressources de la science.

Ce que dit Ketelaër (*de aphtis nostratibus*) des aphtes endémiques dans les pays froids, peut très bien s'appliquer à la description des ophlyctides chroniques; ce sont, selon la juste remarque de cet excellent observateur, de véritables vésicules blanchâtres qui occupent la surface interne de la bouche, qui parfois se propagent jusqu'à l'œsophage et à la trachée-artère. Il faut les distinguer des aphtes des anciens, puisqu'ils n'offrent ni ulcération ni solution de continuité. Ces éruptions ne rongent point les parties où on les voit siéger; elles ne viennent point à suppuration, ne forment point d'escarre; quand elles sont en maturité, elles tombent, *sed vel maturæ frustulatìm decidunt.* On les voit parfois se résoudre, se réabsorber, se dissiper; le tégument muqueux ne conserve, d'ailleurs, aucune trace de leur séjour.

Les ophlyctides chroniques sont surtout remarquables par leur extrême ténacité; il est des individus qui sont condamnés à s'en plaindre pendant toute leur vie. Dans une circonstance fâcheuse, j'ai vu ces aphtes rebelles servir de prétexte à une séparation entre deux époux, qui se convenaient, d'ailleurs, par tous les autres avantages qui peuvent assurer le bonheur. C'était la femme, qui n'avait jamais pu s'affranchir de cette infirmité répugnante. A l'époque de la desquamation aphteuse, elle rendait en si grande abondance des flocons de matière blanchâtre, qu'on en remplissait plusieurs cuvettes. Ketelaër, du reste, a vu fréquemment un pareil phénomène chez les nombreux malades qu'il a si bien observés.

Les ophlyctides symptomatiques offrent à peu près le même caractère, et suivent la même marche que les ophlyctides idiopatiques ; seulement ces caractères et cette marche sont modifiés par la maladie principale : chez les petits enfants surtout, elles ne se compliquent que trop souvent de la diathèse vermineuse : elles se montrent principalement dans les longues fièvres qui sont accompagnées d'un flux dysentérique, de violentes tranchées et de selles muqueuses sanguinolentes ; dans ces diarrhées interminables, qu'on cherche vainement à comprimer par l'emploi inconsidéré des astringens. Elles caractérisent parfois le dernier degré de l'hydropisie ; c'est alors surtout que les ophlyctides, parvenues à leur maturité, sont à la fois rejetées par le vomissement et par les selles ; mais le plus grand supplice de l'existence est de les voir se renouveler et se prolonger à l'infini. Dans cette circonstance, j'ai vu les malades s'abandonner au plus sombre désespoir.

ÉTIOLOGIE.

Je ne puis répéter ici, relativement aux causes des ophlyctides, que ce que Ketelaër, Boerhaave et Van-Swieten nous ont appris. Les ophlyctides, qui sont à peine connues dans les régions méridionales et occidentales, sont une des maladies les plus fréquentes dans les pays du Nord, et spécialement en Hollande. Elles sont d'autant plus communes, qu'à la froidure vient se joindre une situation basse, humide et marécageuse. La Zélande réunit toutes les circonstances favorables à leur développement; aussi les ophlyctides sont-elles endémiques dans cette île; mais une de leurs principales causes excitantes est, sans contredit, le mauvais état des premières voies. Arnemann, Oosterdyck, etc., ont souvent confirmé cette observation. Combien de fois l'éruption aphteuse n'est-elle pas annoncée par la réunion de divers symptômes gastriques, tels que l'anxiété, la pesanteur d'estomac, le vertige, la somnolence, le hoquet, une toux sèche, des sputations fréquentes : ainsi tout ce qui peut léser l'appareil digestif, le mauvais lait, une nourrice malade, livrée à la boisson ou à la colère, etc., deviennent, chez les enfans, la véritable source des ophlyctides; chez les adultes, il faut surtout regarder le défaut de transpiration comme une des causes les plus ordinaires de cette douloureuse maladie.

A Paris, les ophlyctides se remarquent surtout dans toute leur intensité chez les enfans abandonnés. Andry, Doublet, Auvity père et fils, Hulme, etc., ont, du reste, parfaitement signalé toutes les chances auxquelles se trouvent exposés ces petits êtres en arrivant à la vie. L'histoire dit qu'on les vendait du temps de saint Vincent de Paul; mais aujourd'hui on ne les recueille que pour les mal nourrir. Hélas! il faudrait tant de soins pour affermir l'existence de toutes ces organisations si frêles et si délicates! Mais ces soins ne sauraient être prodigués en masse; ils doivent être minutieux et de tous les instans; il faut les proportionner à l'âge, aux forces, au degré de vitalité de chaque individu qui les réclame. Qu'attendre, en effet, de toutes ces femmes mercenaires qui trafiquent de leur lait et de leurs services! On a beau multiplier les précautions dans les hôpitaux, on n'exécutera jamais ce qui convient. Il n'y a que le soin d'une mère qui puisse garantir du froid de la mort. D'ailleurs, il est une multitude de besoins pour lesquels les enfans ne peuvent être compris ni entendus : *Et sanè perquàm difficile est puerorum morbos, causas et symptomata dignoscere; et sæpè divinatione opus esset, quia defectus suos, vel ob denegatam loquelam, vel ob intellectûs imbecillitatem explicare non possunt.*

Ketelaër, qui avait tant observé les aphtes, s'était beaucoup occupé de leurs causes; à ce sujet, il avait conçu une idée favorite, sur laquelle il revient toujours : c'est de considérer ces éruptions comme le résultat d'une crise imparfaite de la nature. Ses prétentions systématiques vont même si loin à cet égard, qu'il propose d'établir que ces éruptions n'ont jamais d'autre origine et d'autre destination : *Omnes, quotquot sunt, aphtas, per crisin, gigni, plerumque imperfectam et lentam, et unam ac solam causam agnoscere empyreuma.*

Les observations de Ketelaër valent mieux que ses théories; je m'abstiens donc de rapporter ici les hypothèses de cet auteur, qui ne sont pas du goût de l'époque actuelle; je me borne à dire qu'il signale les aphtes comme une maladie endémique des régions boréales; ces éruptions semblent avoir la même patrie que le scorbut, qui règne dans les mêmes lieux comme l'éléphantiasis en Égypte, le goître chez les habitans des Alpes, et la plique sur les bords de la Vistule. Il est constant néanmoins que les ophlyctides peuvent être le produit de certaines constitutions épidémiques, dans des pays où on ne les observe que fort rarement. C'est ainsi que Bosquillon, l'un des commentateurs de Cullen, parle de celles qui se montrèrent en 1783. Les symptômes principaux étaient une fièvre ardente, une sécheresse de la peau, ainsi que de tout l'intérieur de la bouche. Il y avait une grande gêne dans la fonction respiratoire, de l'anxiété dans la région épigastrique; la langue était tuméfiée et rougeâtre. Ce qu'on observait surtout, était une grande abondance de salivation: un malade, traité par Bosquillon, en rendait trois ou quatre livres par jour.

Les causes les plus communes des aphtes sont, du reste, l'humidité et les intempéries de l'atmosphère, la mauvaise qualité des alimens, celle des boissons, la suppression du mouvement exhalatoire chez les adultes, la rétention du méconium chez les enfans nouveau-nés, la goutte, la syphilis, le scorbut, et tant d'autres diathèses morbides; le défaut de linge, les habitudes odieuses de la malpropreté, l'emploi de certains masticatoires, tels que celui du bétel chez les peuples de la

Nouvelle-Hollande, de la terre glaise chez certains Sauvages.

Les causes qui influent sur les aphtes des animaux domestiques peuvent nous éclairer sur celles qui déterminent les mêmes effets morbides sur l'espèce humaine. Sagar les a recherchées avec une singulière perspicacité. Il attribue le développement de ces fatales éruptions : 1° à la variation subite et prodigieuse de l'air atmosphérique ; 2° à la boisson des animaux, qui est communément une eau dormante et croupie ; 3° au desséchement des étangs après la terminaison de la pêche ; 4° à la mauvaise construction des étables ; 5° au défaut du sol. L'auteur passe en revue chacune de ces causes en particulier ; il fait un savant commentaire dans lequel il faut se borner à puiser quelques idées intéressantes. Les étables de Moravie sont des espèces de cachots hermétiquement fermés, qui ne reçoivent ni air ni lumière; le pavé est fait de pierres irrégulières, sur lesquelles le pauvre animal ne peut se soutenir, et surtout se coucher sans douleur ; il ne sort de ces sortes d'étuves que pour entrer dans un air glacial : ajoutons que la Flore de ce triste pays est singulièrement stérile. On y cherche vainement les plantes les plus communes de l'Autriche : on y rencontre fort peu d'ombellifères ; les prés qui donnent la pâture aux bestiaux contiennent fort peu de graminées : aussi le lait des vaches moraves est-il privé de cette saveur agréable, de ce parfum, de ces propriétés diététiques dont est doué celui des vaches de la Styrie, de la Carniole, etc.; enfin Sagar fait un très grand éloge du sel, dont il croit que la disette influe singulièrement sur la fréquence des ophlyctides : or, toutes ces circonstances agissent d'une manière plus ou moins analogue sur l'espèce humaine.

CURATION.

La méthode curative consiste à favoriser, d'une part, la maturation des ophlyctides, et, de l'autre, à calmer l'excès d'eczémation, et le mouvement fébrile qui en résulte. Ketelaër rejette la saignée, à moins que des symptômes graves et urgens n'exigent impérieusement cette évacuation, généralement contraire, en ce qu'elle détermine la rétropulsion, et tous les accidens qui en sont inséparables : les mêmes raisons qui font proscrire la saignée contr'indiquent les purgatifs; mais il faut insister sur les lavemens émolliens, surtout lorsqu'une constipation opiniâtre entrave les efforts salutaires de la nature. Si l'on n'aperçoit aucun symptôme fâcheux, dit Ketelaër, si le malade n'est pas très affaibli, on ne lui donnera aucune espèce de médicament : *Optimum hìc remedium est nullo uti remedio*. On voit que l'auteur est constamment dirigé par les idées théoriques qu'il a proposées; car il peut arriver, ajoute-t-il, que l'éruption des aphtes détermine une crise tellement favorable, que tous les accidens se calment et s'évanouissent.

Mais la cure des ophlyctides doit être spécialement locale. Tout en administrant des boissons délayantes, telles que l'eau de gomme, l'eau de miel, l'eau de graine de lin, le serum du lait, etc., on insistera sur les gargarismes adoucissans. Nous employons avec quelque avantage la décoction de réglisse, celle de racine de fraisier, avec le sirop de mûres, ou celui d'épine-vinette avec le borax; il faut tout essayer pour calmer les chaleurs ardentes qui s'excitent dans l'intérieur de la bouche: souvent on lave la bouche avec du lait pur; parfois on se trouve bien de réprimer les éruptions avec un pinceau trempé dans l'acide hydrochlorique affaibli, avec la pierre de nitrate d'argent, etc. A l'hôpital Saint-Louis, on use avec quelque avantage des chlorures de Masuger et de Labarraque.

Il est des cas où la septicité des humeurs et la prostration des forces réclament l'emploi de l'écorce du Pérou, de la ratanhia, de la quassia amara, de la sauge et autres végétaux antiseptiques. La complication vermineuse mérite surtout une attention particulière: la racine de fougère, celle de grenadier, le calomel, etc., sont avantageux en semblable cas. Au surplus, la maladie qui nous occupe est si souvent symptomatique, elle provient de sources si différentes, qu'il faut lui opposer des moyens divers, et la combattre constamment selon ses causes: les remèdes sont très nombreux; mais l'expérience doit les discerner.

GENRE X.

PYROPHLYCTIDE. — *PYROPHLYCTIS.*

Pustule maligne des auteurs ; *Croûte gangréneuse de Hongrie*, SCHRAUD ; *Pustule d'Alep ; Bouton de Bagdad ; puce maligne* dans le langage vulgaire.

Eczème se manifestant d'ordinaire par une vésicule à la surface du tégument, contenant une matière purulente, ou une sanie âcre ; provoquant une douleur pungitive ou prurigineuse ; se convertissant en croûte ou en ulcération : cette phlyctène est presque toujours unique ; il est excessivement rare qu'il en paraisse plusieurs à la fois ; la pyrophlyctide est réputée contagieuse.

Les pathologistes reconnaissent deux espèces qui se rattachent au genre *pyrophlyctis*, ainsi désigné, comme pour exprimer l'état de chaleur et d'effervescence qui signale son entier développement :

A. La pyrophlyctide sporadique (*pyrophlyctis sporadica*). C'est celle que l'on désigne aussi sous le nom de *pustule maligne*. On la qualifie de cette épithète à cause des ravages qu'elle produit sous l'apparence de la bénignité. La connaissance de cette espèce est aussi importante pour l'art vétérinaire que pour la médecine humaine.

B. La pyrophlyctide endémique (*pyrophlyctis endemica*). C'est l'espèce que l'on connaît sous le nom de *pustule d'Alep*, de *bouton de Bagdad*. J'ai observé moi-même cette pustule sur plusieurs individus qui avaient séjourné dans cette ville ; mais un de mes studieux disciples, qui a long-temps pratiqué la médecine dans ce pays, a recueilli pour moi des observations dont je donnerai le résultat. A l'instant où j'écris, je donne des soins à un jeune élève du collége d'Henri IV, qui porte sur sa joue droite et sur son nez les cicatrices indélébiles de cette bizarre éruption. Ces cicatrices sont étendues ; on dirait qu'elles ont labouré une certaine portion du tégument. Cet élève a un plus jeune frère qui en est atteint depuis son enfance, sans que le mal ait souffert la moindre diminution.

TABLEAU GÉNÉRAL DU GENRE ET DE SES ESPÈCES.

On doit à MM. Énaux et Chaussier d'importantes recherches sur ce genre, qui est d'un intérêt extrême. Avant eux, M. Thomassin avait éclairé singulièrement ce sujet, dans un ouvrage couronné par l'académie de Dijon en 1780. Feu Bayle, doué d'un grand talent pour l'observation, a recueilli depuis cette époque plusieurs cas de pustules gangréneuses, qui avaient ceci de particulier, qu'on n'y observait ni douleur ni rougeur locales ; on peut même dire que ces pustules marchaient avec un caractère tellement insidieux, qu'aucun des sujets atteints ne se croyait sérieusement malade ; leur langue était dans l'état naturel ; le pouls était régulier, et l'appétit se soutenait ; mais le sommeil, chez quelques uns de ces individus, était troublé par des rêves sinistres : durant la veille, on remarquait en eux une gaîté insolite, et les malades se trouvaient comme dans un état d'ivresse ; la plupart étaient surpris par la mort. Ces maladies se rapportent au genre que nous décrivons.

ESPÈCE. *De la pyrophlyctide sporadique.* On la désigne vulgairement sous le nom de *pustule maligne ;* elle débute le plus souvent par un prurit suivi d'un picotement très incommode : on aperçoit d'abord une tache qui ressemble à une morsure de puce, et se convertit en une vésicule de la grandeur d'un grain de millet ; cette vésicule s'accroît en prenant une couleur brunâtre ; si on la perce, il en découle une sérosité de couleur fauve, dont l'évacuation ne procure qu'un soulagement momentané au malade.

Bientôt le point enflammé augmente d'étendue ; la surface de la peau est luisante, et prend une teinte livide : autour de la tumeur, on voit se former un cercle rougeâtre, quelquefois noirâtre ; la céphalalgie et les nausées se déclarent ; il survient un malaise général, qui est de mauvais augure. Dans la troisième période, nouveaux progrès : la tumeur pénètre plus avant, dans le tissu cellulaire ; l'aréole prend de la consistance, et forme comme un bourrelet autour du noyau primitif ; les symptômes généraux sont plus manifestes ; le malade incline vers l'assoupissement. Dans la quatrième période, surtout, le pouls se concentre; il est à peine perceptible; il survient des syncopes et des défaillances; la langue est aride, ainsi que la peau; très souvent la mort succède à cet état fâcheux. Tel est l'affreux résultat qu'une simple cause locale produit dans l'économie animale. La pyrophlyctide maligne se déclare sur les parties du corps qui sont habituellement découvertes; elle attaque surtout le visage, le cou, les pieds, les mains, la gorge, etc.; quand elle se développe ailleurs, c'est toujours par le contact immédiat de la matière contagieuse.

On peut rapprocher de cette maladie la *croûte gangréneuse* de Hongrie, dont on doit la description à M. Schraud. Cette affreuse éruption commence pareillement par un grand prurit sur une partie quelconque du corps; il s'ensuit bientôt une vésicule de la grosseur d'une lentille, ou même d'une noisette : cette vésicule ressemble parfois à l'ampoule qui résulte d'une brûlure avec l'eau bouillante; le fluide contenu dans la vésicule est d'une couleur jaunâtre, blanchâtre, rougeâtre, grisâtre ou noirâtre; on remarque même que cette couleur indique le plus grand danger, en raison de ce qu'elle s'éloigne davantage de la couleur jaune. La vésicule est entourée d'une aréole plus ou moins grande et rouge, sur laquelle il se forme quelquefois une autre vésicule tout-à-fait analogue à la précédente; la démangeaison augmente, elle est suivie de douleurs très intenses; le pouls devient dur et accéléré; les frissons sont suivis d'une fièvre ardente et du délire : en quelques heures, les parties environnantes de la vésicule commencent à se tuméfier, et le visage du malade prend une teinte cuivreuse; il meurt ordinairement de la gangrène en vingt-quatre heures, et rarement plus tard que le troisième ou le quatrième jour.

Il serait, du reste, trop long de relater dans ce tableau tous les accidens plus ou moins sinistres qui suivent le développement de la pyrophlyctide maligne: tels sont les vomissemens, les syncopes, les cardialgies, les soubresauts des tendons, les spasmes, le bouleversement des facultés mentales, les gênes suffocantes de la respiration, les infiltrations séreuses, l'œdématie des extrémités, l'endurcissement celluleux qui s'établit autour de la pustule, etc. L'épouse d'un corroyeur, que l'on transporta agonisante dans l'une des salles de l'hôpital Saint-Louis, avait la face monstrueusement gonflée comme un ballon, à la suite d'un point noirâtre, et presque imperceptible, qui s'était déclaré subitement dans la substance graisseuse de la joue droite. Le docteur Basedow rapporte un cas très mémorable, où la tuméfaction extraordinaire du cou eut pour effet sinistre la compression des veines, et une mort apoplectique.

Il est vrai que la pyrophlyctide sporadique n'a pas toujours une issue aussi fâcheuse; car le fluide de la vésicule est quelquefois absorbé, après trois ou quatre jours d'existence, sans le moindre inconvénient. Dans d'autres cas, la vésicule crève, et devient un ulcère chronique; il se forme une croûte, sous laquelle s'entretient une matière ichoreuse;

enfin, il peut s'établir une gangrène sèche, et les scarifications en font détacher une matière spongieuse et noirâtre: si le malade ne succombe pas par d'autres causes, on parvient souvent à cicatriser la plaie par des moyens locaux.

ESPÈCE. *De la pyrophlyctide endémique.* On la nomme aussi *bouton d'Alep, bouton de Bagdad, pustule de Bassora, etc.;* car il est constant qu'on observe dans ces divers lieux un grand nombre d'individus totalement défigurés par cette éruption: elle attaque les étrangers aussi bien que les indigènes; personne n'est à l'abri de ses sinistres atteintes: hommes, femmes, enfans, les indigens dans leurs chaumières, les riches dans leurs palais, tout le monde paie ce fatal tribut; on dirait qu'il suffit d'avoir respiré l'air de ces funestes contrées pour en contracter le germe, et pour devenir désormais susceptible de la voir éclore sur soi, partout où l'on va, souvent même après un long espace de temps. Quelquefois des hommes se rendent dans ces contrées; ils y séjournent peu de jours, partent, et, de retour dans leurs foyers, ils aperçoivent le point rudimentaire de la fatale pustule.

Non seulement j'ai observé moi-même cette pustule sur des individus qui avaient séjourné, soit à Alep, soit à Bagdad; mais un de mes plus studieux élèves, qui a pratiqué notre art en Syrie, m'a fourni des notes, dont je puis communiquer le résultat. Dans les marchés, dans les endroits publics, il a rencontré des personnes qui étaient comme défigurées par les progrès de cette formidable maladie. Les femmes qui portent ces disgracieuses cicatrices ont grand soin de les cacher avec leur longue chevelure, qu'elles font descendre des deux côtés sur leurs joues.

Toutes les parties du corps sont du domaine de cette pustule; mais plus le siége qu'elle occupe est charnu et humide, plus elle acquiert d'étendue. Lorsqu'elle attaque l'œil, il est rare que le malade puisse conserver cet organe; heureusement qu'elle se borne d'ordinaire au sourcil : elle marque fortement le nez, sans intéresser l'os ethmoïde; elle est surtout d'un tourment insupportable, quand elle est sur les lèvres, puisqu'elle empêche de rire et de manger. On croit avoir recueilli assez de faits, pour démontrer qu'en général les étrangers sont attaqués dans les membres, tandis que les naturels du pays le sont toujours au visage. On peut en donner une preuve récente. L'évêque que nous avons à Bagdad vient d'en être atteint au petit doigt, précisément à celui où les prélats portent l'anneau épiscopal.

On établit une distinction qu'il n'est pas sans intérêt de rappeler : on est convenu de désigner la pyrophlyctide qui nous occupe, sous le nom de *pustule mâle*, quand le pus qui en résulte ne s'échappe que par une seule ulcération; mais on est aussi convenu de l'appeler *pustule femelle*, si son évacuation s'effectue par plusieurs voies, et si on voit s'établir un assemblage de plusieurs pustules.

C'est précisément cette disposition que j'ai observée chez un enfant âgé de sept ans, qui en est attaqué depuis sa naissance.

La pyrophlyctide met d'ordinaire un an pour parcourir ses périodes; souvent elle dépasse ce terme : ses symptômes peuvent se développer dans le plus bas âge; mais alors elle n'est pas aussi grave que dans l'âge adulte : on remarque que la cicatrice est moins profonde, lorsqu'on s'abstient de la couvrir d'emplâtres et autres topiques tant conseillés par un vulgaire empirisme. Mon élève vit à Bassora une jeune dame, qui pour avoir appliqué, selon les usages du pays, de la pulpe de casse, perdit le plus beau visage du monde.

Voici, du reste, comme on décrit cette endémie : elle commence d'ordinaire par un point rosé, qui s'élève et devient plus rouge à mesure qu'il fait des progrès; ce point est déja plus douloureux à la pression, et se couvre de petites pellicules blanches et écailleuses, qui se détachent successivement vers le troisième mois; sa surface se charge de rugosités qui se convertissent en une croûte de la forme d'une coquille de *lépas* par ses bords; on voit jaillir en même temps de sa sommité une humeur encore assez limpide, mais qui tache le linge d'un jaune insensiblement plus caractérisé; vers le sixième mois, cette croûte tombe d'elle-même, et découvre une plaie purulente autant que fétide; elle se recompose assez rapidement sous la même forme, et laisse toujours échapper, par les bords seulement, la sécrétion périodique de l'ulcère, qui, alors, a acquis toute sa force. On peut compter sur cinq ou six chutes de croûtes qui s'opèrent à peu près de trois semaines en trois semaines; ensuite, le bouton décline graduellement jusqu'à une entière guérison, que rien ne peut hâter; car tout moyen de thérapeutique ne ferait qu'accroître ses ravages.

Observation sur la pyrophlyctide d'Alep. Le 10 novembre 1813, M. *** se trouvant en Chypre, remarqua sur son poignet droit, à la jointure, une petite rougeur qui avait l'apparence d'une piqûre de cousin, et causait, au frottement, une démangeaison pareille à celle que détermine cet insecte : en pressant la petite tumeur causée par cette sorte de piqûre, il en sortit une humeur aqueuse; quelques jours après, la tumeur avait pris près d'une ligne de diamètre, et portait un petit point noir qui disparut pour faire place à une pellicule blanche percée dans son centre; bientôt cette tumeur s'éleva, en devenant plus rouge. M. *** reconnut aussitôt le bouton fatal; il résolut en conséquence d'en suivre la marche, et de consigner dans son journal ses différentes périodes et ses diverses formes.

Le 5 décembre. La pellicule mentionnée plus haut était adhérente à la sommité de la tumeur, qui avait près de dix lignes d'étendue; il s'y manifesta une légère douleur quand on voulut essayer de l'enlever : l'aréole qui la formait était presque ovale, et se dirigeait, dans sa plus grande largeur, de l'apophyse inférieure du cubitus vers l'apophyse inférieure du radius; elle était lisse; la peau des environs était froissée comme dans une brûlure: vers l'une des extrémités de la totalité de la tumeur, et à trois lignes environ de son point central, on remarquait une petite tache plus rouge, qui semblait être le foyer de la chaleur. — *Le* 1er *janvier*. Jusqu'à ce moment, le bouton n'avait pas fait de progrès sensibles : tous les huit jours, assez régulièrement, une petite pellicule lenticulaire se détachait de la sommité de la tumeur; sa surface se couvrait de petites aspérités blanches et écailleuses; le bouton procurait une démangeaison qu'on n'osait irriter. — *Le* 1er *février*. Le bouton avait acquis le double de son volume. — *Le* 6 *du même mois*. La pellicule se détacha sans cause apparente : depuis ce temps, une humidité en suintait par intervalles inégaux; les aspérités blanchirent, la douleur était plus vive; par accès; le bouton était souvent douloureux. — *Le* 1er *mars*. Toutes les aspérités de la surface du bouton s'étaient progressivement confondues, de manière à former au sommet du bouton une croûte jaune, dont la nuance devenait plus pâle à mesure qu'elle fuyait vers les bords; ceux-ci paraissaient rouges, et laissaient couler beaucoup de matière jaune pendant la nuit; cette matière n'avait pas d'odeur: le malade se contentait de couvrir son bouton d'un mouchoir qu'il changeait souvent. — *Le* 20 *mars*. La croûte ne s'était point encore détachée; un accident en avait séparé une parcelle pendant la nuit; et vers la sommité, elle avait la forme d'un *lépas* de quatorze lignes de longueur sur huit de largeur, et cinq de hauteur environ; elle avait beaucoup rembruni : à l'épaisseur de la matière, et à ses purgations fréquentes, on pouvait juger que l'ulcère était en pleine suppuration : comme on prenait grand soin de nettoyer l'ulcère, il n'y avait pas une grande fétidité. — *Le* 2 *avril.* La croûte s'était détachée; elle laissait voir une plaie vive, oblongue, d'environ dix lignes de circonférence; elle était très douloureuse. — *Le* 1er *mai.* La croûte n'avait pas tardé à se reformer, et à prendre la même forme et la même dimension : la suppuration s'était rétablie par en bas, et avait continué d'être abondante, et presque sans odeur : un accident fit sauter la croûte avec grande douleur; deux jours après elle avait repris sa forme, et sa dimension paraissait fixe. — *Le* 7 *juin.* La croûte se détacha, mais la plaie ne présenta point de changement remarquable. — *Le* 13 *juillet.* Même accident qu'au 7 juin. — *Le* 4 *août.* Même accident encore. — *Le* 20 *décembre.* La croûte s'était détachée depuis trois jours, et celle qui l'avait remplacée paraissait moins haute : l'aréole avait pâli, et la sécrétion était moins abondante; malgré la démangeaison, le malade résistait à la tentation de se gratter. — *Le* 9 *décembre.* En donnant des secours à une personne atteinte d'attaques nerveuses, la croûte s'enleva avec émission sanguine et douleur très vive : elle se formait un peu plus lentement, s'aplatissait, et devenait plus inhérente à la peau : il n'y avait plus de pus sur les bords; la plaie paraissait désséchée. — *Le* 13 *décembre.* La croûte tomba encore ce jour-là; mais elle se restreignit dans sa formation : elle devint plus plate, plus lisse, d'une couleur plus violette. — *Le 25 décembre.* Le malade acheva d'enlever la croûte avec l'ongle; il en vint une autre beaucoup plus mince, blanchâtre, et relevée sur ses bords. — *Le 19 janvier.* Cette croûte tomba d'elle-même. — *Le 7 mars.* Ce jour fut marqué par la chute de la dernière croûte : il resta une cicatrice qui fut rouge pendant plusieurs mois, et qui aujourd'hui a l'apparence d'une légère brûlure. Telle est la marche de la maladie connue vulgairement sous le nom de *pustule d'Alep*, *bouton de Bagdad*, *bouton de Bassora*; on l'appelle aussi la *pustule d'un an*, à cause de sa durée.

ÉTIOLOGIE.

La pyrophlyctide maligne se montre surtout à la fin des chaleurs de l'été, lorsque l'inondation des prairies a tout-à-fait pourri ou détérioré les fourrages; lorsqu'il y a beaucoup d'insectes en putréfaction : on la remarque surtout en Lorraine, en Franche-Comté, en Bourgogne; elle attaque précisément les bergers, les laboureurs, les mégissiers, tous ceux qui se trouvent en contact avec les animaux infectés : cette maladie est donc toujours pour l'homme une maladie accidentelle et communiquée. Un disciple fort zélé de l'École de Paris a recueilli naguère une très intéressante observation de ce genre à l'hôpital de la Charité de Paris : c'était sur un jeune homme de seize ans, qui se livrait au métier de boucher. Chez lui, la pyrophlyctide était située entre la racine du nez et l'angle interne de l'œil droit : il portait une escarre noire, sèche, d'environ quatre lignes de diamètre. Interrogé sur la cause de son horrible accident, le malade déclara qu'indépendamment de plusieurs animaux à laine qu'il avait tués et écorchés, il se souvenait d'avoir placé sur une charrette une peau de mouton mangée de vers, et d'une fétidité excessive ; le même jour il éprouva, à l'endroit même où la pustule s'était depuis manifestée, un vif prurit : tout aussitôt il se gratta pour l'apaiser, et sentit sous son doigt la présence d'*un bouton dur et sec comme une lentille.*

On peut lire, du reste, au sujet de l'étiologie de la pyrophlyctide maligne, tous les renseignemens consignés dans l'excellent travail de MM. Enaux et Chaussier, sur cet objet : leur dissertation est complète. Dans les endroits bas et marécageux, lorsque les fourrages sont chargés d'insectes pourris, les bestiaux sont sujets à une fièvre gangréneuse très aiguë : tantôt on les voit périr subitement sans aucun symptôme extérieur ; tantôt on aperçoit sur différentes parties de leur corps des charbons plus ou moins volumineux ; d'autres fois ce sont leurs viscères qui sont profondément atteints de ce principe de destruction. On ne peut douter que, dans ce cas, les animaux ne deviennent pour l'homme un véritable foyer d'infection et de mortalité : il y a dans leur chair un virus contagieux, qui, porté sur la peau humaine, y développe toute son activité avec des symptômes particuliers; ces symptômes forment et caractérisent l'espèce que nous connaissons sous le nom de *pyrophlyctide sporadique*, vulgairement *pustule maligne* : ainsi cet affreux genre de décomposition dérive d'une cause externe et manifeste; elle est l'effet d'un poison inoculé. Si on fait attention à la manière dont elle s'annonce, et surtout dont elle se développe, on verra que la première impression du mal, semblable à la piqûre d'un insecte, commence toujours par la superficie du tégument; que de là elle s'étend peu à peu sur le corps muqueux, gagne le tissu cellulaire, et agit comme un véritable caustique du dehors au dedans. Nous avons dit que cette maladie arrive plus ordinairement sur la fin de l'été, au commencement de l'automne, lors de la tonte des moutons; cependant, on l'a vue aussi se manifester pendant les froids les plus rigoureux de l'hiver, chez des personnes qui ont manié des cuirs d'animaux infectés de cette maladie.

Voilà ce que nous observons en France; voilà ce qu'on peut observer en Espagne. Étant naguère à Pampelune, M. le professeur Faure vit mourir en quatre jours une femme dans la force de l'âge, atteinte d'un bouton (*un granito*), qui, lui étant venu à la joue, et qu'un ignorant barbier lui avait extirpé fort maladroitement. Je ne puis dire précisément ce qui peut influer sur la fréquence de la *croûte gangréneuse* de la Hongrie; mais je pense qu'elle dérive d'une source analogue, et que son mode d'action est identique : la nature humaine est partout soumise aux mêmes lois. L'invasion paraît être subite; souvent elle prélude par les symptômes de la fièvre gastrique : presque tous les sujets ont éprouvé des lassitudes, des anorexies, une grande amertume à la bouche, des douleurs au péricarde : on aperçoit chez eux une teinte jaunâtre au blanc de l'œil. Cette pyrophlyctide a été observée dans toutes les contrées de la Hongrie, particulièrement près des rivières, partout où se trouve sur le sol du carbonate de soude, que les troupeaux aiment à lécher.

Il est certainement impossible d'assigner les causes de la pustule d'Alep : il faut bien que le germe de cette maladie soit dans l'air que l'on respire, puisqu'il suffit d'avoir séjourné dans les lieux où elle est endémique, pour être susceptible de contracter le germe de cette infection miasmatique : mais un fait qui excite la surprise, c'est qu'à Massoul, lieu très peu distant de la ville dont nous parlons, on ne rencontre pas un seul individu qui soit atteint de ce singulier mal. Voici un exemple qu'il est important de retenir, et qui est de toute authenticité. Un homme avait passé les deux tiers de sa vie dans la ville de Bagdad; pendant tout le temps qu'il avait demeuré dans cette ville, sa peau n'avait été inquiétée par aucune éruption. Il vint se fixer à Paris; il y vivait sans crainte et sans alarmes : quel fut un jour son étonnement et son affliction, lorsqu'il vit paraître sur l'une de ses joues ce qu'il avait observé chez les autres quand il était en Perse. La pustule d'Alep est-elle contagieuse comme la pustule de nos contrées? on ne le croit pas.

CURATION.

Le traitement de cette funeste maladie consiste à concentrer, pour ainsi dire, le levain contagieux, à exciter l'action vitale dans les parties circonvoisines, à y déterminer une inflammation qui y borne la gangrène, et séparer l'escarre : c'est ce qu'on obtient par l'usage combiné des incisions et des caustiques. On a souvent recours à l'hydrochlorate d'antimoine, au nitrate acide de mercure, à la potasse caustique, à tout ce qui consume les chairs avec célérité. Les incisions cruciales, les humectations avec le beurre d'antimoine, ne suffisent pas toujours pour guérir la pyrophlyctide maligne. Un cas de ce genre s'offrit naguère dans la clinique de M. Lisfranc, qui jugea dès lors nécessaire de cautériser la plaie avec un fer rouge, afin de détruire et de neutraliser les effets du virus : on pansa le malade avec le styrax ; la tuméfaction de la face diminua, et tous les symptômes s'apaisèrent de jour en jour, jusqu'à parfaite guérison.

Dans la dernière période, lorsque la pyrophlyctide est accompagnée de pourriture, il faut recourir à des topiques capables de ranimer les chairs amorties, de remédier à la dissolution putride, de donner plus de consistance à l'escarre : le quinquina uni au camphre remplit cette indication importante; l'eau de chlorure de calcium, n'a pas été sans utilité: tous les antiseptiques sont réclamés; il faut surtout éloigner les malades du théâtre de l'infection. Si l'on a la certitude que la pyrophlyctide maligne provient d'une épizootie, les cadavres des animaux qui provoquent l'infection doivent être soigneusement enterrés; il importe, d'ailleurs, de purifier l'air et les lieux, par tous les moyens qui sont d'usage en pareille occasion.

Les remèdes intérieurs ne doivent pas être négligés; mais c'est le génie du médecin qui doit en diriger l'application. Dans les premiers temps, on administre les délayans, l'eau de poulet, l'eau de veau, l'eau d'orge, ou quelques tisanes agréablement acidulées; on soutient ensuite le malade contre les défaillances, avec les vins les plus généreux, avec des potions éthérées et antispasmodiques: si la peau est moite, on favorise la diaphorèse par les infusions de bourrache ou de camomille, etc.; si les forces s'abattent, on a recours à la décoction de quinquina, à la serpentaire de Virginie. M. le docteur Decazis s'est servi avec avantage d'un remède fort excitant, déja préconisé pour d'autres circonstances: un homme était mourant de la pustule maligne; ce praticien fit incorporer trois grains de phosphore dans une once d'éther sulfurique: cette préparation fut ensuite administrée, par doses brisées, dans l'espace de vingt-quatre heures: bientôt la chaleur gagna les extrémités; le pouls se releva, et le malade échappa à un danger qui paraissait imminent.

Nous n'avons pu fournir la moindre notion sur les causes productrices de la pyrophlyctide endémique; nous éprouvons le même embarras quand il s'agit de son traitement : à cet égard rien n'est encore découvert. Des médecins expérimentateurs ont mis à contribution toutes les méthodes; la nature, interrogée par divers procédés, est restée muette sur ce point comme sur beaucoup d'autres : il est donc constaté de nos jours, que, quel que soit le genre de médication que l'on emploie, la pustule marche, et met d'ordinaire l'espace d'un an pour accomplir sa révolution; quelquefois même, il lui faut un temps plus long; car je l'observe en ce moment sur un écolier âgé de dix ans, né en Syrie, et qui en est atteint depuis sa première enfance. Naguère le vice-roi de Bagdad promit une énorme récompense à un médecin européen, s'il parvenait à guérir une des plus belles femmes de son sérail, qui s'en trouvait atteinte : celui-ci fit mille tentatives ; il n'obtint pas le moindre succès. Dans une matière aussi obscure, je me borne donc à exposer les faits qui sont à ma connaissance. A l'aspect d'un phénomène si surprenant, on peut dire comme Pline : *Scrutare tu causas, potes enim, quæ tanta miracula afficiunt; mihi abundè erit, si satis expressero quid afficitur.*

GENRE XI.

CHARBON. — *CARBUNCULUS.*

Carbo, *Anthrax*, *Pruna*, *Ignis persicus*, *etc.*, des auteurs; *le Mal des ardens* dans le moyen âge; *Charbon de Dieu*, *etc.*; dans l'art vétérinaire et dans le langage rural, ce mal est connu sous les divers noms de *chancre volant*, d'*araignée*, de *muzaraigne*, d'*anticœur*, de *mal noir*, de *mal-fort*, de *peste rouge*, d'*avant-courroux*, de *poujote*, de *louvet*, de *piétin*, de *musette*, *etc.*

Tumeur eczémateuse, circonscrite, arrondie, dure, renitente, ayant son siége dans la membrane cellulaire de la peau, d'abord d'un rouge livide, ensuite noire dans son milieu, et progressivement dans toute son étendue, surmontée d'une ou de plusieurs vésicules lenticulaires, agissant comme un feu concentré dans les parties molles, se convertissant en une croûte brunâtre ou cendrée, contagieuse, ayant une marche aiguë: il attaque non seulement l'espèce humaine, mais encore les animaux domestiques.

Les pathologistes en reconnaissent trois espèces: le charbon *sporadique*, le charbon *épidémique* et le charbon *symptomatique*:

A. Le charbon sporadique (*carbunculus sporadicus*). On nomme ainsi, d'après les maîtres de l'art, l'espèce qui se manifeste sur une partie quelconque du tégument, sans autres symptômes ou accidens maladifs que ceux qui résultent de sa propre essence. On lui a donné différens noms, ainsi qu'aux autres espèces. Elle a été désignée par beaucoup d'auteurs sous les noms de *plaga ignis*, *ignis occultus;* c'est le *pruna* des médecins arabes; sa couleur est tantôt rouge, tantôt livide; tantôt noire, ce qui la fait ressembler à un charbon enflammé.

B. Le charbon épidémique (*carbunculus epidemicus*). Le charbon a été épidémique dans beaucoup de circonstances, mais surtout en l'an 1710, où il ravagea la France entière; il se montra à la suite d'une famine générale. Dans le même temps, il y eut beaucoup de fièvres de mauvais caractère, qui dépeuplèrent surtout le Languedoc et nos provinces méridionales. Cette affection s'est montrée souvent en Italie. L'épidémie dont parle Pline, et dont il nous a laissé le tableau, sans être le charbon que nous décrivons ici, a pourtant l'affinité la plus frappante avec cette affreuse dégénérescence. Ce mal, dit-il, qui apparut sous les deux censeurs L. Paulus et Q. Marcus, s'annonçait par une petite dureté de couleur rouge, assez semblable à une varice : cette dureté avait son siége dans les endroits les plus cachés, et le plus souvent sous la langue, qui noircissait bientôt à son sommet; quelquefois elle offrait un aspect livide, de la tension sans enflure; point de douleur, ni de prurit, ni d'autre symptôme grave qu'une somnolence, qui en trois jours devenait mortelle. Quelquefois cette dureté se trouvait entourée de petites phlyctènes : il y avait de la fièvre, du frisson, et si la maladie gagnait la gorge ou l'estomac, elle emportait rapidement ceux qui en étaient atteints.

C. Le charbon symptomatique (*carbunculus symptomaticus*). Cette espèce est un des plus terribles épiphénomènes de la peste; elle acquiert communément le volume d'une petite muscade ou d'une noix; elle prend des couleurs variées selon les divers temps, et semble imiter en cela la marche progressive de la combustion. Quand elle a parcouru ses périodes, elle donne lieu à une escarre noire, semblable à celle que produit l'action d'un caustique ou d'un corps incandescent.

TABLEAU GÉNÉRAL DU GENRE

ET DE SES ESPÈCES.

Dans cette désastreuse maladie, les forces vitales se retirent dans l'intérieur, et livrent, pour ainsi dire, le corps à la combustion; c'est, surtout, ce qui se remarque quand la gangrène a triomphé: quelquefois, comme l'a dit Stahl, la nature parvient à surmonter les causes débilitantes; mais n'ayant plus le moyen de rétablir les parties altérées, elle les éloigne comme un inutile fardeau.

ESPÈCE. *Du charbon sporadique.* Ce charbon, comme nous l'avons déja dit, s'offre d'abord sous la forme d'un tubercule, dont la base a beaucoup de largeur; ce tubercule devient bientôt une tumeur arrondie, parfois acuminée, d'un rouge plus foncé à sa pointe que dans son pourtour; le malade éprouve alors une chaleur vive, une douleur brûlante, une forte démangeaison ou un sentiment de distension très incommode.

Sur le sommet de la tumeur, on voit une ou plusieurs phlyctènes; dans cet état, elle passe rapidement à l'état gangréneux; il se forme une escarre qu'entoure un cercle noirâtre, et qui ne tarde pas à se détacher : quand la maladie doit être funeste, l'escarre se ramollit, bien loin de passer à la dessiccation. Il se manifeste alors de nouvelles crevasses, par où s'échappe une matière putride, sanguinolente : ce phénomène sinistre est presque toujours suivi de la mort.

Les symptômes les plus redoutables accompagnent la marche et la terminaison de cette maladie : les malades sont extraordinairement tourmentés par des nausées, des vomissemens, des syncopes, des céphalalgies atroces, des insomnies délirantes; les forces s'abattent; tous les phénomènes de l'adynamie augmentent d'une manière effrayante; le pouls se concentre; la décomposition des traits de la face annonce un péril imminent.

Les deux faits suivans ont été recueillis à l'hôpital Saint-Louis : *Première observation.* Une jeune fille de vingt ans arriva avec tous les symptômes d'une fièvre adynamique; elle présentait sur les deux côtés de son visage, qui était extraordinairement tuméfié, et d'une couleur cadavéreuse, deux escarres charbonneuses : une plus grande, oblongue, d'un noir très foncé, s'étendait depuis la commissure des lèvres jusqu'au milieu de la joue gauche; une autre moins grande, bleuâtre, large, moins exactement circonscrite, offrait dans son milieu trois petites élévations phlycténoïdes, et occupait la partie antérieure de la joue droite: toutes deux étaient lisses au toucher, sans présenter aucune saillie; dans la journée elles augmentaient de près d'un quart; les forces de la malade diminuaient rapidement; elle mourut le soir, et le lendemain nous procédâmes à l'examen des deux tumeurs charbonneuses. Le tissu cellulaire était un peu affaissé; la petite tumeur bleuâtre avait pris une teinte verdâtre: la grande tumeur n'avait pas changé, seulement ses bords étaient entourés d'une ulcération circulaire, qui établissait une ligne tranchée de démarcation entre le mort et le vif. A la première incision, la peau seule parut affectée; mais en explorant plus profondément les parties malades, on trouva le tissu cellulaire, les muscles et la membrane muqueuse, réduits en une sorte de putrilage fétide. On voit que les ravages du mal s'étendaient beaucoup plus loin que ne le faisaient présumer les escarres, et que la dégénérescence gangréneuse avait singulièrement altéré l'intérieur avant de se manifester à l'extérieur par la couleur noire des tégumens. *Deuxième observation.* Le deuxième exemple est celui d'un enfant de treize ans, ayant à la lèvre inférieure un charbon, dont on ne pouvait indiquer ni la cause ni le moment de l'invasion. Quand il nous fut présenté, l'escarre paraissait s'être bornée dans quelques points; on y observait un cercle inflammatoire, qui dénotait les limites du mal: elle occupait toute l'épaisseur de la lèvre et, offrait la couleur noire, ainsi que l'aridité qui est propre à ce genre d'affection. La surface des parties environnantes avait un aspect blafard et grisâtre; le malade était dans l'épuisement et dans une prostration extrême; son visage était pâle, décoloré, cadavéreux, ses traits étaient abattus; il lui était impossible de répondre aux questions qu'on lui adressait. Les toniques et les excitans furent aussitôt administrés; on lava la lèvre avec la décoction de quinquina; dès le lendemain, le malade recouvra quelques forces; au troisième jour, l'escarre tomba, et laissa à découvert presque toute la partie correspondante du corps de la mâchoire inférieure; les dents étaient noires, vacillantes, faciles à extraire; le corps de l'os, d'abord blanc, ne tarda pas à noircir: la circonférence de l'ulcère, qui avait d'abord un aspect blafard, était gangrénée, et repandait une excessive puanteur; les lambeaux frappés de mort ne tardèrent pas à se détacher: les toniques furent continués, tant à l'intérieur qu'à l'extérieur; les forces et le pouls se rétablirent; l'appétit était tel, que le malade demandait constamment à manger; la plaie prenait de jour en jour un meilleur aspect, par la chute successive des parties molles gangrénées; mais ses bords ne pouvant plus se rapprocher et se réunir d'une manière immédiate, se cicatrisèrent séparément, ce qui exposa encore le jeune individu à une perte plus ou moins considérable de salive.

D'après ces faits, il est aisé de voir que le charbon marche avec une rapidité funeste; mais son danger doit toujours se mesurer d'après la délicatesse et la sensibilité des parties qu'il occupe: il s'ensuit qu'il est presque toujours mortel s'il se développe dans le voisinage d'une grosse artère, d'un nerf important, ou d'un organe très essentiel dans l'exercice de la vie; il conste, d'une autre part, que les régions les plus sensibles de la peau sont les plus susceptibles d'en être attaquées.

Il y a tant de rapports entre le charbon qui attaque l'homme et celui qui atteint les animaux domestiques, qu'il n'est peut-être pas sans intérêt de rapprocher ici ces deux maladies. Parmi les quadrupèdes, le cheval, ce noble compagnon des travaux de l'homme, est particulièrement susceptible d'en être affecté: les symptômes qu'il éprouve sont dignes d'être racontés; car ce précieux animal est tellement identifié à notre existence, qu'il excite souvent nos larmes et nos regrets. Le charbon ne se montre pas toujours chez lui sous forme de tumeur; il peut s'étendre au large entre les muscles et le tégument: l'humeur la plus âcre et la plus corrosive s'épanche et voyage souvent dans les aréoles du tissu cellulaire.

La tumeur, quand elle existe, est rénitente et dure, perforée dans son milieu, par une ouverture souvent difficile à distinguer : cette ouverture répond à un filament celluleux, que l'on croit être le corps pseudo-membraneux, irréductible par la suppuration; cette tumeur est tantôt unique, tantôt multiple, souvent aussi petite qu'une fève; elle acquiert quelquefois un prodigieux volume; elle est tantôt prompte, tantôt lente dans son apparition et son développement.

Quand le cheval est saisi de ce mal horrible, il

éprouve des anxiétés singulières, il n'entend plus la voix de son maître, la fièvre seule le transporte; son pouls a triplé de vitesse; ses yeux hagards et enflammés expriment l'inquiétude et la fureur : il s'élance, se précipite, et se frappe contre les murs de l'écurie, comme s'il était piqué par mille frélons; après ces agitations frénétiques, il s'abbat sans force sur le pavé; sa force convulsive le relève par intervalles, mais il retombe anéanti.

L'âne, le mulet et le bœuf, sont associés au cheval, pour assister l'homme et le servir : ces animaux vivent de la même nourriture, sont soumis aux mêmes influences, partagent les mêmes maladies. L'action du charbon qui se manifeste sur le tégument produit des résultats tout-à-fait analogues à ceux de la combustion. Les vétérinaires parlent d'une tumeur charbonneuse qui, dès son origine, n'est pas plus grosse qu'une muscade, mais qui bientôt acquiert le volume d'une tête humaine : la matière vénéneuse étend la sphère de ses ravages et se propage dans les organes comme la lave du volcan : quand elle se déclare sur le poitrail, elle peut gagner la gorge et intercepter la respiration : dans d'autres cas, il survient des taches d'une couleur noire ou plus ou moins foncée, la peau se soulève, se détache et crépite sous le doigt, surtout chez les vaches : il circule au dessous une liqueur infectée, dont les effets sont incompréhensibles.

La brebis et le belier également confiés à l'homme, et vivant pour l'homme, sont sujets à cette maladie pernicieuse : c'est surtout à la région frontale de la tête que la tumeur charbonneuse établit son siége; la peau s'y boursoufle comme si elle était frappée d'insufflation; elle s'y dessèche et s'y gangrène; elle y détruit le péricrâne, y noircit les os: les moutons tombent dans un état comateux; la plupart meurent dans les convulsions, et la maladie ne dure guère que vingt-quatre heures.

Le charbon est une maladie universelle; il n'épargne pas plus les volatiles que les quadrupèdes. Un colon de Cayenne admirait un jour dans son habitation une poule d'Inde qui était d'une espèce aussi précieuse que rare: la fièvre charbonneuse la saisit, et en quelques heures, elle cessa de vivre. Durant l'été de l'an 1780, on vit se manifester la plus funeste des épizooties parmi les oies, à Marolles-sur-Seine: on l'attribua à la grande quantité de grain qui s'était séparé de sa balle par l'effet d'une grande sécheresse, à la disette de l'eau et à la corruption des étables: ces oiseaux avaient des taches livides sur quelques parties de leur corps, des tumeurs charbonneuses bien prononcées aux digitations palmées de leurs pieds; leurs chairs se sphacelaient avec une rapidité extraordinaire. Ces fâcheux accidens ne sont pas rares dans certaines saisons calamiteuses: il suffit d'une mauvaise disposition de l'air pour les déterminer.

ESPÈCE. *Du charbon épidémique.* Le charbon règne souvent d'une manière épidémique. Je conseille à mes disciples de lire ce que Marc-Aurèle Séverin a écrit sur le charbon suffocant qui se manifesta en Italie en 1618, et qui enleva une quantité prodigieuse d'enfans à leurs mères : il fut précédé par une terrible épizootie, qui faisait périr les bœufs du même mal. Mais on aime à rapprocher du genre qui nous occupe, les descriptions de l'admirable Arétée. Lorsqu'une partie du corps, dit-il, a déja subi la mort au milieu des parties vivantes, elle se décompose comme la chair d'un cadavre, souvent même avec plus de promptitude; dès lors les malades répandent une odeur tellement infecte, qu'ils ne peuvent plus se supporter eux-mêmes; leur visage est pâle et livide; une fièvre aiguë les consume; ils sont dévorés par une soif ardente qu'ils n'osent étancher, dans la crainte d'augmenter, en buvant, leurs violentes douleurs : ils font de grandes inspirations, afin d'absorber un peu d'air frais; la voix est rauque et presque anéantie; le malade est comme foudroyé (*æger syderatus*); il ressemble à l'arbre dont le feu du ciel a mutilé les rameaux.

Si l'on compulse les annales de l'histoire de France, on y voit que le charbon a été véritablement épidémique dans plusieurs de ses provinces, à l'époque du moyen âge; il parut en même temps une espèce de gangrène à laquelle on donna le nom de *mal des ardens :* c'était comme un feu caché qui brûlait les membres petit à petit, sans que rien pût y remédier : *Ignis scilicet occultus, qui quodvis membrorum arripuisset, exurendo truncabat à corpore.* Cette maladie effraya dès lors à un tel point la population, que la plupart des habitans de Paris quittaient la ville pour se rendre à la campagne, tandis qu'au contraire ceux de la campagne arrivaient dans l'intérieur de Paris pour implorer le plus prompt secours.

Cette maladie se manifesta surtout dans les temps de ferveur pour les croisades. On trouva quelque chose de miraculeux dans son apparition; on s'imagina qu'elle venait du ciel, et on la considéra comme un effet de la vengeance divine. En effet, ce mal affreux consumait sourdement les chairs, tandis que la peau devenait livide : *Est autem morbus hic tabificus, sub extensâ liventi pelle, carnem ab ossibus separans ac consumens.* Ce mal, d'ailleurs, attaquait indifféremment toutes les parties du corps; on remarqua même que ces parties étaient desséchées à un tel point, qu'elles semblaient avoir été torréfiées par la chaleur du soleil.

Qui n'a pas entendu parler du sort misérable des *ardens!* car c'est ainsi que l'on désignait les individus qui éprouvaient des accidens tout-à-fait analogues à ceux de la combustion. Il y avait, du reste, cette différence entre les pestiférés et les charbonnés, que ceux-ci ne mouraient pas; ils restaient dans le monde pour y devenir un objet de commisération et de pitié, après avoir été privés d'un ou plusieurs de leurs membres. La plupart survivaient aux plus nobles parties de leur être; dans les temples, dans les ateliers, dans les places publiques, sur les chemins, dans les rues et les carrefours, partout on ne rencontrait que des personnes horriblement mutilées, et qui croyaient porter l'enfer dans leurs entrailles. Ce fut surtout à cette époque que le nom de *charbon* devint usité dans la classe du peuple : ce nom excitait une terreur universelle ; car la contagion planait sur toutes les têtes ; le berger lui-même n'était point en sûreté contre elle ; il la puisait dans ses étables, au milieu même de ses troupeaux.

Les charbonnés étaient en si grand nombre, que pour les soigner avec plus d'avantage, on les rassembla dans l'église de Notre-Dame, qui fut convertie en hôpital ; alors les succès de l'art étaient liés à la religion : on délibéra même que des flambeaux seraient constamment allumés dans l'intérieur de la nef de cette église, devenue le refuge de la souffrance et du malheur. La maladie prit, dit-on, à cette époque, le nom de *feu sacré* (*ignis sacer*). On raconte même que cet asile tutélaire devint si cher aux malades, qu'on craignait d'en sortir, de peur de s'exposer à une rechute : *Horum dùm quidam vellent ad propria redire, extincto refervescunt incendio, regressique ad ecclesiam liberantur.* Les fléaux de l'ancienne Égypte ne furent jamais plus terribles que tous les maux qui pesèrent vers ce même temps sur toutes les provinces de France. Le charbon régna surtout épidémiquement dans le midi.

Les historiens du temps, quoiqu'ils ne fussent pas médecins, s'accordent tous pour parler d'un feu brûlant qui dévorait les membres avec des douleurs intolérables. Au douzième siècle surtout, les *ardens* menaient la vie la plus misérable, privés de leurs pieds et de leurs mains. Le pape Urbain II fonda l'ordre de Saint-Antoine à l'effet de les recueillir; il choisit Vienne en Dauphiné pour être le chef-lieu de cet ordre, parce que le corps de ce saint y avait été transporté plusieurs années auparavant. On remarquait alors parmi les malades le même abattement, les mêmes défiances, que s'ils avaient été atteints de la peste : le fils s'éloignait de son père, le père n'osait approcher du lit ou reposait son fils; les mères seules furent intrépides; pour elles seules, il n'y avait ni contagion ni crainte.

ESPÈCE. *Du charbon symptomatique.* On a peu parlé du charbon symptomatique, parce qu'il éclate d'ordinaire au milieu de l'horrible cortége d'une multitude d'autres accidens qui caractérisent la marche des maladies pestilentielles; mais il n'en est pas moins le plus sinistre des épiphénomènes : on a souvent vu dans une ville infectée, des hommes tomber d'une mort foudroyante. Il y a réellement, dans ce mode de destruction morbide, quelque chose qui ressemble aux effets du tonnerre; ne dirait-on pas que les charbons sont le résultat d'une déflagration spontanée de ce gaz inflammable, dont M. Bally a une fois constaté l'existence dans le tissu cellulaire sous-cutané?

Les charbons symptomatiques n'ont pas de lieu déterminé où ils se développent exclusivement, comme les bubons pestilentiels; c'est ainsi qu'on les voit se montrer à la face, au cou, à la poitrine, à l'abdomen, au dos, aux bras, aux mains, aux cuisses, aux jambes, aux pieds, en un mot, sur toutes les parties du corps; ils sont tantôt uniques, tantôt multiples; ils affectent tantôt une seule partie du corps, tantôt plusieurs.

Dans la peste observée à Moscou par Diemerbroëck, les charbons s'annonçaient par une pustule miliaire ou par plusieurs réunies entre elles. A mesure qu'elles se développaient, la partie du tégument placée au dessous d'elles perdait sa sensibilité, comme si elle avait subi l'application du cautère actuel: sa couleur devenait noire ou cendrée; toutes les vésicules se réunissaient, et présentaient une espèce de phlyctène remplie d'une sérosité noirâtre. Le pourtour de cette phlyctène était le siége d'une vive inflammation : ces charbons variaient beaucoup quant à leur volume; Diemerbroëck les vit souvent marcher à l'instar du sphacèle, et porter rapidement au loin, sur les parties voisines, tous les ravages de la mortification.

Dans cette même peste, Diemerbroëck remarqua que les charbons qui se développaient au commencement de la maladie ou peu de temps après, étaient d'une nature louable, surtout s'ils avaient leur siége dans les parties charnues; ceux, au contraire, qui se manifestaient aux pieds, aux mains, et sur le trajet de la colonne épinière, étaient très dangereux; mais c'était toujours un mauvais signe quand les charbons apparaissaient tard; et le danger redoublait, surtout si les charbons étaient multiples.

Le charbon pestilentiel n'excède pas communément le volume d'une noix; cependant on en observe quelquefois qui sont d'une dimension plus considérable : le temps de son invasion est très incertain ; ce charbon se déclare rarement le même jour que paraît la maladie, mais à une période plus éloignée. Lorsque plusieurs de ces tumeurs paraissent sur la même personne, elles se succèdent d'ordinaire avec beaucoup de rapidité.

Le charbon pestilentiel est presque toujours caractérisé par de petites vésicules qui reposent sur une peau dure et enflammée ; la tumeur est d'une couleur obscure, et le cercle qui l'environne prend une teinte variée selon les différens temps ; vers le troisième, le quatrième ou le cinquième jour, elle se couvre, à sa partie moyenne, d'une croûte gangréneuse qui bientôt occupe toute sa surface, et qui ressemble exactement à l'escarre noire formée par un fer brûlant. Quand la terminaison est favorable, cette croûte se détache, et laisse un ulcère profond, qui continue de suppurer ; mais, si la terminaison doit être fatale, la croûte reste aride, environnée d'un cercle inflammatoire, et la gangrène se propage considérablement.

Dans certains cas, la tumeur a la forme d'une petite pustule irritée qui devient gangréneuse dès le second jour : elle est cernée par un cercle plus manifestement enflammé. Cette espèce se développe plus particulièrement sur les parties tendineuses, aux doigts et aux orteils ; dans d'autres cas, l'ampoule charbonneuse a la grandeur d'une fève de haricot ; elle se remplit d'une matière brune ; la peau est d'un rouge pâle. Ce charbon est, en général, très douloureux, et on peut en rencontrer plusieurs chez le même malade.

Le docteur Gotwald a décrit un charbon qui, dans la première apparence, présente un petit engorgement à la surface duquel s'élève bientôt un nombre de petites vésicules agglomérées; ces vésicules forment, dans peu de temps, une escarre noire. On trouve cette tumeur au voisinage des articulations. Le docteur Lodges parle d'une éruption vésiculaire qui, dans un cas, couvrait presque tout le corps. Lorsque l'inflammation était considérable, elle devenait promptement gangréneuse.

Quelquefois le charbon pestilentiel débute par une tache d'un rouge sinistre, qui devient plus foncée et proéminente au bout de vingt-quatre heures. La pustule brunit, et ses bords prennent une couleur rosée. Ce charbon paraît à la face, et y détermine un gonflement: la mortification s'étend sur les parties voisines; d'autres éruptions surviennent; tels sont certains furoncles, qui s'élèvent soudainement, s'élargissent, suppurent, et fournissent une matière plus ou moins abondante; des bubons peuvent aussi se manifester. Il n'est pas rare de voir que les aisselles s'engorgent. Il est une variété de charbon qui se manifeste d'abord par une pustule semblable à celle de la petite vérole: elle a la forme d'un cône tronqué; elle présente un point jaunâtre qui, au lieu d'avancer vers la suppuration, devient noir. Enfin, il est des pétéchies que certaines personnes désignent sous le nom de *charbon de Dieu*, et qu'il faut regarder comme un signe funeste. Il est des ampoules arides qui ne contiennent aucune matière dans leur intérieur, et dont l'apparition annonce un danger imminent; quelquefois la peau est chamarrée dans diverses places de raies de différentes couleurs : elles paraissent bleues, jaunes, rouges, brunes ou noires, souvent d'une teinte ombrée. Lorsque ces raies se manifestent à la face, elles lui donnent un aspect affreux, et l'altération des traits est telle, que le malade devient méconnaissable.

On dit, en général, que les charbons sont d'autant plus dangereux, qu'ils présentent une couleur plus noire; viennent ensuite ceux dont l'aspect est livide et flavescent : les charbons qui ont une couleur rouge sont beaucoup moins dangereux. On peut aussi annoncer, comme résultat de l'observation, que plus ces tumeurs sont d'un petit volume, moins elles sont pernicieuses : c'est le contraire pour celles qui ont un volume considérable, et qui passent avec rapidité de l'état de pustule à un grand developpement.

Comment, du reste, espérer de remédier à un symptôme aussi considérable, surtout quand il se présente avec les formes les plus fâcheuses de la maladie pestilentielle, quand la peau est aride ou baignée d'une sueur visqueuse, quand tous les phénomènes morbides sont, en quelque sorte, passifs, et quand tous les mouvemens critiques sont interceptés? Cependant, on doit se livrer à l'espérance quand les charbons marchent vers une suppuration louable, quand les escarres se détachent avec facilité et sans obstacle, quand le ventre est libre, quand toutes les évacuations s'effectuent avec ordre et régularité.

ÉTIOLOGIE.

Les causes qui favorisent le développement du charbon sont aussi fréquentes dans les grandes villes que dans les campagnes. Cette maladie se manifeste surtout chez les individus qui habitent des endroits malsains et marécageux, qui se nourrissent de mauvais alimens, et qui boivent de l'eau bourbeuse ou peu aérée. Un ivrogne fut frappé d'un anthrax à la joue gauche, pour s'être endormi auprès d'un mur infecté par le voisinage d'une charogne. Je me souviens d'un homme qui, après avoir long-temps travaillé dans un souterrain, fut attaqué de douleurs générales; ces douleurs, au moindre mouvement, devenaient insupportables : les gencives se gonflèrent, devinrent fongueuses, sans cependant fournir du sang; enfin la plus vive irritation se manifesta dans un point de la voûte du palais. Le malade prit un miroir pour examiner lui-même la cause d'une sensation aussi étrange; il aperçut une plaque noire: l'ulcère s'étendit en profondeur; il avait son siége au dessous de la partie postérieure droite de la voûte palatine, s'étendait d'arrière en avant, depuis les piliers du voile du palais correspondant, jusqu'à la partie moyenne de la portion horizontale de l'os maxillaire supérieur, et transversalement depuis le bord alvéolaire droit, qu'il côtoyait, jusque sur la ligne médiane. Il offrait l'aspect d'une escarre gangréneuse, de forme arrondie : ses bords paraissaient se séparer des parties saines, par un cercle vivement phlogosé; la membrane muqueuse de la bouche était d'un rouge pâle, et sur différens points de son étendue se trouvaient disséminées plusieurs taches livides.

Le charbon est quelquefois une maladie errante, à laquelle il est difficile d'assigner des causes; mais, quelquefois aussi, il semble qu'on peut accuser les intempéries atmosphériques, surtout les excessives chaleurs, les successions brusques des saisons, certaines pluies froides que les vents rendent encore plus pénétrantes, l'abus des liqueurs alcoholiques, les viandes salées et fumées, l'usage des harengs gâtés, de la morue trop ancienne, du beurre rance, des huiles détériorées, etc. On a constamment vu paraître cette maladie à la suite de la famine; l'histoire des épidémies en fait foi. A l'époque où sévissait le *mal des ardens*, on apprit que le seigle éprouvait une corruption particulière, et que le pain, dans lequel il entrait, déterminait la gangrène : c'était l'effet du *blé cornu*, comme on l'appelait alors dans le Gâtinois. Il fut aussi constaté que ce blé, quand on en usait habituellement, engendrait le délire et une sorte d'engourdissement, mais surtout la fièvre charbonneuse : les extrémités devenaient livides. Noël, jadis chirurgien de l'Hôtel-Dieu d'Orléans, fit la même remarque, et il attribuait à la mauvaise nourriture une gangrène des orteils, qui attaquait surtout les petites filles et les petits garçons dans la première période de leur accroissement. On usait aussi, à cette époque désastreuse, du pain fait avec la farine de gland, avec celle des pepins de raisins, avec la racine d'une espèce d'asphodèle, et autres plantes : ainsi toutes les familles dépérissaient, parce qu'il y avait des germes de mort dans tous les alimens ; les greniers d'abondance étaient vides.

Les causes du charbon chez les animaux domestiques tiennent presque toujours à la mauvaise qualité des fourrages dont on se sert pour les nourrir : ces fourrages sont mal conservés ; on les tient quelquefois dans des lieux humides, où ils se détériorent ; souvent on les place dans des greniers dont les planchers sont à claire-voie, où ils se trouvent bientôt imprégnés de toutes les émanations ammoniacales des étables. Les eaux bourbeuses et stagnantes, les eaux séléniteuses, celles des marécages, qui sont remplies d'insectes putréfiés, ne sont pas moins nuisibles au bétail.

Mauduyt a publié dans le temps un mémoire sur les eaux infectées par les insectes, et sur les mauvais effets qui en résultent pour l'homme et les animaux. C'est lorsque les lacs, les mares, les ruisseaux tarissent, que ces animalcules meurent en masse : leurs dépouilles pourrissent et fermentent ; et quand arrive la saison de l'automne, elles s'y trouvent en dissolution ; on doit penser qu'en pareil cas il est infiniment dangereux pour les bestiaux de se désaltérer dans de semblables eaux ; c'est surtout alors que les villageois doivent les conduire à des sources plus éloignées et plus pures : il faut éviter toute eau qui se renouvelle après avoir été tarie.

Les animaux se ressentent aussi des vicissitudes de l'atmosphère, des saisons froides et pluvieuses, du peu de salubrité de leurs étables, du défaut de propreté, et de toutes les négligences que nous apportons dans leur entretien. N'allons donc pas nous récrier, disait Chavassieu d'Audebert, sur ces terribles épizooties qui dépeuplent quelquefois de vastes étendues de pays ; la cause de ces ravages est bien connue ; il ne faut pas imputer à la nature des animaux les conséquences du mal ; ces conséquences nous appartiennent : c'est nous qui entassons ces animaux dans des lieux infects, et qui portons d'un endroit à l'autre les miasmes de la plus funeste des destructions. Lorsqu'on voit les bêtes sauvages frappées de la même contagion mourir dans le fond de leurs retraites, on doit être presque toujours certain que les germes de leurs maladies leur viennent des animaux en société. »

L'un des principaux caractères du charbon, est d'être éminemment contagieux ; les faits abondent pour le prouver. Combien de fois n'a-t-on pas vu des bouchers imprudens encourir une mort presque soudaine pour avoir plongé leurs mains dans un sang infecté et corrompu ! combien de fois n'est-il pas arrivé que des artistes vétérinaires ont succombé pour avoir donné leurs soins à des animaux malades ! Un jeune berger, par amour du gain, voulut dépouiller le cadavre d'une vache réputée malsaine : on l'apporta à l'hôpital Saint-Louis, frappé d'emphysème et tout couvert de taches fortement pourprées : douze heures après il n'existait plus. Ce qui provoque la surprise dans cette contagion, c'est son inconcevable rapidité. Toutefois, ne vaut-il pas mieux se résoudre à ignorer la cause d'un effet aussi funeste, que de l'expliquer par des hypothèses : ce que l'on sait, c'est que la matière charbonneuse a la fatale propriété de frapper les parties vivantes d'une décomposition identique : *In alio corpore morbum sui simile determinare debet;* semblable, comme l'a dit Fracastor, à l'eau impure du lac Averne, elle brûle et noircit tout ce qu'elle touche.

CURATION.

Le traitement de la maladie réclame les soins les plus prompts; quoique en pareille circonstance l'inflammation paraisse vive et comme foudroyante, il faut craindre néanmoins d'affaiblir les malades par des évacuations inopportunes : c'est l'avis des grands praticiens. On prescrit une diète rigoureuse, on administre des boissons rafraîchissantes, des limonades antiseptiques ; les lavemens peuvent être utiles : on s'est parfois bien trouvé d'un vomitif dès le début de la maladie, quand la langue et l'estomac se trouvent surchargés de saburre ou de matières hétérogènes.

Il faut chercher à favoriser la suppuration par des cataplasmes maturatifs, et quand le centre de la tumeur est ramolli, on peut recourir à l'instrument pour donner issue à la matière purulente. Mais il est des cas pressans et périlleux où il importe de procéder sans aucun délai à l'excision de la tumeur charbonneuse, de la séparer de la peau saine, et d'enlever toute la substance morbide qui la constitue; on se hâte ensuite de cautériser, pour obtenir l'escarre et la cicatrisation : mieux vaut sans doute arrêter les progrès du mal, en y portant de suite un fer rouge : on peut employer, comme beaucoup de praticiens le préfèrent, la potasse caustique ou l'hydrochlorate d'antimoine. On met en œuvre ultérieurement les pansemens dont les procédés sont décrits avec beaucoup de méthode et de précision dans les livres de l'art.

Charles Bayle a publié des observations fort intéressantes sur quelques affections gangréneuses; il cite, entre autres cas, l'exemple d'un individu frappé d'un charbon à la joue droite, sans cause connue. La tumeur, d'un rouge livide à sa surface, avait une base très dure et très profonde; elle était d'ordinaire emphysémateuse dans son pourtour; les douleurs étaient poignantes et comme brûlantes, la bouche était amère et accompagnée de constipation, le pouls était plein et fort : on extirpa la portion la plus endurcie de cette tumeur charbonneuse, et des scarifications furent pratiquées de suite sur le bord de la plaie, laquelle fut ensuite pansée avec des onguens maturatifs; des émissions sanguines furent pratiquées, et on chercha à stimuler les voies digestives par quelques doses de tartre stibié : le malade fut mis à l'usage des boissons orgées et diurétiques; et le travail de la nature fut heureux, parce qu'il fût habilement secondé par les soins de l'art: la suppuration s'établit, et l'escarre se détacha par degrés; le onzième jour l'ulcère était de la meilleure apparence; il se montrait grenu et vermeil; en quelques jours la cicatrice fut complète.

Les procédés suivis en 1709 et 1710, pour combattre le *mal des ardens* et le charbon épidémique, ne différaient guère des moyens curatifs que l'on emploie de nos jours. Aussitôt qu'une partie du corps était menacée, on s'empressait de prévenir cette fatale dégénérescence par des fomentations antiseptiques d'une énergie reconnue; les infusions de sauge, de fleurs de sureau, et de toutes les plantes réputées vulnéraires, étaient employées avec succès. L'emploi de la poudre de quinquina fut aussi préconisé dans des temps peu éloignés de cette époque (*Hist. de l'Acad. des sciences*, 1748). En cherchant à prévenir les progrès de cette décomposition effrayante, nos prédécesseurs prenaient, du reste, conseil de l'âge, du sexe, du tempérament, et surtout de l'expérience. Pour remédier à l'état de torpeur du membre lésé, on se servait, surtout à l'époque que j'indique, du beurre animé par l'alcohol, de l'huile d'olive et de la térébenthine, du sulfate d'alumine, de l'hydrochlorate d'ammoniaque, qui figuraient sous d'autres noms dans plusieurs formules du temps. Les remèdes intérieurs étaient successivement les émétiques, les purgatifs et les toniques éprouvés: la thériaque, et autres substances réputées anti-pestilentielles, entraient dans toutes les prescriptions médicinales.

Pour ce qui est du charbon symptomatique, il faut lire ce qui a été conseillé à ce sujet par Mertens, Orræus, Samoïlowitz, etc. Toute opération manuelle, dans la vue d'extirper les productions pestilentielles, serait certainement pernicieuse; et l'on n'ignore pas qu'à cet égard les expériences de quelques médecins russes furent complètement funestes. Les médecins qui combattirent l'épidémie d'Égypte administrèrent le tartre émétique en lavage, la décoction de pulpe de tamarin, et autres laxatifs fort doux; le baron Desgenettes ordonna l'huile d'olive très chaude par la voie des frictions; mais le camphre, donné à l'extérieur et à l'intérieur, fut envisagé, par plusieurs praticiens attachés à cette mémorable armée, comme un remède aussi puissant que le quinquina. On connaît le grand usage que l'infatigable voyageur, M. le docteur Pariset, a fait du chlore dans ces dernières circonstances. Au surplus, les faits nous manquent pour transiger d'une manière absolue sur ce point de doctrinc. Ne perdons pas de vue ce précepte fameux du grand Boerhaave: *Nulla viro in applicando remedio temeritas, nulla in observando effectu festinatio, nulla in sinistris eventibus occultatio, nulla in extollendis prosperis jactantia.*

GENRE XII.

FURONCLE. — *FURUNCULUS.*

Furunculus vulgaris, furunculus vespajus, furunculus panulatus, furunculus phygethlon, phypella, abcessus nucleatus, etc. de quelques auteurs ; *Furunculus dothien, thermintus, ætholix, papula acuta, etc.* des écrivains du moyen âge ; *Furoncle atonique* de Guersent ; *Anthrax benin* de Boyer ; *Anthrax non contagieux* de Vergnies.

Eczème caractérisé par un tubercule dur, conique et pyramidal, avec douleur lancinante, d'un rouge obscur, ayant à peu près le volume d'une baie de genièvre, d'une aveline ou d'un œuf de pigeon, produisant une suppuration accompagnée d'un corps pseudo-membraneux, vulgairement appelé *bourbillon*. La matière de la suppuration s'échappe par une ou plusieurs issues. Quelquefois l'inflammation est lente ; les symptômes se développent sans douleur et sans acuité ; la tumeur s'amollit, se dessèche, et se couvre souvent d'une croûte légère, sans expulsion préalable d'aucune substance fibreuse irréductible.

Il est utile de distinguer les quatre espèces suivantes :

A. Le furoncle vulgaire (*furunculus vulgaris*). On désigne communément cette espèce sous le nom vulgaire de *clou*, sans doute pour mieux exprimer la profondeur du siége qu'elle occupe ; elle se développe communément sur les parties du corps qui sont le plus pourvues de tissu cellulaire, dans celui qui recouvre le muscle grand-fessier : les cuisses sont particulièrement susceptibles d'en être attaquées, ainsi que le dessous des bras et des aisselles. Les furoncles se logent parfois sous les tendons, et sont alors très douloureux.

B. Le furoncle guêpier (*furunculus vespajus*). C'est à tort que, dans quelques ouvrages, on donne à cette espèce le nom d'*anthrax benin*, puisqu'elle n'est absolument qu'un furoncle plus volumineux que de coutume, ou, si l'on veut, une réunion de plusieurs furoncles ; c'est le même siége qui est envahi ; c'est le même mode d'inflammation qui se développe. Il n'y a guère ici de différence que dans l'intensité des phénomènes, intensité qui dépend manifestement de la puissance des causes. M. le docteur Malvani a dirigé particulièrement son attention sur le furoncle *vespajus ;* on lui doit d'avoir recueilli quelques faits précieux au sujet de cette redoutable maladie. M. Vergnies de Vicdessos, mon élève, s'est particulièrement distingué par le zéle avec lequel il a suivi la marche de cette affection, qu'il désigne sous le nom d'*anthrax non contagieux*. Il a présenté un tableau synoptique, dans lequel il unit le diagnostic du charbon, de la pustule maligne et du furoncle, au traitement de ces maladies et de leurs périodes.

C. Le furoncle panulé (*furunculus panulatus*). C'est l'espèce désignée par les pathologistes sous les noms de *phygethlon*, de *panus*, *panucellum*, *panula*, *etc.* Ces derniers noms lui viennent de ce qu'on a comparé la perforation qu'on observe au sommet de cette petite tumeur à celle de la navette des tisserands. On traite rarement cette affection dans nos hôpitaux, parce qu'elle est jugée d'une trop médiocre importance, et qu'elle n'empêche point ceux qui en sont atteints de vaquer aux travaux ordinaires de la vie; cependant elle est très incommode.

D. Le furoncle atonique (*furunculus atonicus*). Quelques auteurs, M. Guersent surtout, ont parfaitement décrit ce furoncle sous le nom de *furoncle atonique*, *furoncle indolent;* d'autres l'indiquent sous le nom de *faux furoncle*. Cette espèce présente d'abord l'aspect du furoncle ordinaire; elle a la même rénitence et la même couleur; toutefois elle est moins conique et moins élevée, parce qu'elle porte avec elle un moindre degré d'inflammation. Ce furoncle ne fournit point le corps pseudo-membraneux, communément expulsé par le travail inflammatoire.

TABLEAU GÉNÉRAL DU GENRE ET DE SES ESPÈCES.

Le genre *furunculus* prend son rang parmi les phlegmasies interaréolaires du derme. En effet, les phénomènes qui constituent son développement ont leur siége spécial dans le tissu cellulaire et dans les faisceaux vasculaires qui remplissent les aréoles de la peau; ces phénomènes se propagent ensuite jusqu'au tissu cellulaire sous-cutané; mais le corps pseudo-membraneux, désigné sous le nom vulgaire de *ventricule* ou *bourbillon*, n'est pas, dans tous les cas, le résultat nécessaire de l'inflammation furonculeuse. C'est ce que remarque très bien M. Fosbrooke (*ed. méd. and surg. journ.*), lorsqu'il disserte sur les furoncles communément appelés *borgnes*, qu'il regarde, avec raison, comme les *alliés* ou les *satellites* du furoncle ordinaire. Mon élève, M. Daynac, a aussi recueilli des faits qui constatent ce point de doctrine. M. Plumbe, dans son ouvrage (*A pratical treatise on the diseases of the skin*), blâme, avec raison, feu M. Bateman, de n'avoir pas compris le furoncle dans le nombre des maladies cutanées; car, comme je l'ai toujours enseigné dans cette école, le furoncle porte sa première impression sur le tissu muqueux de la peau et le corps papillaire; traversant ensuite le derme, c'est dans le tissu cellulaire qu'il court établir la sphère de son inflammation.

ESPÈCE. *Du furoncle vulgaire.* Le furoncle vulgaire est une tumeur dure et de forme conique, plus ou moins enfoncée dans la couche celluleuse du tégument: elle est caractérisée par une douleur d'abord obtuse, ensuite pulsatile, brûlante, et parfois térébrante. En effet, cette douleur donne souvent la sensation d'une vrille qu'on introduirait dans la peau : son premier début s'annonce par une légère démangeaison; bientôt on aperçoit un petit point blanchâtre sur la partie qui vient de s'enflammer; ce point s'accroît plus ou moins rapidement; il est entouré d'un cercle rosé qui se fonce en couleur à mesure qu'il acquiert plus de volume; la peau environnante est frappée d'une rougeur semblable à celle de l'érysipèle.

La tumeur met communément huit ou dix jours à se développer; quand sa pointe vient à se ramollir, elle offre un aspect bleuâtre; parvenue à sa maturité, elle s'ouvre, et laisse sortir une matière purulo-sanguinolente. J'ai déja dit que la douleur déterminée par le développement du furoncle était une douleur térébrante : *dolor terebrans*; elle doit être comparée à la distension que ferait éprouver un clou fiché dans le tissu cellulaire. Souvent, quand le *bourbillon* est sorti, on aperçoit la cavité cylindrique où ce clou était, pour ainsi dire, enchâssé : *Furunculus enim circa molem indigestam pus accumulat.*

Le furoncle est tantôt unique, tantôt multiple, sur une partie quelconque de l'appareil tégumentaire. J'ai déja fait mention plus haut des furoncles vulgairement appelés *borgnes*, dont beaucoup d'auteurs ont parlé, et qu'on peut en quelque sorte envisager comme étant subordonnés à la tumeur principale. L'observation suivante a été recueillie sous mes yeux par M. le docteur Daynac : Une femme, âgée de quarante-huit ans, marchande à la halle, parfaitement bien réglée, et douée d'une constitution vigoureuse, n'avait jamais cessé de jouir d'une santé robuste, lorsqu'elle vit se développer, à la suite d'un mouvement fébrile, un nombre extraordinaire de furoncles qui s'étalaient sur la région abdominale, et qui semblaient ne se flétrir que pour être remplacés par d'autres. Ces furoncles se succédèrent ainsi, malgré tous les secours de l'art, l'espace de deux ou trois mois. La sensibilité de la peau était singulièrement exaltée.

Le temps avait néanmoins fait disparaître les traces de cette cruelle éruption, et, depuis douze ans, cette personne se livrait, en pleine santé, à ses occupations habituelles, quand, vers le milieu du mois d'avril 1830, les approches d'une seconde invasion furent annoncées par la fièvre, et surtout par un malaise particulier, absolument semblable à celui qu'elle avait éprouvé lors de la première attaque furonculeuse. L'éruption ne tarda pas à se déclarer, mais avec beaucoup plus de violence que la première; car elle occupa non seulement toute la partie antérieure de l'abdomen, mais encore toute la région lombaire, et une partie de la région dorsale.

Voici les observations que ce cas nous présente: Les furoncles n'offraient pas entre eux le même mode de développement, et différaient également par leur marche et leur terminaison. Les grands furoncles, qui n'ont jamais dépassé le nombre de trois ou quatre à la fois, se développaient avec tout l'appareil particulier à ce groupe de dermatoses eczémateuses, parvenaient à la grosseur d'un petit œuf de poule, offraient un rouge foncé, et s'abcédaient pour donner une issue au bourbillon et à la matière purulente, résultat de l'inflammation; les seconds, ou faux furoncles, étaient d'un rouge framboisé, et beaucoup plus nombreux que les premiers; ils formaient, si l'on peut s'exprimer ainisi, les *satellites* du véritable furoncle, et l'entouraient au nombre de six à dix, ne dépassant jamais la grandeur d'un pois. Ils étaient constamment dépourvus de *bourbillon*, et présentaient à leur sommet un petit point blanc de la grosseur d'une tête d'épingle, offrant les apparences d'un foyer purulent; mais leur terminaison naturelle, et l'ouverture de la tumeur par l'instrument, l'ont toujours démenti. L'apparition de ces pseudo-furoncles précédait celle du véritable; leur marche paraissait plus lente, et la tumeur restait plus ou moins long-temps à l'état d'induration.

Le mode de terminaison des furoncles est sujet à certaines variations; il en est qui, après s'être singulièrement développés, s'arrêtent inopinément dans leur marche: l'inflammation se trouve en quelque sorte interrompue dans ses phénomènes; la tumeur s'affaisse lentement. Le liquide extravasé est repris par les absorbans; l'induration diminue, mais la peau conserve plus ou moins long-temps une couleur violacée ou rougeâtre. Cette couleur persiste surtout dans les endroits du derme où le tissu cellulaire est dense et serré.

Mais quelquefois le furoncle qu'on croyait avorté ne tarde pas à reparaître; le travail inflammatoire se ranime, et tous ses phénomènes recommencent: il y a tumeur, chaleur ou douleur; le pus se forme, et bientôt on distingue sa fluctuation; quand le furoncle est volumineux et occupe un grand espace, les ganglions les plus voisins participent d'ordinaire à l'engorgement.

ESPÈCE. *Du faroncle guêpier.* Le furoncle guêpier ou le *vespajus*, a été ainsi désigné, parce que le produit de sa suppuration s'échappe par plusieurs trous ou issues (*per plura foramina*), ce qui le fait ressembler à un guêpier : c'est le *vespasio* des Italiens. Il a été à bon droit nommé *furoncle malin*, à cause des périls qui accompagnent son développement. Quand ses ravages ne sont point arrêtés, son centre s'élargit en envahissant le tissu lamineux dans toute sa profondeur. La tumeur est dure, environnée d'une zone rouge et très enflammée ; son sommet se couvre bientôt d'une ou de plusieurs vésicules qui indiquent un caractère grave ; il s'y développe une douleur vive, et une chaleur à la fois âcre et brûlante.

Il y a bientôt sensation pulsatile et fluctuation ; on aperçoit une ou plusieurs perforations qui se forment sur la peau amincie, et qui donnent passage à une peau grisâtre et sanieuse. On peut extraire des fragmens de cette matière, qui se sépare par escarres : la peau se décolle par les progrès de la suppuration.

Le *vespajus* se déclare d'ordinaire à la nuque, sur la région cervicale. Je l'ai vu s'étendre depuis la tubérosité occipitale jusqu'à la seconde et à la troisième vertèbre du cou ; il se propage quelquefois jusqu'au sacrum ; il peut attaquer les extrémités supérieures. Il est facile de le reconnaître à sa largeur et à son volume, qui égale souvent celui d'un œuf de poule. Quand on débride les parties étranglées par cette phlegmasie extraordinaire, il succède de vastes ulcérations qui, en se cicatrisant, laissent après elles des dépressions enfoncées, comme dans certaines plaies scrofuleuses.

Ce furoncle est fréquemment accompagné d'une fièvre intense; mais cette fièvre paraît être le résultat des efforts dépuratoires de la nature; de là vient que cette tumeur est presque toujours critique, et qu'on la voit se développer à la suite des phlegmasies gastriques et adynamiques.

On rencontre des sujets qui, quoique atteints du *vespajus*, ne laissent pas de vaquer aux occupations ordinaires de la vie; on s'aperçoit seulement que, chez eux, les traits de la face sont plus altérés que de coutume; les yeux sont ternes, la langue est sèche; ils sont, en outre, singulièrement incommodés par un sentiment de gêne et de tension douloureuse qui se manifeste dans toutes les parties affectées.

Le furoncle dont nous parlons est appelé souvent le *furoncle des vieillards*; il n'attaque guère que les personnes avancées en âge. M. Malvani, dont nous avons fait mention plus haut, a recueilli des faits intéressans qui concourent à prouver que cette tumeur a presque toujours son siége de prédilection à la nuque. Cet observateur fait remarquer qu'elle parcourt ses périodes avec plus de lenteur que le furoncle ordinaire; qu'elle arrive plus tard à suppuration. Ce n'est guère qu'au bout de trois ou quatre semaines qu'elle se couvre de vésicules, et qu'elle prend dans son centre une apparence véritablement furonculeuse; c'est alors qu'on aperçoit le travail suppuratoire s'établir et se diviser dans plusieurs foyers séparés, qui communiquent néanmoins par les aréoles du tissu cellulaire. Cette funeste disposition finit par éteindre la vie dans les portions celluleuses qui se trouvent intermédiaires à ces ouvertures; de là dérive la gangrène, terminaison fâcheuse, qui a causé la mort de beaucoup d'hommes. M. Malvani a, du reste, très bien établi la ligne de démarcation qui sépare les deux espèces. Le nom de *vespajus*, que les anciens donnaient à celle-ci, est complètement justifié par toutes ses perforations particulières d'où s'écoule la matière suppurante, et qui l'ont fait comparer aux alvéoles d'un guêpier.

Le *vespajus* n'est pas seulement une maladie propre à l'homme; M. le docteur Malvani fait remarquer qu'elle est fréquente chez les animaux domestiques, particulièrement chez les bœufs, chez lesquels elle atteint d'une manière spéciale le tissu cellulaire qui avoisine les vertèbres dorsales. Par des incisions habilement pratiquées, il serait aisé, sans doute, d'arrêter la marche de cette inflammation phlegmoneuse, et, sous ce point de vue, l'art vétérinaire pourrait s'enrichir de tous les procédés de la chirurgie humaine.

Espèce. *Du furoncle panulé ou phygethlon.* Ce furoncle est une tumeur peu élevée, mais large, dont l'aspect a quelque ressemblance avec celui d'une pustule; il y a douleur et distension, souvent un léger mouvement de fièvre. Cette petite tumeur mûrit avec une lenteur extraordinaire : j'en ai observé une qui a mis près d'un an pour arriver à maturation ; elle était située au coude du bras droit ; elle a été remplacée par une autre, qui est survenue à la cuisse du même côté. Cette tumeur a été très anciennement indiquée par les auteurs sous le titre de *panulé*, parce que lorsque son sommet vient à s'ouvrir ou à se caver, il présente une perforation oblongue ou longitudinale, qu'on s'imagine être semblable à celle d'une navette de tisserand. Nous avons déja fait cette remarque lorsque nous avons, plus haut, signalé cette espèce; et nous n'avons pas cru devoir changer cette dénomination.

Ce furoncle, comme je l'ai déja dit, est très long à aboutir; souvent il reste plus de six mois, et même plus d'une année, dans son état de crudité; il se dessèche à la longue dans sa sphère d'irritation, et, quand on le gratte, il se réduit insensiblement en poussière : il peut se développer indifféremment sur toutes les parties du corps, et, lorsqu'il est dissipé, on remarque bien long-temps, au lieu où il a pris naissance, une tache ecchymosée, pareille à celle qui a précédé son arrivée. Il est essentiel de ne pas confondre les furoncles *panulés* avec certaines éruptions chroniques qui se trouvent parfois disséminées sur le tégument facial.

Le fait suivant est un exemple frappant du *phygethlon* ou furoncle panulé : Un homme d'une taille ordinaire, d'un tempérament sanguin, d'un embonpoint assez remarquable, était habitué à des travaux pénibles; il n'avait jamais eu d'autre maladie de la peau que celle qui fait le sujet de cette observation : il se manifesta un petit point rouge à la partie latérale du nez, du côté droit; ce point était comme ecchymosé; mais, après quelques semaines, il survint un petit tubercule dur, que l'on pouvait saisir et presser entre deux doigts, sans causer la moindre douleur. Ce tubercule fut dix-huit mois stationnaire; il suppura légèrement et s'évanouit; d'autres lui succédèrent de la même manière au tronc et aux membres inférieurs. Tous ces furoncles que nous signalons existent encore aujourd'hui; on les sent facilement sous la peau, et on les comprime en tous sens sans que le malade en souffre; mais un symptôme constant est la tache tantôt brune, tantôt violette, et comme ecchymosée, qui se montre bien long-temps avant que le tubercule se développe, et qui persiste après la guérison.

En général, le sommet de ces singuliers furoncles est rouge, dur, et très rénitent; au premier aspect, on croirait que la suppuration va s'établir; mais ce n'est qu'un léger suintement séreux; il en coule une petite quantité tous les jours; ensuite la petite tumeur se bouche pour se rouvrir par intervalles; elle suscite de légers picotemens, qui surtout se réveillent lorsqu'on frotte la peau malade avec un linge : la dureté persiste; elle ne se résout guère que par quelques écailles furfureuses.

Je ne balance pas à regarder comme une variété de ce furoncle le *phygethlon interdigital* qui se développe entre les deux derniers doigts du pied ; il est chronique de sa nature, et se déclare fréquemment chez les personnes lymphatiques, chez les goutteux, les scrofuleux, mais surtout chez les femmes, à la suite de leurs couches, etc. ; quand on le déchire, il reste ouvert comme une navette, et il en exsude continuellement une matière qu'il ne serait pas salutaire de tarir trop vite. Certains pédicures les répriment avec la pierre de nitrate d'argent, où les extirpent avec leurs instrumens.

ESPÈCE. *Du furoncle atonique* (*furunculus atonicus*). Il faut nécessairement rattacher à ce même genre le furoncle atonique, si bien observé par M. Guersent à l'hôpital des Enfans-Trouvés, et qui n'est pas moins fréquent à l'hôpital Saint-Louis : il est presque toujours la suite ou l'effet des affections débilitantes de l'économie animale. Le nom d'*atonique* lui a été donné, parce qu'il est en quelque sorte un épiphénomène de l'adynamie, et qu'il exige un traitement opposé à celui qui convient aux autres espèces. Chez les enfans, il se manifeste principalement au tronc et au cou ; mais on le remarque souvent aux cuisses et aux jambes des individus scorbutiques, dans beaucoup de maladies sordides, telles que le prurigo, le phlyzacia, etc.

Cette petite tumeur débute comme le furoncle ordinaire ; elle offre le même aspect ; elle est d'abord dure et rénitente au toucher ; elle est toutefois moins conique et moins acuminée, à cause du peu d'intensité de l'inflammation. Tantôt incolore, tantôt violacée, elle manifeste à son sommet une très petite vésicule qui suppure légèrement, et finit par se rompre, pour donner une issue à un fluide séro-purulent mêlé de quelques stries sanieuses. Son caractère spécifique est de ne pas fournir de bourbillon semblable à celui qui se remarque dans les espèces précédentes, le *furunculus vulgaris* et le *furunculus vespajus*. La suppuration est moins âcre et plus homogène; c'est un ulcère grisâtre, autour duquel la peau flasque et découpée du tissu lamineux est, pour ainsi dire, détachée à pic; la tumeur est presque indolente; et voilà encore une différence qu'il est important de noter. Après huit ou dix jours d'existence, on voit s'élever des bourgeons charnus au fond de l'ulcère; les chairs s'avivent, et la nature semble faire effort pour opérer une cicatrice assez étendue. Cette cicatrice est creuse et réticulaire; M. Guersent la compare à celle de la vaccine.

ÉTIOLOGIE.

Les causes du furoncle sont loin d'être exactement déterminées; il est probable néanmoins que cette susceptibilité inflammatoire tient à quelque désordre fonctionnel dans l'économie animale. On peut souvent la considérer comme un résultat sympathique d'un état anormal des premières voies. Il est fréquent de voir le furoncle survenir à la suite des maladies éruptives, telles que la variole, la rougeole, la miliaire : on l'observe pareillement dans le phlyzacia, le cnidosis, la gale, la syphilis, les scrofules, le scorbut, etc.; on l'a même considéré comme critique, parce qu'il se montre surtout dans les convalescences. Le tempérament bilieux et sanguin semble particulièrement prédisposer le corps à cette intempérie morbide du tissu cellulaire.

Certaines saisons paraissent plus propres que d'autres au développement de ces tumeurs; je veux parler des saisons chaudes et humides. Il est pareillement des pays où l'inflammation furonculeuse est plus fréquente; tels sont les pays marécageux, où il y a beaucoup d'eaux stagnantes et corrompues. Cette inflammation est aussi le résultat de la violation des règles de l'hygiène. Les personnes qui vivent dans la malpropreté, qui ne changent jamais de linge, qui se nourrissent d'alimens trop salés ou trop épicés, qui abusent des liqueurs alcoholiques; celles qui voyagent, et se condamnent à rester long-temps dans les mêmes voitures, toujours dans la même situation, éprouvent fréquemment cette fâcheuse indisposition : elle atteint presque toujours les individus livrés à des professions, à des métiers sédentaires; c'est la maladie des jurisconsultes, des gens de lettres; il n'est pas rare de la voir se déclarer après les fatigues d'une vie laborieuse et diversement agitée, après des courses, des navigations lointaines et périlleuses, après des contentions soutenues de l'esprit, des chagrins, et des sollicitudes de toute espèce. Un chirurgien fort expérimenté, et qui a servi long-temps dans la cavalerie française, a remarqué que les furoncles se manifestent habituellement parmi les troupes de cette arme; souvent un grand nombre de militaires en sont atteints à la fois. Cette affection, dit-il, a lieu dans tous les temps, quelle que soit, d'ailleurs, l'idiosyncrasie des sujets, et avec toutes les apparences de la meilleure santé; elle n'altère, chez eux, ni leur appétit ni leur gaîté; elle n'a d'autre inconvénient que la douleur locale, toujours subordonnée au siége qu'elle occupe. Dans cette circonstance, elle est certainement le résultat de la compression exercée par la selle sur les parties exposées à un frottement continuel. J'ai vu un soldat cosaque, chez lequel nous comptâmes près de cent furoncles, dont le siége était dans la région du sacrum et aux extrémités inférieures. Mais, ce qu'il y a de très remarquable, et ce qu'il faut attribuer, sans doute, à l'extrême sympathie qui lie entre elles toutes les parties correspondantes du tissu cellulaire, c'est qu'on voit des clous se déclarer, consécutivement ou simultanément, ailleurs que dans les endroits exposés aux causes mécaniques que nous venons d'indiquer. C'est ainsi qu'indépendamment de ceux qui s'observent aux fesses, à la marge de l'anus, il s'en établit au ventre, au dos, au cou, à la face, aux bras, aux jambes, aux pieds, etc. Serait-ce à l'air ammoniacal des étables? serait-ce à l'inspiration habituelle de la poussière sur les grands chemins qu'on pourrait attribuer, comme on l'a dit, la fréquence des furoncles observés chez les palefreniers, les voituriers qui donnent habituellement des soins aux chevaux? Cette assertion a besoin d'être appuyée sur de nouveaux faits.

CURATION.

Pour déterminer maintenant le meilleur mode de curation, il importe de se bien pénétrer des différences observées entre le furoncle et le charbon, qui constitue le genre précédent. Il ne s'agit plus d'un venin ou miasme particulier, qui se déploie avec plus ou moins d'effervescence dans l'économie animale; ici tout est subordonné à une inflammation développée dans les faisceaux vasculaires qui remplissent les aréoles du tissu cellulaire de la peau; la fièvre n'est que consécutive à cette inflammation; elle la suit comme l'ombre suit le corps; chaque période de la tumeur a, pour ainsi dire, une intention qui lui est propre; mais le but final de la nature, en cette occasion, est, sans contredit, d'opérer la sortie de ce corps pseudo-membraneux que nous avons déjà mentionné, de ce noyau irréductible, créé au centre de cette vive eczémation, et que les anciens désignaient sous le nom de *ventricule de l'abcès*. Le premier soin du thérapeutiste est de préparer cette expulsion par l'application des cataplasmes émolliens ; on réitère cette application jusqu'à ce que le furoncle soit en pleine maturité. On emploie, pour la composition de ces cataplasmes, la farine de seigle, celle de riz, la semoule, enfin, toutes les substances qu'on croit pouvoir favoriser cette ouverture spontanée. C'est une assez bonne pratique que d'appliquer à la base, et sur le pourtour de la tumeur, une couronne de sangsues. Dans notre hôpital, nous avons employé les premiers la pierre de nitrate d'argent, pour faire avorter le travail inflammatoire. Notre procédé a été depuis adopté par beaucoup de praticiens, qui en retirent journellement le plus grand avantage, s'il est employé avec discernement.

Le *vespajus* ou *furoncle-guêpier* réclame des soins plus attentifs ; quand l'inflammation n'est pas excessive, on se borne à l'emploi de quelques topiques maturatifs. Cette pratique produit parfois une suppuration abondante qui s'échappe par plusieurs trous, comme au travers d'un crible ou d'un guêpier ; mais souvent ces divers trous ont trop d'exiguité pour donner passage à plusieurs *bourbillons*, tels qu'on les rencontre dans les grands furoncles ; il s'accumule alors une certaine quantité de pus, au milieu du foyer qui les recèle ; dans cette occurrence, on n'a besoin, pour les expulser, que de diviser les brides qui séparent les trop petites ouvertures. Si pourtant la tumeur est énorme, il faut craindre les suites d'un étranglement, qui amène presque toujours la gangrène. L'incision cruciale est promptement nécessaire pour prévenir un tel danger, et l'art prescrit qu'elle doit toujours dépasser les derniers cercles inflammatoires. Le malade est soudainement soulagé par ce débridement local, qui a le double avantage de désemplir les vaisseaux sanguins et de faire sortir l'escarre gangréneuse. L'emploi des scarifications fut autrefois mis en grand crédit par Ambroise Paré. On a aussi proposé de cautériser le mal avec la potasse caustique : les bons effets de ce moyen ont été particulièrement appréciés par M. Caron, d'Annecy; et M. Maunoir, célèbre chirurgien de Genève, a pareillement suivi cette méthode avec une pleine réussite. Quand les furoncles sont épidémiques, quand ils dépendent de la constitution régnante; quand ils arrivent après de longues maladies, il survient par intervalles des abcès froids, dont on parvient lentement à effectuer la maturation par l'application réitérée des bouillies farineuses, et qu'on vide, quand il est temps, avec le secours du bistouri.

Nous avons parlé du furoncle *panulé* et du furoncle atonique, qui ne réclament guère les émolliens que dans le premier stade de leur apparition. Les excitans locaux sont ensuite préférables; ce n'est pas sans utilité qu'on les humecte avec l'acide hydro-chlorique, ou avec une dissolution légère de chlorure de sodium. Les bains alcalins, les douches à l'arrosoir, servent à tirer le système de son inertie; mais, pour bien diriger cette cure, il faut pareillement insister sur quelques remèdes intérieurs : on soumet les malades à un régime modéré. Si la langue est saburrale, et si elle indique une surcharge des premières voies, on administre le tartre stibié comme vomitif ou en lavage : les laxatifs ne sont pas moins avantageux. Pour éviter les récidives, en semblable cas, les anti-scorbutiques sont particulièrement indiqués ; les préparations ferrugineuses, les bouillons amers, les sucs d'herbes conviennent d'une manière spéciale ; il faut accorder de bons alimens. On se trouve quelquefois très bien de cette thérapeutique fortifiante. Ces sortes de furoncles sont presque toujours symptomatiques. Il faut coordonner leur traitement dans la proportion des résistances à vaincre et des périls à surmonter ; c'est à l'association savante des secours les plus variés que le médecin doit ses plus brillans succès.

FIN DU PREMIER GROUPE.

DEUXIÈME GROUPE.

DERMATOSES EXANTHÉMATEUSES.

Plus certaines maladies sont fréquentes, plus elles doivent exciter la sollicitude des observateurs. Cette vérité s'applique particulièrement aux exanthêmes, qui forment un groupe de phénomènes morbides, singulièrement funestes à l'espèce humaine, qui la détruisent dans sa source. On les voit parfois régner épidémiquement, et produire des ravages extraordinaires, au point de dépeupler les villes et les états. Peut-on parcourir les annales du monde sans être profondément ému des victimes de la variole, de la rougeole, de la scarlatine, du pourpre, pour ne rien dire des éruptions pestilentielles ? Il importe donc que les recherches des médecins concourent à éclaircir leur histoire et à perfectionner leur traitement.

Le diagnostic des dermatoses exanthémateuses est d'autant plus facile à établir, qu'elles sont perceptibles à nos sens : on peut les signaler d'après leur couleur, leur figure, leur dimension, d'après la marche régulière qu'elles suivent, d'après les régions qu'elles occupent, etc.; leurs symptômes extérieurs et principaux établissent entre elles une telle différence, qu'on les distingue à la première vue. Toutefois, si l'on consulte toutes les nomenclatures admises par les auteurs, on s'aperçoit de beaucoup d'incertitudes qu'il est essentiel de dissiper. On a attribué à certaines espèces des caractères qui sont loin de leur appartenir, et la confusion des mots a souvent frappé de stérilité les soins curatifs des praticiens.

Il est, du reste, nécessaire de restreindre la signification du mot *exanthème*, et de ne point l'étendre jusqu'aux maladies qui dépendent d'un état purement inflammatoire de la peau. En effet, les dermatoses exanthémateuses semblent être le produit d'une sorte de fermentation interne qui a pour but ultérieur la santé de l'homme; ce qui prouve cette destination finale, c'est, par exemple, le virus vaccinal, qui, lorsqu'il est introduit artificiellement dans le système lymphatique, modifie la peau de manière à la rendre presque inaccessible au virus de la variole. Ces affections ont, en outre, des stades bien marqués; ils ont leur moment d'incubation, leur moment d'invasion, leur moment d'apparition, leur moment de maturation, leur moment de dessiccation, comme les fleurs des végétaux, auxquelles les pathologistes les comparent.

On dirait que l'homme apporte, en naissant, le germe qui donne lieu à ces singulières éruptions; le vulgaire les regarde même comme un tribut obligé de l'espèce humaine. La plupart d'entre elles n'apparaissent qu'une fois dans le cours de la vie, et c'est, en général, dans les premières années, quand la peau est plus active et plus perméable à l'action de ces levains fermentateurs. Le printemps et l'automne favorisent d'une manière spéciale leur développement.

Il semble même que lorsque la peau a été une fois imprégnée de ce levain mystérieux, propre à certains exanthêmes, et en a complètement développé les résultats, elle n'est plus apte à les reproduire; c'est une sorte de redevance à laquelle la vie humaine n'est soumise qu'une fois, et à laquelle tout le monde s'attend : si quelque obstacle l'empêche de s'effectuer chez certains individus, ils achètent parfois ce retard funeste aux dépens de leurs jours; de là vient qu'on regarde généralement comme inexcusable la négligence que beaucoup de personnes apportent à prévenir ce mal funeste par le secours d'une inoculation salutaire. Tous les hommes ambitionnent un pareil bienfait; partout ils l'envisagent comme une garantie pour leur conservation : ici la nature assure la santé par la maladie.

Ces considérations jettent, à mon gré, le plus grand jour sur le diagnostic des dermatoses exanthémateuses; et M. le docteur Chanel a, ce me semble, très bien choisi son sujet lorsqu'il a solennellement disserté dans une thèse inaugurale sur la nature et le but final de ces affections : *An in exanthemate acuto ac febrili morbus sit totus in inflammatione cutis?* On voit maintenant d'une manière très distincte la ligne de démarcation qui sépare ce groupe du précédent. Les eczèmes dont nous avons fait mention, tels que l'érythême, l'érysipèle, le pemphix, le zoster, le phlyzacia, le furoncle, etc., n'ont certainement rien de commun avec ces semences morbides qu'on voit surgir de l'économie pour faire irruption sur le tégument.

On sait donc rigoureusement aujourd'hui ce que signifie la dénomination d'*exanthême* dans la langue médicale; elle ne signifie autre chose qu'*éruption;* elle répond au mot *efflorescence.* Les nosologistes qualifient ainsi des papules, des vésicules, des pustules, qui, après quelques phénomènes précurseurs, viennent se manifester à la périphérie de la peau: leur apparition à l'extérieur du corpss' associe presque toujours à des mouvemens fébriles.

Il n'est pas rare de voir que ces mouvemens de pyrexie tantôt devancent, tantôt suivent le développement de l'exanthême. Dans le premier cas, ils cessent ou diminuent considérablement, quand l'efflorescence est décidée. Cependant l'éruption poursuit sa marche jusqu'à sa parfaite dessiccation; c'est là du moins ce qu'on observe dans la variole qui parcourt ses périodes avec régularité.

Toutefois les pathologistes remarquent aussi que la fièvre ne marche pas toujours avec le même ordre; tous les types lui sont propres; elle est tantôt continue, tantôt intermittente; mais, dans les deux cas, il semble qu'elle soit un instrument nécessaire pour éliminer une matière nuisible. La nature a recours à ce moyen quand les autres excrétions critiques ne lui suffisent point. Voilà, du reste, la raison qu'on croit suffisante de ces pyrexies, plus ou moins violentes, qui servent de cortége aux dermatoses exanthémateuses.

Mais, qu'arrive-t-il quand les premières tentatives de la nature sont insuffisantes, et quand des foyers d'irritation et d'infection existent encore dans la masse du sang? La fièvre doit nécessairement survivre à l'éruption; elle doit être sujette à des retours, à des mouvemens secondaires; elle doit se réveiller par des paroxysmes, jusqu'au moment où l'économie est totalement purgée des matières excrémentitielles qui la surchargent; elle doit se montrer essentiellement redoublante jusqu'à l'heure où toutes les fonctions de l'économie rentrent dans leur état normal.

Les miasmes de tout genre que recèle l'air atmosphérique ont été rangés par les physiologistes au nombre des agens délétères qui influent plus ou moins activement sur la manifestation des dermatoses exanthémateuses. Ces miasmes, matériellement absorbés par les corps qui en sont susceptibles, portent le trouble dans toutes les fonctions, et pervertissent les facultés vitales de manière à les faire réagir vers la périphérie du système, et à susciter tous les phénomènes d'une éruption qui a des périodes bien déterminées. C'est ici le cas de répéter, après l'ingénieux Bordeu, que *le tempérament est le champ qu'ensemence la maladie.* Ces miasmes sont à peine introduits dans le corps vivant, qu'ils y suscitent des mouvemens réacteurs, dont la plupart donnent lieu à des efflorescences cutanées.

Mais, ce qu'on n'a pas expliqué, ce qu'on ignore complètement, c'est la raison des diversités que nous offrent ces éruptions incompréhensibles; c'est la raison de leur marche progressive, de la régularité de leurs stades, de leur mode de terminaison; on ne sait comment se rendre compte de leur coloration, de leur élévation au dessus du niveau des tégumens, de leur configuration, des phases qui les caractérisent: avouons qu'ici tout est singulièrement énigmatique. Toutefois on ne se méprend guère sur les caractères tranchés qui les distinguent, et c'est là un des grands avantages de la méthode naturelle qui les rassemble en les coordonnant.

Tout ce que nous pouvons croire, c'est que les miasmes agissent comme de vrais fermens dans la production des exanthêmes: cette idée était celle des anciens. Les physiologistes ont, d'ailleurs, constaté l'analogie qui existe entre les venins sécrétés par certains animaux et ceux qui donnent lieu aux phénomènes de la variole, de la rougeole, de la scarlatine, de la miliaire, etc. Au surplus, pour tout éclaircir dans une matière aussi difficile, il faudrait suivre tous les faits dans la série régulière de leur propagation; il faudrait mieux connaître la loi générale qui établit leurs rapports.

Les dermatoses exanthémateuses s'observent chez les animaux domestiques. Mon honorable ami, M. Chavassieu d'Audebert, avait suivi la marche de la rougeole sur la brebis; feu M. Paulet, médecin de Fontainebleau, avait pareillement étudié tous les phénomènes de cette éruption sur un singe, chez lequel toutes ses périodes avaient été marquées avec une extrême pureté; il rapporte que cet animal couchait avec les enfans de la maison, et qu'il avait pris d'eux cette maladie. Le singe éprouva les mêmes symptômes, jusqu'au coryza, et au larmoiement qui s'observent dans l'espèce humaine : il guérit par les mêmes remèdes.

On voit chez les animaux presque autant de différences dans leurs maladies éruptives qu'il y en a dans la forme de leur enveloppe tégumentaire; chez les quadrupèdes, par exemple, ces maladies ne s'effectuent et ne se préparent qu'avec une extrême difficulté; on n'observe pas en eux, surtout dans les grandes espèces, cette régularité dans les phénomènes qui se rencontrent chez l'homme; on voit seulement aux endroits du corps qui sont le moins garnis de poils, comme à la tête, au nez, aux lèvres, au cou, au pli des cuisses, aux mamelons, etc., de grandes taches rouges, brunes ou livides, de grosses pustules, etc.; on y aperçoit des tumeurs qui prennent l'apparence du sphacèle, ou la terminaison de la gangrène. Ainsi, par exemple, l'exanthême variolique du mouton se fait souvent jour par un dépôt unique, et détruit le siége où il se déclare; il éclate sur le pied et fait tomber la corne. On peut dire que, chez ces animaux, le mal s'irrite et s'aggrave par les difficultés qu'il trouve à surgir en dehors. Les désastres et la profondeur des abcès sont en raison des obstacles et des résistances que présente l'organe cutané.

Je reviens aux exanthêmes qui semblent être plus spécialement le partage de l'espèce humaine. Rien, je le répète, n'étonne autant que leur diversité; les uns n'attaquent qu'une partie du corps, les autres s'étendent successivement sur l'universalité du tégument; il en est qui s'annoncent par un violent prurit, et il en est qui ne font pas éprouver la sensation la plus légère: on en voit qui se montrent sans fièvre; on en voit d'autres dont l'efflorescence ne s'établit qu'avec des mouvemens fébriles très prononcés. Plusieurs de ces affections éruptives s'évanouissent sans laisser aucune trace de leur passage; plusieurs sont suivies d'ulcération.

Les médecins cliniques distinguent les exanthêmes en exanthêmes normaux et en exanthêmes anormaux. Ceux de la première sorte sont accompagnés d'une fièvre médiocre, et ont une durée déterminée: ils parcourent leurs stades avec les symptômes ordinaires; les autres, au contraire, se prolongent irrégulièrement, et semblent ne donner lieu qu'à des accidens insolites. Parmi ces accidens, il faut particulièrement énumérer le pouls faible et intermittent, l'urine pâle ou claire, rougeâtre ou saturée, une vive affection cérébrale, les soubresauts, les convulsions, le délire féroce, l'injection sanguine des yeux, les larmes involontaires, mais surtout une immense oppression de poitrine, avec anxiété précordiale, qui paraît dépendre d'une affection spasmodique du diaphragme, des poumons et des muscles du thorax; qui peut également dériver de l'irritation de l'épigastre ou des hypochondres.

La mobilité des exanthêmes n'est pas moins digne de remarque, et le phénomène de leur rétrocession est aujourd'hui un point de doctrine capital dans la pathologie cutanée. Forestus observe que lorsque les pétéchies se suppriment à l'improviste, cet accident donne lieu à une violente gastrodynie, à l'oppression précordiale, à la dyspnée, etc. Toutes les éruptions critiques, telles, par exemple, que celles de la miliaire chez les femmes en couche, sont dans le même cas; quand elles se portent sur l'organe cérébral, elles suscitent le délire, la phrénésie, les convulsions; quand elles se dirigent vers la poitrine, l'asthme, la péripneumonie et le catarrhe suffocant se manifestent; si c'est vers l'abdomen, on voit arriver l'entérite, la diarrhée ou la dysenterie-sanguino-purulente, présage d'une gangrène presque toujours mortelle.

Mais ce qu'il importe surtout de considérer, ce sont les accidens qui résultent des déviations intempestives de la matière varioleuse; elle semble particulièrement se diriger sur l'appareil glanduleux; elle y fait naître des indurations : c'est ainsi que, déposée sur les ganglions voisins des articulations, elle rend difficiles, pénibles ou impossibles, les mouvemens des membres. Parmi ses suites les plus communes, il faut encore ranger les abcès, les ulcères, la toux, la fièvre lente, les ophthalmies, les altérations diverses de la cornée, l'obcurcissement de la vue, l'œdème partiel ou général, etc.

La rougeole régulière est rarement dangereuse; mais elle le devient par sa complication avec d'autres maladies. Il faut craindre surtout la rétrocession de cet exanthême, qui donne lieu à l'exacerbation de la fièvre, à la toux, à la dyspnée, à l'angine, à la phthisie pulmonaire, à l'anasarque : on a même vu, dans certains temps, ces maladies redoutables survenir après la guérison d'une rougeole, en apparence heureuse; car il y a ceci de particulier, que l'éruption ne se dissipe point avec la fièvre, comme dans la variole; elle éprouve tout au plus une légère diminution; mais les mouvemens irréguliers de l'exanthême sont à craindre.

On a beaucoup disputé sur l'origine primitive des exanthêmes; il paraît qu'ils peuvent occuper différens siéges dans l'appareil tégumentaire, et les pénétrer avec plus ou moins de profondeur :

les uns n'attaquent qu'une partie du corps ; les autres s'étendent progressivement sur toute la périphérie du système. Il sera curieux de rechercher dans tous les temps les rapports des tissus élémentaires de la peau avec les taches, les papules, les vésicules, les bulles, les pustules, les tubercules, etc. Ce que l'on sait déja ; c'est que parmi les exanthêmes il en est qui résident dans les capillaires cutanés ; plusieurs éclatent dans le corps muqueux de Malpighi, d'autres dans la toile cellulaire.

La peau est une surface essentiellement respirante : *etiam cutis pulmo est;* elle a des voies par où s'éliminent les résidus excrémentitiels de ce qui a été l'objet du travail de la vie. Qui sait si la plupart des maladies qui nous occupent ne tiennent point à l'embarras passager de ces conduits auxquels les mouvemens excrétoires sont spécialement confiés ? Peut-être faut-il attribuer les exanthêmes à une transformation anormale des matières que la nature doit élaborer.

Je finirai par une considération bien propre à fixer la ligne de démarcation qui existe entre les dermatoses exanthémateuses et les dermatoses eczémateuses qui ont été l'objet du groupe précédent. En effet, les altérations cutanées, communément signalées sous le titre d'*eczèmes*, sont d'ordinaire le résultat de nos imprudences ou des écarts attachés à notre civilisation ; mais celles qu'on a cru devoir désigner sous le nom particulier d'*exanthèmes* planent en quelque sorte sur nos têtes, comme des calamités inévitables; elles fondent sur le genre humain à l'exemple des vents et du tonnerre, sans qu'on puisse souvent découvrir à quelle source il faut les rapporter.

Dans le système de classification que nous avons établi, il est sans doute peu de groupes qui soient plus dignes d'une méditation sérieuse; car ici se présentent une foule de problèmes à résoudre sur la population, la conservation et la propagation du genre humain, sur tout ce qui touche à l'hygiène publique; tout doit exciter l'intérêt et l'attention là où tout excite la surprise. La plupart de ces exanthêmes se présentent d'une manière épidémique. Quels sont donc ces fléaux dévastateurs qui multiplient les victimes, qui couvrent d'un voile funèbre nos villes et nos campagnes? Nous n'en savons rien. La nature a rendu pour nous inexplicables ces catastrophes qui viennent par intervalles dévaster l'univers. On dirait que la Divinité qui détruit est constamment en lutte avec la Divinité qui conserve; on dirait que l'homme a été précipité dans un monde ennemi; il n'a pas toujours le temps d'y finir sa carrière; le vent de la destruction l'y poursuit, et l'air, cette première pâture de la vie, s'y convertit en poison pour lui.

GENRE PREMIER.

VARIOLE. — *VARIOLA.*

Variolæ Arabum de MERCURIALIS ; *Variolæ regulares ; variolæ anomalæ ; variolæ confluentes, nigræ ; variola discreta dysenteroïdes* de SYDENHAM ; *Variola confluens crystallina ; variola confluens corymbosa* d'HELVÉTIUS : *Variola discreta miliaris* du même auteur ; *Variola discreta ; variolæ cohærentes ; confluentes malignæ* de MORTON ; *variola sanguinea ; variola siliquosa, verrucosa, vesicularis* de FREIND ; *Febris variolosa* d'HOFFMAN ; *la Petite vérole, la varioloïde, la varioline* des Français ; *la Picote* de nos départemens méridionaux.

Exanthême aigu, fébrile, contagieux, se manifestant à la surface de la peau par des pustules phlegmoneuses qui se développent du troisième au cinquième jour, qui suppurent ensuite pour se dessécher en croûtes caduques, et laisser après elles des taches, des dépressions ou des cicatrices plus ou moins profondes, plus ou moins durables. Cet exanthême n'a lieu d'ordinaire qu'une fois dans le cours de la vie.

Pour éclairer la marche et les procédés curatifs du praticien, il est essentiel de distinguer dans ce genre trois formes ou espèces principales :

A. La variole discrète (*variola discreta*). On nomme ainsi celle qui se déclare communément par des pustules plus ou moins distantes les unes des autres, de forme circulaire, contenant un pus louable. Cette espèce est rarement mortelle; elle se distingue communément par la simplicité et la régularité de sa marche, par le peu d'intensité de ses symptômes et par son heureuse terminaison. Toutes les fois que l'éruption se montre d'une manière aussi bénigne, la peau ne conserve ni empreinte ni cicatrice.

B. La variole confluente (*variola confluens*). On qualifie de ce nom l'exanthême varioleux, toutes les fois qu'il se caractérise par des pustules nombreuses et rapprochées les unes des autres, au point de former des plaques de diverse étendue; il est même des cas où ces pustules se trouvent tellement confondues, qu'il est impossible de distinguer la ligne qui les sépare; dès lors le fluide qu'elles contiennent prend de jour en jour une teinte plus foncée. Les symptômes de l'éruption sont, d'ailleurs, beaucoup moins modérés que dans l'espèce précédente; car cette variole est souvent mortelle; dans le cas contraire, elle laisse parfois sur le visage et autres parties du corps des traces irréparables de son apparition.

C. La variole mitigée (*variola mitigata*); quelques praticiens l'appellent *varioline;* on la désigne aussi fort improprement sous le nom de *varioloïde*. Il est très important de signaler cette forme, actuellement surtout que la variole a été singulièrement modifiée par les inoculations de tout genre, entreprises par un si grand nombre d'expérimentateurs. Le premier caractère de cette éruption est d'être moins dangereuse que la petite vérole ordinaire; ses dernières périodes s'accomplissent avec plus de rapidité. On la reconnaît aussi à la petitesse, à la flaccidité de ses pustules, à une fièvre mal soutenue, et à une sorte d'irrégularité dans sa marche et son développement, qui ne s'observe point dans les autres espèces. La description que nous en présenterons fera mieux ressortir ses différences.

A ces trois formes spéciales qui représentent l'ensemble de l'exanthême varioleux, on peut rattacher, comme autant de variétés, toutes les modifications particulières que peuvent imprimer aux pustules le tempérament, l'idiosyncrasie, la constitution régnante et autres influences. C'est ainsi que les praticiens cliniques distinguent, 1° les pustules *cristallines;* on donne ce nom à celles qui sont remplies d'une humeur lymphatique et transparente; elles sont tantôt discrètes, tantôt confluentes; 2° les pustules *siliqueuses;* elles sont flasques, et d'ordinaire tout-à-fait vides de matière purulente; 3° les pustules *cornées* et les *verruqueuses,* ainsi désignées à cause de leur dureté et de leur ressemblance avec de petites verrues : elles sont remplies d'une matière poisseuse et tenace, peu apte à la suppuration; on les regarde comme un symptôme de malignité; 4° parmi les variétés les plus remarquables, il faut surtout signaler les pustules *tuberculeuses,* qu'on observe particulièrement chez les Noirs africains et américains; elles consistent d'abord en de larges papules qui se convertissent en éminences dures, raboteuses, tuberculeuses à leur base, aplaties à leur sommet : plusieurs épidémies récentes en ont offert des exemples; 5° il est des circonstances fâcheuses où les pustules sont appelées *sanguinolentes*, *gangréneuses*, *charbonneuses*; on les a surtout remarquées dans les temps de disette et de famine; 6° il est une autre variété non moins digne de notre attention; c'est celle des *pustules rosées* ou *morbilleuses*; c'est une tuméfaction universelle et rougeâtre, tellement uniforme, que les pustules dont elle est semée sont à peine visibles, etc. Ainsi la variole est comme la lèpre; elle épuise, pour ainsi dire, tous les modes, toutes les nuances, toutes les métamorphoses de la morbidité et de la corruption.

TABLEAU GÉNÉRAL DU GENRE ET DE SES ESPÈCES.

Il est des médecins qui attribuent une grande antiquité à la variole. Cette redoutable affection est-elle antérieure aux Arabes, aux Musulmans, aux Maures, aux Sarrasins? Serait-il vrai qu'elle se fût jadis montrée sous le beau ciel de la ville d'Athènes? C'est un point de discussion qu'il faut abandonner aux érudits. Dans un ouvrage uniquement consacré à l'exposition des phénomènes cliniques, contentons-nous de les observer, contentons-nous de les décrire. Est-il, au surplus, une maladie qui produise des effets plus étranges et plus inouïs! Meurtrière comme la peste, dégradante comme la lèpre, elle ouvre partout des milliers de tombeaux à la race humaine; et il serait difficile de nommer un point du globle où elle n'ait point encore pénétré.

Si la découverte de l'immortel Jenner avait donné tous les fruits dont elle est susceptible, si ses premiers bienfaits avaient été religieusement conservés, et heureusement reproduits, on ne parlerait plus de la variole que d'après des souvenirs; mais il semble que l'homme n'ait point assez apprécié le meilleur des biens. Par quelle fatalité fait-il donc si peu de cas de ses ressources, pour s'abandonner aux chances du hasard? Jamais l'occasion ne fut peut-être plus favorable pour approfondir cette contagion que dans ces dernières années, où elle s'est montrée épidémiquement dans nos hôpitaux et dans nos villes, où elle s'est diversement compliquée, et amalgamée, pour ainsi dire, avec tant d'autres levains morbides qui peuvent assaillir le genre humain.

Procédons avec méthode dans cette description. Mais, avant d'exposer toutes les horribles formes que la variole peut revêtir, jetons un coup d'œil général sur cet exanthême. On se plaît à voir comment la nature marque d'un signe caractéristique chacune de nos affections, et dessine, en quelque sorte, ses traits et sa physionomie. Pour pénétrer néanmoins jusqu'à l'essence de ces affections, il importe d'étudier les règles de formation auxquelles cette même nature les assujétit; il importe de méditer le plan qu'elle suit dans le développement des phénomènes morbides. Est-il une science plus utile que celle qui tend à nous initier jusque dans les mystères de la maladie et de la destruction?

Pour peu qu'on observe la marche de la variole, pour peu qu'on réfléchisse sur les actes physiologiques qui constituent son incubation, son invasion, son éruption, sa maturation, sa dessiccation, on ne peut certainement s'empêcher de comparer cet ordre merveilleux de phénomènes à celui de la germination des graines par lesquelles s'entretient et se propage le règne végétal. Les anciens n'avaient pas méconnu cette analogie; c'est une heureuse conception de leur part, d'avoir établi les premiers ce rapprochement, et d'avoir créé eux-mêmes le groupe des exanthèmes, qui vient naturellement se placer dans notre système de classification.

L'anatomie pathologique des modernes vient encore confirmer cette frappante similitude. Déja l'admirable Cotugno avait senti la nécessité de rechercher le siége des varioles (*de sedibus variolarum*); mais on peut dire que M. Gendrin a fait, de nos jours, un travail non moins remarquable, en étudiant les pustules varioleuses par tous les moyens d'investigation que possède l'art anatomique. Ces pustules, à leur première origine, peuvent certainement être assimilées à autant de semences morbides, qui, après avoir germé plus ou moins long-temps dans la couche réticulaire, finissent par occuper toute l'épaisseur du derme, qu'elles atteignent jusqu'au tissu cellulaire sousjacent. On doit les considérer comme des espèces de bulbes, qui, sortant de la peau à une époque déterminée, viennent se mettre en évidence à sa surface : on les voit croître et s'épanouir, à mesure que leur développement s'effectue, au milieu de l'aréole inflammatoire qui les borne et les circonscrit.

C'est la diposition fébrile et calorifiante du derme qui, du troisième au quatrième jour, fait éclore ces taches ou petits points rouges, lesquels sont le prélude d'autant de boutons fixés et comme enchâssés dans la propre substance du derme. Ces boutons sont très appréciables par le sens de la vue et par celui du toucher. Cotugno remarque même que les endroits de la peau les plus accessibles à l'air atmosphérique sont ceux qui en fournissent avec le plus d'abondance; il prétend qu'une tête garnie d'une énorme chevelure est presque toujours exempte de pustules, tandis que les têtes chauves et rasées en présentent d'ordinaire un assez grand nombre. La même observation s'applique à d'autres parties du tégument, telles que le pubis, les aines, les aisselles, etc., qui ne pustulent jamais mieux que lorsqu'elles sont à découvert. On verra plus bas que le même phénomène s'observe dans la petite vérole des moutons ; chez ces animaux, les pustules ne se manifestent guère que dans les endroits dégarnis de laine.

Transversalement incisées, les pustules laissent facilement apercevoir leur structure multiloculaire : on y voit, comme dans certaines semences, des cloisons radiées qui convergent vers un même centre; c'est dans ces cloisons que réside un fluide séreux, diaphane, doué d'une viscosité particulière; et chacune de ces pustules manifeste, en outre, vers le milieu de sa surface, une sorte de *hile* ou d'ombilic; il doit y avoir dans ces mêmes points un *vasiducte* ou conduit particulier par où passe le suc nourricier qui vient alimenter chaque bouton varioleux.

La nature, dans la plupart de ses opérations, ne nous cache pas seulement sa manière d'agir, elle nous laisse ignorer encore la raison du temps qu'elle y emploie : le nombre septénaire n'est pas uniquement celui qui lui convient, soit pour la formation, soit pour la perfection du corps humain; c'est celui qu'elle suit dans les maladies. Le septième jour est, en conséquence, caractérisé par des mouvemens ou certaines commotions critiques qui décident du malade en bien ou en mal. Dans la variole, il est surtout remarquable par la tuméfaction de la peau. Le fluide subit alors une sorte d'élaboration; il s'épaissit, devient de plus en plus homogène, et se convertit en pus; quand la nature a atteint son but, les cloisons se rompent, ainsi que l'observe M. Gendrin, et successivement la bride centrale qui leur servait de point d'appui.

La suppuration est accomplie; on s'en aperçoit à la pâleur de l'aréole inflammatoire. C'est à cette époque que les boutons ont une forme complètement hémisphérique; leur couleur est d'un blanc terne, tirant sur le jaune; le pus se trouve renfermé dans un kyste plus ou moins résistant. Enfin, on observe un repos, comme le dit Hallé, qui partage en deux grandes périodes toute l'étendue du *molimen* variolique. Une nouvelle dépuration commence; il arrive une seconde fièvre suscitée dans une intention différente : c'est la fièvre d'*élimination;* elle est en quelque sorte symptomatique de l'éruption qui a été provoquée; elle est nécessaire au complément du travail de la nature; elle doit s'éteindre quand celle-ci n'a plus besoin d'efforts.

Quoique ce genre de maladie ne tienne ni à nos écarts ni à nos erreurs diététiques, quoiqu'il soit le produit d'un levain particulier qui se dérobe à nos moyens d'investigation, et qui, par une propriété inexplicable, s'attache à tous les corps qui sont aptes à le recevoir, il n'en subit pas moins les modifications que lui impriment le climat, les saisons, les âges, le tempérament, la manière de vivre, etc. C'est ainsi que le sang africain est surtout favorable à l'intensité de ses symptômes; c'est ainsi qu'il est des conditions atmosphériques qui influent d'une manière spéciale sur le développement de la variole. L'excitation cutanée est souvent mise en jeu par des agens clandestins qu'il est impossible d'apprécier : toutes ces circonstances impriment à cet exanthême des changemens de physionomie qu'il importe de qualifier par des noms différens, et le médecin naturaliste doit décrire avec une exactitude rigoureuse tous les caractères qui s'offrent journellement à son observation.

ESPÈCE. *De la variole discrète.* La variole discrète est en quelque sorte le prototype de toutes les autres formes ; elle doit donc être le premier objet de notre étude ; mais, pour la décrire convenablement, il faut la suivre à mesure qu'elle parcourt ses diverses périodes. On entend par *période*, en médecine, une succession de mouvemens physiologiques, exécutés dans un temps circonscrit. Les observateurs en distinguent cinq dans le cours de l'exanthème qui nous occupe : 1° la période de l'*incubation ;* 2° la période de l'*invasion ;* 3° la période de l'*éruption ;* 4° la période de la *maturation ;* 5° la période de la *dessiccation* : ce sont ces différens stades ou degrés qui en font une maladie régulièrement progressive ; de là vient que la variole est l'exanthème par excellence, à la manière dont l'entendaient les anciens, puisqu'elle est le résultat d'une véritable incubation, dont les autres phénomènes morbides sont absolument la suite et la conséquence.

Première période. Cette période est celle de l'incubation ; il est difficile d'en déterminer la durée, car elle ne s'annonce par aucun signe sensible à l'extérieur. Mais on est généralement fondé à croire que cette maladie se manifeste huit à neuf jours après le moment de l'infection ; jusque là les fonctions de l'organisme n'éprouvent pas le plus léger trouble. Quelques malades prétendent néanmoins avoir été affectés d'une sorte de resserrement à la région épigastrique, comme si les forces toniques se dirigeaient de la périphérie au centre. Les enfans qui préludent à la variole sont quelquefois rêveurs, taciturnes, moins portés aux jeux de leur âge ; enfin, la période de l'incubation est généralement exprimée par un *silence inquiet :* ce phénomène se remarque surtout dans les épidémies varioleuses.

Deuxième période. C'est ordinairement la fièvre qui s'allume pour caractériser l'invasion ; elle se déclare par un malaise général très prononcé, par un état de langueur et de fatigue dans tous les membres, par des frissons irréguliers, auxquels succèdent des bouffées de chaleur : ces frissons surviennent ordinairement le soir, et sont suivis d'une ardeur manifeste à la périphérie de la peau, d'une tendance à la sueur, de la céphalalgie et de la soif. A ces premiers symptômes viennent souvent se joindre des nausées, des vomissemens, des douleurs lombaires, et une sensation très pénible sous le cartilage xiphoïde ; sensation qu'on exaspère par la pression. Tous ces symptômes, qui ont lieu particulièrement durant le cours de la nuit, éprouvent une sorte de rémission à l'arrivée du jour, par l'état de moiteur qui les remplace ; la fièvre persiste toutefois avec un accablement notable, ainsi que le penchant à la somnolence. La face est plus ou moins vivement colorée, surtout chez les enfans ; elle est même parfois agitée par quelques légers mouvemens convulsifs aux lèvres ; voilà les phénomènes par lesquels se manifeste ordinairement la période d'invasion ; ajoutons néanmoins que ces phénomènes se compliquent parfois de délire, de palpitations, d'oppressions de poitrine, de douleurs thoraciques ou abdominales, et autres accidens sympathiques.

Troisième période. Presque toujours on voit éclore les varioles discrètes au commencement ou sur la fin du troisième jour; quelquefois au commencement du quatrième : l'éruption paraît d'abord à la face, au cou, à la poitrine, et successivement au tronc, aux bras, aux cuisses, aux jambes, aux pieds; elle se caractérise par de très petites taches rouges, qui bientôt se convertissent en autant de petites éminences, au dessus du niveau du tégument, et soulèvent peu à peu l'épiderme; elles deviennent de plus en plus apparentes le quatrième jour, surtout le cinquième, et sont dures au toucher; comme elles sont clair-semées dans la variole que nous décrivons, on se plaît à les compter, à s'enquérir de leur siége et de leur situation. La période de l'éruption s'effectue, d'ailleurs, sans provoquer de grandes commotions dans l'économie animale; en douze ou vingt heures, presque toutes les pustules sont dessinées sur la peau; le second jour de leur sortie, leurs bases s'élargissent; le troisième, elles s'acuminent vers leur sommet; ensuite elles se dépriment à leur centre, et prennent la forme ombiliquée; vers le sixième et le septième jour, elles ont acquis tout leur volume, qui est ordinairement celui d'un pois, rarement plus considérable : les pustules du visage y sont plus nombreuses que partout ailleurs; mais elles sont d'une plus petite dimension. On observe qu'elles sont d'ordinaire plus volumineuses à la poitrine et aux extrémités. Pendant que les boutons varioleux croissent, la peau intermédiaire devient plus tendue, et elle est affectée d'une certaine rougeur. Le mot *bouton*, dont on use familièrement pour désigner ces premiers produits de l'éruption, est, ce me semble, très convenable, parce qu'il rappelle l'idée des anciens, qui comparaient la marche régulière des exanthêmes à celle de la végétation. C'est, en effet, une véritable efflorescence; chaque jour, chaque nuit, y sont marqués par des progrès sensibles.

Quatrième période. C'est la période où s'effectue la maturation des pustules. Vers la fin du sixième jour ou vers le commencement du septième, après le début de la maladie, c'est-à-dire le troisième ou le quatrième jour après l'éruption, le pouls devient fort, accéléré; vers le soir, on croirait que la peau, qui s'était d'abord reposée après le complément de l'efflorescence, reprend tout-à-coup son irritation première; mais cette exacerbation fébrile, qui prélude au stade de la suppuration, s'apaise aussitôt que celle-ci est terminée; quand les boutons, quoique discrets, se trouvent en assez grand nombre, ce stade est toujours accompagné de la tension du tégument, ainsi que du gonflement du visage et du cou; ce gonflement augmente quelquefois à un tel point, que les yeux sont comme fermés par la tuméfaction des paupières, sans que, dans la plupart des cas, on remarque sur celles-ci aucune pustule : on dirait qu'elles sont couvertes d'une vessie transparente; ce phénomène est accompagné de la phlogose du gosier et d'une difficulté dans la déglutition. Il n'y a, du reste, rien de dangereux dans de semblables accidens. Les boutons varioleux sont alors exactement ronds et distincts; ils blanchissent, et l'humeur claire qu'ils contenaient, tend à s'épaissir pour se convertir en pus. On voit les pustules jaunir à mesure qu'elles approchent du moment où elles vont se dessécher et se convertir en croûtes; enfin, tous les symptômes semblent s'adoucir au neuvième jour. Les anciens donnaient à ce jour le nom de *grand critique*, parce que ce qui constitue le caractère essentiel des crises est un effort dirigé vers les sécrétions et les excrétions. Ce jour est réputé pour être funeste dans l'opinion du peuple; lorsqu'il ne justifie pas la crainte qu'il inspire, il procure un bonheur *privatif*, qui fait qu'on se félicite plutôt du mal qu'il n'a pas produit que du bien qu'il détermine.

Cinquième période. Enfin, la suppuration est finie, ce qui arrive le dixième ou le onzième jour; le visage se dégonfle; mais la tuméfaction se montre encore aux mains et aux pieds, attendu que, dans ces parties, l'éruption et la suppuration ont été plus tardives; cependant les pustules, parvenues à leur maturité, deviennent flasques par l'exsudation successive du pus à travers l'épiderme; ce pus se concrète sur la peau comme de la cire, et il continue de couler jusqu'à ce qu'il en résulte des croûtes jaunes; ces croûtes inertes se dessèchent; les unes restent adhérentes à la peau; les autres, plus friables, se pulvérisent comme la matière furfuracée. Ces phénomènes s'opèrent plus lentement chez les adultes, surtout aux extrémités. Dans les varioles discrètes, il est rare que les pustules laissent après elles des cicatrices indélébiles; la peau seulement conserve des taches pendant plusieurs semaines, jusqu'au moment où elle reprend sa blancheur et sa teinte naturelle.

Nous venons de présenter la variole telle qu'on l'observe communément quand elle parcourt régulièrement ses phases; mais les mouvemens que nous avons décrits ne se succèdent pas toujours d'une manière constante et bien ordonnée : la malignité, par exemple, peut se montrer sous toutes les formes, puisqu'elle tient à d'autres causes qu'à la confluence des boutons; je n'en voudrais d'autres preuves que ces varioles larvées (*sine eruptione exanthematum*), décrites par plusieurs auteurs, et qui, sous les apparences les plus bénignes, entraînent néanmoins avec elles la contagion la plus redoutable. Il faut juger surtout la gravité des exanthêmes d'après la manière dont s'effectue l'éruption; or, cette éruption est de mauvais augure quand elle s'écarte des lois ordinaires, quand la fièvre survit à son développement et au terme qui lui est assigné; toutes les fois qu'elle redouble avec tous les phénomènes qui la constituent, on doit croire qu'un reste de levain variolique réside encore dans l'économie animale. D'ailleurs ces phénomènes, en pareil cas, sont presque toujours trompeurs et contradictoires; souvent le pouls, les urines, la chaleur, sont analogues à ce qui se passe dans l'état sain, et se trouvent toutefois accompagnés d'une multitude d'accidens insolites; souvent, au milieu d'une efflorescence louable, des taches miliaires et pétéchiales se manifestent autour du cou et de la poitrine. C'est ici le cas de rappeler ces varioles discrètes anomales dont a parlé Sydenham. La plupart des pustules se montraient le troisième jour, sans acquérir leur volume ordinaire; mais, aussitôt après leur maturité, on les voyait noircir, comme ces fruits *mal venus* qui tombent en putréfaction après leur naissance. On dit, finalement, qu'il y a de la *malignité* dans les varioles, quand les divers efforts de la nature ne tendent point au même but, quand les sympathies sont interrompues, quand il y a manque de *synergie* dans la réaction des forces vitales et discordance complète dans le mouvement des systèmes. Rien, du reste, n'est plus mystérieux que les causes qui donnent lieu à de semblables irrégularités; nos moyens d'investigation suffisent rarement pour les découvrir.

ESPÈCE. *De la variole confluente*. On donne ce nom à cette espèce, à cause du grand nombre de pustules, qui se rapprochent par leur base enflammée, et se confondent, pour ainsi dire, au point de ne former qu'une grande pellicule grisâtre qui masque la face des malades. On l'a comparée avec assez de justesse à une feuille de papier gris. Il est des auteurs qui préfèrent diviser les varioles en *bénignes* et en *malignes*; mais il ne faut pas beaucoup d'efforts pour démontrer que cette distinction est aussi vague qu'elle est arbitraire. Dans l'étude que nous entreprenons, la seule distinction qui puisse satisfaire des esprits justes, est, sans contredit, celle qui s'établit d'après des caractères extérieurs et positifs. On verra donc qu'ici tout est plus marqué, tout est plus grave dans chaque période ; que tout est, par conséquent, plus digne de l'attention vigilante du médecin observateur.

Première période. D'après tant d'expériences entreprises sur l'inoculation, on a eu occasion de se convaincre que le virus ou levain variolique peut séjourner plus ou moins long-temps dans l'économie animale, sans donner des signes sensibles de sa présence : toutefois, dans l'incubation des confluentes, on dirait qu'il y a surabondance de ce levain, ou que les absorbans de la peau ont plus d'aptitude pour le faire fermenter. En effet, dans cette période, la fièvre n'existe pas encore ; mais l'insomnie, la morosité, un malaise qui ne s'explique que d'une manière confuse, quelques frissonnemens intérieurs, le reflux manifeste des forces vers le centre épigastrique, tout annonce que l'économie *couve* le ferment varioleux qui est sur le point d'éclater. Le défaut d'appétit chez les enfans, le mal de tête chez les adultes, ont été donnés par quelques auteurs comme des signes d'incubation.

Deuxième période. Les symptômes de l'invasion sont beaucoup plus prononcés que dans la variole discrète. Le début de cette période est même parfois alarmant ; les malades tombent tout-à-coup dans une lassitude extrême ; ils éprouvent une sorte de pesanteur dans tous les membres, des douleurs sourdes dans le dos et dans les lombes, une constriction très pénible à la région précordiale, des nausées, des vomissemens : il survient aussi dans cette période, particulièrement chez les enfans, des flux diarrhéiques : Sydenham, le plus grand des maîtres en expérience, a très bien noté ce phénomène, qui dépend de l'irritation vive dont le corps muqueux intestinal se trouve simultanément affecté. La fièvre s'allume avec plus de violence ; elle s'annonce avec froid et horripilation ; elle s'accroît, pour ainsi dire, en raison directe de la grande éruption qui se prépare, et, pour un observateur attentif, tout annonce que le travail de la nature sera plus long et plus difficile : les yeux sont scintillans et comme effrayés ; on y remarque quelquefois une sorte de larmoiement ; la membrane muqueuse du palais est blanche et irritée, ainsi que celle du pharynx et de l'arrière-bouche ; toutes les fonctions sont laborieuses ; le cerveau est accablé d'un sommeil stertoreux ; la respiration surtout est embarrassée ; il y a une oppression particulière dans le système des forces : *Non dejectio virium, sed oppressio.*

Troisième période. Tout est à remarquer dans ce stade de la variole confluente, qui est celle de l'éruption ; les tubercules multiloculaires s'y trouvent dans un tel rapprochement, que toute la surface du tégument en est, pour ainsi dire, infestée ; leur confusion est telle, qu'on aperçoit à peine la ligne de démarcation qui les sépare ; à mesure qu'ils se rapprochent davantage de la forme pustulaire, on les voit figurer des plaques plus ou moins étendues, qui, surtout à la face, tendent à se réunir pour n'en constituer qu'une seule. Au milieu de ce vaste ensemble de boutons cohérens et presque amoncelés, on observe des pustules qui sont flasques, peu prononcées, et sans aucune rénitence, semblables à ces grains trop abondamment semés sur une portion déterminée de terrain, et qui s'étouffent dans leur germination; c'est ainsi que si plusieurs fruits résident sur la même branche d'un arbre, ils s'offrent constamment à l'œil sous un moindre volume. Mais quand l'éruption est dans son apogée, les yeux et les paupières sont horriblement tuméfiés; le visage est atteint d'un boursouflement extraordinaire qui efface tous les traits de la physionomie; ce n'est plus qu'un masque dont la couleur est d'un blanc nacré comme les perles. Au tronc et aux membres, les pustules sont cependant moins confluentes; il faut en excepter la partie interne des cuisses chez les petits enfans; les pustules s'y montrent avec profusion, sans doute à cause du contact fréquent des urines, qui rend cette partie de la peau plus enflammée et plus susceptible. Indépendamment de ce grand nombre de pustules plus ou moins apparentes, on aperçoit çà et là des bulles, des cloches et des ampoules, formées par le soulèvement de l'épiderme. Le corps muqueux, dépouillé, offre un aspect écarlate ou cramoisi. Cependant l'exanthème ne se borne point à l'extérieur, il se propage sur les parois internes de la bouche, au palais, au pharynx, aux voies aériennes; il affecte parfois la langue, qui grossit, au point que la cavité buccale peut difficilement la contenir; c'est alors surtout que les glandes salivaires éprouvent une irritation qu'il est difficile de modérer, et qui donne lieu à un ptyalisme aussi incommode que redoutable; car certains malades sont menacés de suffocation : le cou se gonfle; il y a angine, enrouement, perte de la voix. Quelques anatomistes prétendent que des boutons varioleux peuvent se produire et se développer dans le trajet du tube alimentaire : jamais pareille assertion n'a pu être confirmée par les examens nécróscopiques de nos élèves à l'hôpital Saint-Louis; les plus zélés d'entre eux, qui se sont surtout occupés avec tant d'ardeur de ce genre de recherches, n'ont jamais pu constater d'autres traces de phlegmasie qu'une injection plus ou moins forte des vaisseaux sous-muqueux ou de la membrane muqueuse même. Cotugno fait, à la vérité, mention de quelques pustules aperçues à la face interne du rectum, dans une chute de cet intestin, produite par des tumeurs hémorrhoïdales devenues externes; mais c'est apparemment la circonstance du contact de l'air atmosphérique qui favorisa leur végétation. Fernel cependant a prétendu prouver que non seulement la variole affecte les parties intérieures, mais qu'elle commence par s'y développer, pour se porter ensuite à la périphérie de la peau : il s'appuie sur ce qu'on a vu des femmes mettre au monde des enfans affectés de la petite vérole; mais ces sortes d'assertions sont loin d'être authentiques. M. Serres a examiné avec beaucoup de soin les fœtus appartenant à des mères variolées, et il n'a jamais aperçu sur eux des traces d'éruption; il est vrai que l'avortement s'était constamment opéré dans les premières périodes de l'exanthème variolique.

Quatrième période. Pour s'accomplir, la maturation des pustules a besoin de l'ardeur d'une fièvre nouvelle; cette fièvre, appelée *secondaire*, semble s'accroître en raison des plus grands efforts qui sont réservés à la nature; elle se montre tantôt avec un caractère inflammatoire, tantôt avec un caractère adynamique, selon le tempérament, l'âge, l'habitude, la constitution atmosphérique, etc.; d'une autre part, les boutons mûrissent tantôt plus vite, tantôt plus lentement, que dans les varioles discrètes; souvent même avec plus de difficulté. C'est surtout un symptôme fatal dans cette période que la congestion cérébrale; quand elle se manifeste, c'est du dixième au onzième jour qu'il faut la craindre: le pouls s'affaiblit et se déprime; le délire est continuel; le pronostic est plus fâcheux encore, si la face se dégonfle d'une manière soudaine, si les pustules sont aplaties et comme enfoncées, si elles offrent un petit point noir dans leur milieu; mais il y a aussi bien plus d'espoir si la tuméfaction se soutient pendant quelque temps au visage. Pour éviter tout reflux intérieur, la tuméfaction des pieds et des mains doit succéder progressivement; il est même essentiel que le mouvement fébrile se prolonge jusqu'à la dessiccation; car les croûtes noircissent et retiennent encore une certaine quantité de matière purulente; les malades exhalent une odeur *sui generis*, que tout le monde reconnaît. Cette odeur, dont les pathologistes ont tant parlé, est quelquefois plus nauséabonde et plus repoussante que la puanteur de la mort.

Cinquième période. La période de la dessiccation est souvent funeste, surtout quand elle succède à une trop abondante suppuration. Graffenauër a vu une épidémie où cette époque était toujours celle des transports métastatiques les plus fâcheux. En effet, après cette lutte si pénible de la nature, l'abattement des forces est à son comble, et le plus effroyable désordre bouleverse toutes les fonctions; on peut même dire que les malades ont à supporter trois fièvres dans le cours d'une variole confluente : 1° la fièvre première, ou fièvre d'*éruption;* 2° la fièvre secondaire, ou fièvre de *maturation;* 3° la fièvre dernière, ou fièvre d'*élimination.* Les symptômes les plus redoutables arrivent ici dans toute leur violence et dans toute leur diversité; on croirait que la maladie recommence; le coma se reproduit, souvent même avec plus de profondeur. Deux épiphénomènes viennent épuiser les forces pour la seconde fois, la diarrhée et le ptyialisme : la gorge est, d'ailleurs, obstruée par les débris de l'épithélium; les variolés s'expriment d'une voix enrouée; ils éprouvent à chaque instant des lipothymies, des suffocations, des hoquets, des convulsions, des syncopes. C'est dans cette période qu'on voit survenir les phlegmons, les furoncles, les abcès, les ulcérations, les taches pourprées et gangréneuses, les hémorragies passives; la fétidité redouble, *tetra mephitis*. On voit aussi se détacher successivement, et par plaques hideuses, l'énorme croûte qui masquait le visage. Dans quelques circonstances, cette croûte a tellement noirci, qu'on la prendrait pour le résidu charbonneux d'une combustion, ou pour la scorie bitumineuse d'un volcan. Le malade ne peut dès lors se défendre contre les démangeaisons brûlantes qui viennent l'assaillir de toutes parts; il ne cesse de déchirer sa peau avec ses ongles ensanglantés. Bientôt la face, totalement dépouillée, laisse apercevoir des ravages indélébiles : ce sont particulièrement les yeux qui reçoivent les plus fâcheuses impressions de cet horrible exanthême. L'épaississement des tuniques est un phénomène très commun; des épanchemens de lymphe s'effectuent entre la choroïde et la rétine, et la dilatation variqueuse des vaisseaux donne lieu à des altérations non moins funestes. Nous avons vu dans une circonstance les humeurs de la vision sortir complètement de leurs réservoirs. Quelquefois les malades perdent la faculté de l'ouïe, organe non moins nécessaire à la sécurité personnelle; mais c'est surtout la face qui doit conserver désormais la déplorable empreinte de cette conflagration corrosive, et partout dévorante; on y aperçoit çà et là des enfoncemens séparés par des lignes qui font paraître la peau comme si elle était gauffrée; parfois aussi la peau offre des dépressions plus ou moins profondes, comme si elle avait été mordue ou mâchée par les dents d'un animal furieux.

Lorsque la variole a parcouru enfin tous les membres, et que l'exsiccation est terminée, il peut rester sur une partie quelconque du corps un foyer pustuleux, que le vulgaire croit avoir été le générateur de tous les autres, et que le peuple appelle le *maître-grain*. On remarque même, chez certains individus, que ce dépôt varioleux est, pour ainsi dire, indestructible. Il est des temps de l'année où la sensibilité s'y réveille, particulièrement aux approches des équinoxes, et toutes les fois que l'atmosphère est plus ou moins surchargée de fluide électrique. Il est certain que, long-temps après la cessation de la variole, des ulcérations humides s'entretiennent encore dans le tissu cellulaire, et que tout ce qui n'a pu être absorbé par l'activité vitale se rassemble dans les parties les moins résistantes du tégument ravagé. Mais l'une des suites les plus désastreuses de cette forme confluente, quand elle sévit avec violence, est, sans contredit, la perte de la beauté, qui est un des biens les plus réels de la jeunesse. Voyez cette figure humaine, où le génie de la douleur a laissé des traces ineffaçables; elle est réduite à n'inspirer désormais que l'éloignement et le dégoût. Combien d'espérances font évanouir les mutilations inconcevables de ce terrible exanthême!

Telle est assez souvent la variole confluente, quand elle se présente à nous sporadiquement; mais ses traits sont encore plus renforcés quand elle arrive avec tout le cortége des phénomènes épidémiques. Il serait trop long, sans doute, de reproduire dans ce tableau tous ces symptômes mortels, qui ont si souvent dévasté la terre. A quoi comparer, en effet, une maladie qui éclate en tous lieux comme une vengeance, qui vient étouffer les générations jusque dans le foyer domestique ? comment la peindre avec les cent formes qu'elle peut revêtir ? Je ne puis qu'inviter mes élèves à lire ce qui a été écrit sur cet objet par le sage Sydenham, par le perspicace Morton, par le véridique Sagar. Parmi ces grands peintres, Huxham, Helvétius, Freind, Richard Méad, Fouquet, Pierre Franck et Pinel méritent une place honorable.

Le tableau des mortalités humaines porte l'épouvante dans toutes les ames, quand on songe surtout à celles produites par les invasions diverses de la variole dans toutes les contrées du globe. Des calculs certains nous apprennent que lorsque l'inoculation ne se pratiquait pas, cet odieux exanthême immolait en une saison plus de victimes que le glaive exterminateur des plus affreuses batailles : il fut même une époque où Paris perdit en quelques mois près de vingt mille habitans ; à cette même époque, tant d'enfans furent moissonnés, qu'il n'y avait presque plus que des adultes.

Mais, pour ne parler que des temps modernes, les derniers désastres de Marseille sont encore dans tous les souvenirs. Un signe constamment fâcheux dans cette mémorable épidémie, fut l'apparition des pétéchies, avec un petit point noir dans leur milieu. Ce signe était d'un si funeste présage, qu'une seule de ces taches, dans quelque endroit du corps qu'elle fût placée, était le précurseur infaillible de la gangrène et de la mort. Pareil accident s'était montré, il y a quelques années, à l'hôpital Saint-Louis : on y vit un variolé qui rendait par la périphérie de sa peau comme une pluie de sang fétide et corrompu :

Sanguis erant lacrymæ; quæcunque foramina novit,
Humor, ab his largus manat cruor; ora redundant,
Et patulæ nares, sudor rubet; omnia plenis
Membra fluunt venis, totum est pro vulnere corpus.

LUCANUS.

Un fait digne de toute notre attention, c'est que la variole épidémique réveille en quelque sorte tous les levains morbides qui, auparavant, semblaient inactifs dans l'économie animale; elle ajoute même à leur intensité; c'est ce que nous avons principalement remarqué chez les sujets préalablement entachés d'un vice scrofuleux. On ne saurait croire combien cette complication est funeste : les ganglions lymphatiques s'engorgent, des dépôts flegmoneux se forment, les abcès se succèdent, les plaies se rouvrent; la matière qui en sort infecte l'atmosphère par son excessive fétidité; les os se tuméfient et se carient; les escarres, les ulcérations gangréneuses, les adhérences, les hypertrophies morbides, le marasme, la leucopyrie, mille autres altérations peuvent succéder à la dessiccation pustulaire. Quel plus affreux mélange que celui des boutons varioleux avec les pustules syphilitiques! Combien d'enfans nés de mères ou de pères infectés, succombent à la suite d'un long *intertrigo* vénérien ! Dans d'autres cas, et chez des individus qui jouissent, du moins en apparence, d'une santé régulière, la variole épidémique introduit parfois un ferment funeste qui arrête et paralyse en quelque sorte tous les mouvemens physiologiques qui doivent progressivement s'opérer dans l'économie physique du corps vivant. Un enfant de la meilleure espérance croissait à vue d'œil, sous les yeux de ses parens, quand la variole confluente vint troubler et arrêter, presque soudainement, la fonction à l'aide de laquelle la nature donnait à toutes les parties de son être le développement le plus désirable; dès ce moment ses membres cessèrent de prendre de l'extension; son épiderme devint âpre et rugueux, ses cheveux tombèrent déracinés; et, à l'âge ordinaire de la puberté, il n'avait que la taille d'un très petit nain; mais son visage était ridé comme celui d'un vieillard, et, selon l'expression d'un homme célèbre, c'était *la décrépitude en miniature*. Il est une remarque faite par Morton, et qui se représente naturellement à nous, au sujet du grand fléau qui nous occupe; c'est qu'il a non seulement la férocité des affections aiguës, mais encore toute l'opiniâtreté des affections chroniques : *Variolæ non solum morborum acutorum feritatem præ se ferunt, sed etiam chronicorum pertinaciam obtinent*. La convalescence d'un variolé est une seconde maladie.

ESPÈCE. *De la variole mitigée.* Les affections morbides sont des produits de la vie, que la nature agrandit ou rapetisse à son gré ; et, d'après des lois qui doivent être l'objet constant de nos méditations, nous devons les étudier jusque dans leurs écarts, jusque dans leurs anomalies. En France, on a donné le nom de *varioloïde* à la variole qui se manifeste sur des sujets qui ont été soumis avec succès à l'inoculation de la vaccine; mais cette qualification n'est point heureuse, puisque la maladie dont il s'agit, est elle-même le résultat d'un véritable levain varioleux. Mieux eût valu, sans doute, adopter l'épithète de *varioline*, déja proposée par un médecin de province. En effet, la terminaison de ce mot exprime mieux, ce nous semble, l'affaiblissement bien marqué que l'éruption variolique éprouve dans son type ordinaire et dans le développement de ses symptômes. D'ailleurs ce nom est plus propre qu'aucun autre à rassurer les imaginations trop promptes à s'alarmer.

Les médecins ne connaissaient point, il y a quelques années, d'exanthême qui fût intermédiaire entre la variole et la varicelle, et toutes les fois qu'ils observaient une éruption avec des caractères plus forts et plus prononcés que dans celle-ci, ils éprouvaient un embarras extraordinaire; pour la déterminer, il s'élevait alors des doutes plus ou moins fondés dans leur esprit, touchant l'efficacité de la vaccine. MM. Gaultier de Claubry, Gendrin, Chantourelle, Godelle, Heim, Kuster, etc., ont, par conséquent, bien mérité de l'art, en s'appliquant à fixer le diagnostic de la variole mitigée. Quoique cette variole soit composée d'élémens analogues, ces élémens ne sont pas néanmoins disposés de même ; ils sont irréguliers et pour la forme et pour le temps ; ils subissent une multitude de variations, quant à leur marche, à leur accroissement, à leur terminaison.

Depuis long-temps le collége des médecins de Londres avait connaissance de ces modifications singulières qu'imprime la vaccine à l'exanthême varioleux, alors même qu'il n'en devient pas le préservatif. Ces modifications furent même relatées dans un rapport fait au Parlement d'Angleterre en 1807 ; mais il fut en même temps confirmé dans le cours de toutes les recherches entreprises à ce sujet, que dans le cas où la petite vérole avait succédé à la vaccination, soit par inoculation, soit par infection, la maladie s'était constamment écartée de son type ordinaire, et qu'elle n'avait pas été la même, ni par la durée, ni par la violence de ses symptômes. L'opération, lorsqu'elle avait été antérieurement pratiquée, la purgeait en quelque sorte de toute sa malignité ; ainsi la greffe merveilleuse rend les fruits moins âpres et moins amers.

Plus tard, on continua de recueillir des preuves irrécusables de cette mitigation extraordinaire des symptômes de la variole, sous l'influence de la vaccine. Le fait suivant fut alors publié dans un compte rendu par l'institution nationale de la Grande-Bretagne (*Raport of the national vaccine*). Le dimanche 26 mai 1811, Robert Grospw..., troisième fils du comte de ce nom, se trouva subitement indisposé, et se plaignit de douleurs violentes dans le dos. Il avait été vacciné depuis dix ans, par les soins de l'illustre docteur Jenner; et l'inspection de ses deux bras indiquait, d'ailleurs, que l'opération avait obtenu une pleine réussite. Le jeudi de la même semaine, il tomba néanmoins dans le délire, et on observa qu'il avait environ une vingtaine de taches au visage. Le vendredi, le caractère de l'éruption ne laissa plus aucun doute sur la présence de la petite vérole. Sir Henri Halford fut chargé de traiter cet intéressant malade, qui, dans la soirée du même jour, rendit des urines sanguinolentes. Ce symptôme se continua jusqu'au lundi de la semaine suivante. La face était gonflée; il y avait des pétéchies dans les intervalles des boutons. Le corps exhalait une odeur semblable à celle que donne une variole confluente. Une éruption, accompagnée de circonstances aussi fâcheuses, inspira d'abord les plus vives craintes au médecin et aux assistans; mais on fut pleinement rassuré quand on vit les deux dernières périodes (la *maturation* et la *dessiccation*) se passer plus rapidement que de coutume. Le malade marcha dès lors vers une guérison inattendue. Ceux qui connaissent la marche et le génie particulier des varioles confluentes, se garderont, sans doute, d'attribuer un changement aussi subit aux ressources que l'art met en œuvre en cette occasion; ils y reconnaîtront plutôt l'action bienfaisante du virus vaccinal qui avait prémuni le sujet contre les atteintes, si souvent mortelles, de la contagion varioleuse.

C'est donc un fait observé, que la variole, lorsqu'elle naît sur des corps déja modifiés par une première éruption variolique, ou par la vaccine, n'a plus ni la même énergie ni la même intensité; c'est un fait bien constaté que le derme perd, en semblable cas, de sa capacité ordinaire, pour faire croître et mûrir les boutons aussi abondamment, aussi régulièrement que de coutume. C'est ainsi que les germes reproducteurs de certaines plantes perdent de leur force quand on s'obstine à les replacer annuellement, et plusieurs fois de suite, dans le même terrain. La nature applique la même loi à la formation et au développement de beaucoup d'autres exanthêmes.

Sous cette forme mitigée, la variole a donc un foyer moins profond, et ce foyer est situé presque immédiatement sous l'épiderme; de là vient que la fièvre se rallume à peine pour opérer la maturation des pustules. Faute de vie pour se développer, celles-ci sont moins suppurantes; il en est même qui restent à l'état papuleux, comme ne pouvant végéter sur un sol ingrat. Se trouvant, d'ailleurs, trop peu enracinées dans le tissu cellulaire, elles passent vite à la dessiccation. Il n'est pas moins constant que cette variole superficielle peut avoir ses cicatrices; mais ces cicatrices sont tout-à-fait différentes de celles de la variole légitime; elles sont comme le résultat de plusieurs traits linéaires, dit M. Gendrin, qui les compare avec beaucoup de justesse aux empreintes de plusieurs coups de burin.

Quelque menaçante que soit la varioline à son

début; elle reste néanmoins dans le rang des exanthêmes inférieurs, 1° parce que ses pustules, de forme hémisphérique, ne sont point multiloculaires; 2° parce qu'elles sont plus molles, et présentent un aspect plus diaphane; 3° parce que leur germination est, en général, faible et languissante; 4° parce qu'elles déterminent moins d'irritation, moins de phlogose et de gonflement à la peau; 5° parce que la matière qu'elles contiennent a moins de consistance et de viscosité; 6° parce qu'elles exhalent une odeur moins forte que celle de la variole; 7° parce qu'elles n'offrent, en général, qu'un simulacre de suppuration, et parce que la fièvre secondaire est absente, ou à peu près nulle; 8° parce qu'étant moins flegmoneuses que celles de la variole ordinaire, la dessiccation de ces pustules donne lieu à des croûtes minces et peu consistantes; 9° parce qu'elles ne laissent après elles que des cicatrices rares et isolées; 10° parce qu'alors même qu'elles ne laissent que de simples taches après elles, ces taches sont moins permanentes à la surface des tégumens. Nous croyons devoir insister sur toutes ces particularités, parce que, dans les sciences naturelles, l'étude des différences mène plus ou moins directement à la connaissance des rapports.

Concluons de ce que nous venons de dire sur la *variole mitigée*, que cette éruption est tout-à-fait congénère de la variole, qu'elle est le produit du même ferment, mais que ce ferment, introduit dans un corps déja modifié par une contagion antérieure, devient moins apte à pustuler et à produire les phénomènes inhérens à sa nature; ce qui le prouve, c'est que, d'après des essais récens, s'il est réintroduit dans une peau encore vierge de toute infection vaccinale ou varioleuse, il y reprend l'intensité qui lui est propre. Ce phénomène, comme le remarque ingénieusement M. Godelle, rappelle celui des plantes hibrides, qui reviennent toujours à l'espèce primitive. La physiologie se trouve donc d'accord avec l'expérience, pour n'envisager la *varioline* que comme une simple modification du même état maladif.

Malgré la véhémence de ses prodromes, on la reconnaît aisément à la brièveté et à la bénignité de ses derniers stades. Cette remarque n'appartient pas seulement aux médecins anglais et américains, elle est aussi celle du célèbre Pinel, dont l'enseignement a jeté tant d'éclat sur l'École de Paris. Ce professeur signalait tous les ans, dans ses savantes leçons, ces cas particuliers de variole, qu'on voit se résoudre et se dessécher de la manière la plus heureuse et la plus prompte. Il ajoutait que cette *courte espèce* (car c'est ainsi qu'il la désignait) ne devait jamais être confondue avec la varicelle, à cause du génie particulier de la fièvre, de celui de l'éruption et du caractère flegmoneux des pustules.

ÉTIOLOGIE.

Rien n'est plus impénétrable, dit Baglivi, que les causes qui tiennent à certaines dispositions du corps, *in morbis enim, sive acutis, sive chronicis producendis, viget occultum quid, per humanas speculationes, fere incomprehensibile.* Cette vérité s'applique surtout au développement de la variole, qui s'effectue par la présence d'un miasme jusqu'ici inconnu. Ce miasme s'introduit et s'*incube* dans les absorbans de la peau ; c'est là qu'il donne lieu à une sorte de fermentation *spécifique.* Le mot *spécifique* est ici de toute justesse; car on ne peut disconvenir que le mouvement morbide s'établit par l'action d'un principe qu'on ne peut comparer à aucun autre.

Pour arriver à la connaissance des causes qui fomentent le levain varioleux, il a fallu d'abord s'enquérir du siége spécial qu'il occupe dans l'économie animale. Mes élèves ne liront pas sans intérêt l'ouvrage de Cotugno, *de Sedibus variolarum,* ainsi que les recherches de quelques auteurs plus modernes sur une matière qui excite autant d'intérêt. Je ne connais pas néanmoins d'hypothèse qui ait autant vieilli que celle qui consiste à fixer la résidence de la variole ailleurs que dans la peau; à faire dériver, par exemple, ses principaux symptômes d'une affection primitive des organes gastriques, laquelle se réfléchit ensuite sur l'appareil cutané. Les recherches les plus exactes contredisent une assertion aussi étrange.

Il est peu d'années où l'on n'ait occasion de s'occuper de quelques études nécroscopiques sur les variolés. Or, on observe constamment que la peau est le seul organe qui soit primitivement intéressé dans ce genre de maladie; on n'aperçoit même aucun changement dans le tissu cellulaire sous-cutané. La face interne du derme est néanmoins très colorée dans les endroits où les boutons varioleux ont acquis leur entier accroissement: le derme est devenu opaque et a perdu toute sa transparence; chaque bouton est très adhérent à l'épiderme qui le recouvre. Cette membrane forme à son pourtour une sorte de coiffe semblable au parchemin dont on revêt le bouchon d'une bouteille; mais bientôt ce même bouton s'amollit et se détache par le progrès de la suppuration; le derme reprend les conditions normales qu'il avait perdues par l'injection inflammatoire des vaisseaux sanguins: les investigations anatomiques de MM. Beauchêne et Bosgros sont tout-à-fait conformes aux miennes à cet égard.

Quand on réfléchit pourtant sur le mouvement morbide qui détermine l'exanthême dont il s'agit, on se demande s'il consiste uniquement dans les symptômes extérieurs qui frappent nos regards, et s'il ne pourrait pas être remplacé par une fièvre particulière. On veut savoir jusqu'à quel point il faut admettre dans l'économie animale la variole sans boutons varioleux: *variola sine variolis*. Ne doit-on pas présumer que cette affection a lieu lorsqu'il y a eu manifestement contagion par le contact du virus ou par le règne d'une épidémie;

lorsque, d'ailleurs, tous les phénomènes caractéristiques se déploient, hormis l'efflorescence cutanée. Cet état tient à l'idiosyncrasie des sujets; il doit compter parmi les cas inusités : c'est une anomalie comme on en voit tant dans les productions morbides de la nature. Nous estimons cependant qu'il ne faut pas trop se laisser aller à cette opinion de Sydenham, qui semblait avoir constaté l'existence de ces fièvres varioleuses, et qui pensait que le virus varioleux pouvait s'échapper par d'autres couloirs que ceux de la peau. En effet, parce que les catarrhes et les flux dysentériques nous apparaissent dans le même temps que les varioles, faut-il en conclure que toutes ces affections sont identiques?

La variole est un exanthême flegmoneux qui éclate d'une manière spéciale dans le réseau muqueux de l'appareil tégumentaire; ses complications, si nombreuses, tiennent manifestement à l'importance du siége qu'elle occupe. Personne n'ignore que le tissu cellulaire, destiné à recevoir tous les organes, est aussi le système le plus sympathisant : canevas et ciment de la charpente humaine, il se trouve partout, parce qu'il est partout nécessaire; atmosphère où tout retentit, où tout arrive, et par où tout s'écoule, présent à tous les phénomènes, il est influencé par toutes les causes; champ de maladies où tous les symptômes se manifestent, où toutes les crises s'accomplissent, tout s'opère en lui et par lui; propagateur de l'inflammation, il suffit seul à la réparation de ses désordres : placé sur toutes les avenues, tout doit se ressentir de son influence organisatrice et protectrice ; il revêt tous les nerfs, tous les vaisseaux, toutes les glandes, tous les viscères, tous les appareils de l'existence animée ; appui et modérateur de la force mobile, il adoucit tous les chocs et tempère toutes les résistances ; intermède et moyen constant de transmission, il met en liaison toutes les parties ; agent et principe de la beauté, il préside à toutes les préparations, il participe à toutes les formes ; mais, s'il est la source de tant d'harmonie, il est aussi la source de mille maux.

Toutefois le miasme qui communique la variole agit par un contact médiat ou immédiat ; mais c'est l'idiosyncrasie du sang qui imprime une activité particulière au levain exanthémateux ; ce qui le prouve, c'est qu'on a vu souvent le virus recueilli sur une petite vérole confluente, donner, par son insertion, une petite vérole bénigne ou discrète, et *vice versâ.* Il faut donc regarder comme un fait démontré, que la variole et le vaccin puisent constamment dans les corps qui les reçoivent, les caractères qui les distinguent. La nature du tempérament exerce, en pareil cas, la même influence que la qualité du terrain pour le progrès de la végétation.

La considération du tempérament nous ramène nécessairement à l'étude de quelques circonstances intéressantes, entre autres à celle de certaines personnes qui semblent présenter au virus varioleux une sorte de résistance vitale. En effet, combien de ces individus ne voit-on pas parcourir une très longue carrière sans payer leur tribut à la variole, quoique fréquemment exposés à ce genre d'infection! Parmi les exemples de longévité dont un journal a fait le dénombrement, on cite celui d'un médecin centenaire, qui s'était distingué par son zèle dans plusieurs épidémies de ce genre, et qui, sans le secours d'aucune inoculation préalable, se montra constamment comme *cuirassé* contre les atteintes de ce terrible exanthême. On pourrait citer bien d'autres cas plus ou moins analogues, et dans des circonstances non moins périlleuses en apparence; d'une autre part, il est difficile d'expliquer la rapidité de cette funeste contagion. Pour encourir le plus triste sort, il suffit souvent de respirer l'air où gît un cadavre infecté. Un Roi de France, déja au couchant de ses années, se livre au plaisir de la chasse; il rencontre un cercueil sur sa route; c'était le corps d'une jeune fille qui avait succombé à une variole confluente; il s'en approche par l'effet d'une curiosité mêlée à un sentiment de commisération; il contracte le germe de l'exanthême mortel, et le communique à plusieurs membres de sa famille. Quelques uns de ses serviteurs ne purent se soustraire à l'infection, et perdirent la vie.

Stahl a donc raison de le dire : Une profonde connaissance des idiosyncrasies peut seule nous conduire à connaître les diverses aptitudes qui rendent un sujet plus propre à un genre de maladie qu'à un autre. Cette même connaissance peut fournir des inductions utiles à la pratique médicinale, en nous montrant l'ordre ou l'irrégularité, la vitesse ou la lenteur des mouvemens vitaux qui s'exécutent dans le système humain. Ces différences corporelles pourront également nous révéler un jour pourquoi, par exception et contre les règles ordinaires, un individu se montre plus d'une fois accessible à l'exanthême varioleux?

Vous cherchez à savoir comment l'atmosphère met en jeu, ou, si l'on veut, en germination, les corpuscules miasmatiques plutôt dans certaines saisons que dans d'autres; il est certain que la nature n'a ici qu'une loi, et que le plus merveilleux accord se remarque entre le règne végétal et le règne animal. La circonstance qui réveille les plantes porte pareillement son excitation sur les levains scrofuleux et syphilitiques, sur les diathèses goutteuses ou rhumatismales, sur les fièvres pestilentielles, etc. On n'explique peut-être pas aussi bien pourquoi certaines constitutions de l'air donnent lieu de préférence aux phénomènes de la variole, et pourquoi cette fatale affection prend toujours la teinte de l'épidémie régnante. Hufeland a observé que lorsque les sujets sont déja envahis par certaines influences, comme par les fièvres catarrhales ou bilieuses, les éruptions sont beaucoup plus graves, surtout si elles attaquent les populations en masse. Un air froid et nébuleux peut nuire au développement de l'exanthême; il peut faire refluer le virus dans d'autres systèmes, ce qui est toujours funeste. Il seroit donc essentiel de bien approfondir les causes qui déterminent une variole régulière; c'est une étude à entreprendre.

CURATION.

Le médecin qui aspire à guérir ne doit pas seulement imiter la nature; il est des cas où il se montre supérieur à elle, où il achève ce qu'elle commence, où il abrége ce qu'elle prolonge, où il entreprend ce qu'elle ne saurait entreprendre, où il perfectionne par la raison ce qu'elle n'exécute que par instinct : il est même des circonstances où la nature ne pourrait absolument rien sans le secours de quelques remèdes trouvés par le hasard, qui agit souvent sur les humains comme une sorte de providence. Que serait, en effet, le traitement de la syphilis sans le mercure? celui des fièvres pernicieuses sans le quinquina?

La curation d'une maladie aussi grave qu'est parfois la variole réclame deux sortes de moyens : les uns consistent à aller, pour ainsi dire, à la rencontre du mal, à prévenir, à étouffer même son développement; les autres, à régulariser la marche des phénomènes, dès qu'une fois ils se manifestent, à diminuer leur gravité, à tempérer leur violence. Dès la première apparition de ce fléau, on fit de toutes parts des tentatives pour s'en préserver; quelques médecins se flattèrent de l'extirper dans ses racines; plusieurs d'entre eux se bornèrent à proposer quelques précautions salutaires : dans ce nombre il faut placer en première ligne Rhasès, le plus expérimenté des médecins arabes. Les conseils qu'il donne à cet égard sont un monument de la plus sage hygiène ; il propose surtout de corriger l'air ambiant, d'assainir les habitations, de mettre les tempéramens dans un rapport constant avec le régime diététique. Baillou, à bon droit surnommé par Barthez le plus parfait des praticiens modernes, s'est pareillement occupé du soin d'amortir l'activité du virus variolique par le secours de la saignée et des purgations.

Telles étaient, à peu près, les ressources de l'art quand l'inoculation fut introduite en Europe. Les détails relatifs à cette ingénieuse opération sont intéressans à rappeler. Personne n'ignore que les Chinois la pratiquaient depuis un temps immémorial ; mais c'est des Arabes que les peuples de la Géorgie et de la Circassie empruntèrent l'art de greffer la variole sur la peau de leurs filles, pour conserver leur beauté ; c'est en Thessalie, c'est le long des côtes du Bosphore que ce procédé fut spécialement mis en pratique. On rougit néanmoins de dire pour quel odieux trafic une semblable coutume fut d'abord établie. Toutefois elle ne tarda pas à s'accréditer en Angleterre par le zèle d'une femme dont le nom reste immortel dans les fastes de l'humanité ; je veux parler de milady Worthley, duchesse de Montague, qui fit inoculer son enfant unique à Constantinople, où son époux était alors ambassadeur. De retour dans sa patrie, elle proclama ce merveilleux secret. La reine, épouse de Georges Ier, donna le même exemple à l'Europe. Rien n'est plus puissant que l'instinct d'imitation, quand il est mis en jeu par les souverains. On porte à dix ou douze mille les individus appartenant aux familles les plus considérables de la Grande-Bretagne, qui, par l'effet de ses généreux soins, eurent part au bienfait de cette admirable découverte, dont les avantages furent également proclamés en France par le célèbre La Condamine. Nous insisterions davantage sur ces détails historiques si l'inoculation n'avoit trouvé, dans l'emploi de la vaccine, un perfectionnement qui doit seul fixer notre attention. (*Voyez* le genre VACCINA.)

Occupons-nous d'abord du mode de curation qui convient à la variole, quand il n'a pas été possible de la prévenir. Ce sont aussi les Arabes qui, ayant observé les premiers la marche et le développement de cet exanthême, ont indiqué la manière de le traiter : ils envisageaient la nature de cette affection comme étant essentiellement phlogistique; ils conseillaient, en conséquence, de lui opposer les réfrigérans, la saignée et les évacuations intestinales; ils prescrivaient la diète, et cherchaient surtout à procurer une douce diaphorèse, pour faciliter la sortie du levain morbide; ils tempéraient l'irritation par des narcotiques. Sydenham fut, dans la suite, grand partisan de cette méthode : l'opium était, à son gré, le remède par excellence, l'ancre sacrée, à laquelle devait se rattacher le praticien dans les cas les plus désespérés; le sédatif, au moyen duquel on pouvait tempérer les douleurs et arrêter les suppurations, si souvent intarissables.

Toutefois des expériences ultérieures nous avertissent qu'il faut être plus réservé sur ce mode de médication. La variole est, en effet, le résultat actif d'un levain *sui generis*, qui altère nos fluides, allume dans l'économie une fièvre plus ou moins effervescente, selon le tempérament, l'âge, la sensibilité, l'idiosyncrasie des sujets, la constitution régnante. L'opium produit quelquefois un calme dangereux ; il paralyse les forces, détermine le *collapsus* cérébral, comprime la salivation et autres excrétions avantageuses ; il a surtout, pour propriété funeste, d'accroître la turgescence universelle qui affecte le tégument. C'est quand les vaisseaux sont détendus ; c'est quand la pléthore est dissipée, que cette substance médicinale peut devenir un diaphorétique favorable, si elle est administrée par une main habile et prudente.

Pour bien traiter la variole, il importe de la suivre dans ses diverses périodes, afin d'approprier, pour ainsi dire, à chacune d'elles, une bonne méthode curative. Durant le phénomène de l'incubation, il faut s'en tenir à une médecine purement expectante ; mais, dans l'invasion, on cherche à modérer la fièvre, pour que l'éruption ne soit ni trop prompte ni trop tardive ; on place les malades dans un air pur et d'une température modérée. La saignée peut convenir aux adultes, pour diminuer la caloricité et abattre les symptômes inflammatoires ; mais il est d'observation qu'elle est moins utile chez les enfans ; un léger vomitif réussit mieux chez ces derniers ; il n'agit pas seulement comme évacuant, il imprime aux organes intérieurs une série de mouvemens physiologiques qui se portent vers la périphérie cutanée. Quand les boutons sont formés, on continue la cure par des boissons délayantes; on favorise le développement de l'exanthème par des fomentations d'eau tiède, par des épithèmes adoucissans, qui diminuent l'irritation et procurent un calme favorable.

Quand les varioles sont confluentes, les saignées locales sont, en général, mieux indiquées que les saignées générales; elles sont particulièrement propres à prévenir ou à dissiper les congestions qui s'établissent vers l'encéphale; elles ne sont pas moins avantageuses quand l'irritation se dirige vers le tube alimentaire; mais ce cas n'est pas aussi fréquent qu'on l'a avancé dans quelques ouvrages de l'art; car les organes les plus menacés sont, en général, le cerveau et le poumon. On ne lira pas sans fruit la dissertation de Reil: *Commentatio de affectibus læsæ respirationis et deglutitionis, morbo varioloso propriis.* Il est certain que, dans ces sortes d'éruptions, les angines deviennent surtout un phénomène alarmant; et c'est particulièrement dans cette circonstance, lorsque la respiration et la déglutition sont frappées d'une gêne qui peut amener l'extinction de la vie, qu'on se trouve bien de l'application des sangsues à la région cervicale.

Il n'est pas toujours facile de dire d'où dépend la mort des variolés; Reil remarque que, dans une épidémie dont il fut témoin, les malades succombaient de deux manières: chez quelques uns, les canaux aëriens étaient totalement obstrués par les croûtes, résultat de la dessiccation exanthémateuse; les autres devenoient les victimes de quelques commotions survenues dans le système nerveux.

La variole est, en général, toute flegmoneuse; la plupart des symptômes sinistres qui se manifestent dans cette cruelle maladie tiennent aux sympathies du tégument avec l'universalité du tissu cellulaire, ciment du corps humain, qui paraît être ici comme dans un état de fusion. L'affaissement des pustules est communément suivi de douleurs oppressives de la poitrine, d'une toux véhémente et convulsive qu'il importe d'affaiblir par quelques attractions dérivatives. Quand la suffocation est imminente, c'est le cas de détourner l'irritation, en l'appelant sur des parties éloignées. Il faut mouvoir les humeurs, tantôt avec force, tantôt avec une lenteur prudente; tel est l'heureux effet des épispastiques et des topiques vésicans. Une nécessité spéciale est surtout de faire avorter, par un semblable moyen, les fluxions inflammatoires qui souvent se fixent sur les yeux, et que le pouvoir de l'habitude rend quelquefois indestructibles.

Il est des varioles insidieuses qui, lorsqu'elles touchent à leur déclin, entraînent la mort des malades, alors même que le médecin ne soupçonne pas le moindre danger. Le calme apparent dont ils jouissent ressemble à celui de ces mers perfides qui engloutissent le navigateur lorsqu'il est près de toucher au port. Zéviani a très bien démontré qu'en pareil cas le quinquina recèle une force active, propre à défendre le corps contre la faiblesse; Hamilton avait retiré de grands avantages du proto-chlorure de mercure pour cette même circonstance; Desessarts, surnommé le *guérisseur des enfans*, en usait jadis, non seulement pour les préparer à l'inoculation, mais encore pour modifier ou faire évanouir les plus fâcheux accidens; Hufeland tirait également le meilleur parti de la propriété dont jouit ce remède, d'exciter les glandes salivaires; il se fondait sur cet axiome de Baglivi : *Evadunt qui spuunt.* On voit combien la curation des maladies éruptives est féconde en préceptes de pratique.

Freind loue singulièrement les purgatifs dans le traitement des varioles, surtout lorsque ces maladies se montrent avec la complication des phénomènes gastriques. Loin d'empêcher l'éruption, ces agens thérapeutiques la favorisent, au contraire, d'une manière puissante; ils rendent sa marche plus franche et plus libre. Pour suivre néanmoins les voies de solution qu'affecte la nature, pour imiter ses crises, il convient mieux de n'évacuer les malades qu'après la *maturation* des pustules : les lavemens laxatifs sont appropriés à cette même période.

On voit, d'après cette courte exposition, que la curation de la variole réclame souvent les lumières d'un praticien très exercé. Ce n'est même pas assez d'avoir rempli toutes les indications médicinales que nécessite un pareil traitement, d'avoir apprécié et combattu toutes les influences auxquelles la marche du mal se trouve assujétie; rien n'est plus important que de prémunir ses victimes contre les suites désastreuses qui l'accompagnent. Or, que de soins minutieux ne faut-il pas pour les affranchir de ces hideuses empreintes que laisse parfois sur le tégument une éruption si justement abhorrée, pour prévenir les mutilations, pour effacer surtout jusqu'aux moindres traces de ce venin incompréhensible, qui change tous les traits de la face humaine, et paralyse ainsi nos plus douces et nos plus nécessaires sympathies ! Je n'oublierai jamais le désespoir d'une mère, qui ne reconnut plus sa fille quand on la lui rendit ainsi dégradée après quelques années d'absence. Beddoes a raconté l'infortune de feu le docteur Georges Busch, qui fut mélancolique pendant tout le cours de sa vie, parce que la variole l'avait horriblement défiguré, et qu'il croyait être devenu pour tout le monde un objet d'effroi et de répugnance.

Il faut donc surveiller les effets de la variole comme on surveille les effets du tonnerre ; et, durant une maladie où toutes les grandes fonctions sont si profondément ébranlées, il faut préparer des issues et des émonctoires conducteurs de ce levain si désastreux, quand il surabonde dans certaines parties du corps. On prescrit, dans quelques cas, de percer les boutons, pour faire écouler le pus et empêcher qu'il séjourne dans les pustules. La méthode de les cautériser avec la pierre de nitrate d'argent est une imitation du procédé que nous suivons depuis long-temps à l'hôpital Saint-Louis, à l'égard du *varus*, de la *mélitagre*, ou de l'*esthiomène*, *etc.* Cette méthode a été proposée et employée avec avantage par MM. Serres et Brétonneau ; elle peut, dans quelques cas, arrêter l'explosion du ferment variolique. Elle n'est pas sans utilité dans les régions du tégument, où les points flegmoneux s'établissent avec trop d'affluence.

M. le docteur Remy a communiqué à l'Académie quelques considérations sur le chlorure de chaux, comme propre à prévenir la propagation de la petite-vérole : ce qui l'a conduit à cette idée, c'est qu'il avait cru s'apercevoir que cette substance neutralisoit le virus vaccin. Dans une épidémie variolique, il fit laver douze individus avec une solution hydrochlorique, deux fois la semaine, et pendant plusieurs mois. Parmi ces douze individus, deux subirent une éruption tout-à-fait semblable à la fausse-vaccine. Les autres n'éprouvèrent aucune indisposition, quoiqu'ils eussent constamment cohabité avec des variolés. Il serait essentiel qu'on donnât quelque suite à de semblables essais.

Au surplus, quand il s'agit de ce fléau dévastateur, l'art qui préserve est préférable à l'art qui guérit : sous ce point de vue, les modernes n'ont rien à envier aux anciens ; le hasard, le génie, les circonstances, tout s'est réuni pour les éclairer. La découverte de la vaccine est un des événemens les plus remarquables de notre époque ; les Grecs l'auraient divinisée, et les Romains auraient inauguré sa statue sur les autels de la Providence.

GENRE II.

VACCINE. — *VACCINA.*

Cowpox, *kine-pox*, *cowpock* des Anglais; *finnen* des Allemands; *schinac* en langue celtique; *petite-vérole des vaches* dans la langue vulgaire; *vaccine* du docteur ODIER et des Français.

Exanthême contagieux caractérisé par des pustules larges, circulaires, déprimées à leur centre, offrant à leur circonférence un bourrelet proéminent, cernées par une efflorescence rouge et inflammatoire, contenant une humeur visqueuse qui se dessèche et se convertit en croûte, laquelle, après avoir bruni, se détache vers le vingt-cinquième jour, laissant sur la peau une cicatrice large, réticulaire et déprimée. La vaccine n'a lieu qu'une fois chez le même individu.

Il est essentiel d'assigner à ce genre deux espèces, dont la seconde a deux variétés :

A. La vaccine normale (*vaccina genuina vel regularis*). Cette affection fait, de nos jours, partie de la médecine humaine, depuis que sa faculté préservatrice a été prouvée et garantie par une multitude d'expériences irrécusables. On l'observe sur le pis des mamelles des vaches sous forme de boutons d'une couleur bleuâtre, qui finissent par mûrir et se dessécher. Il y a, pendant la durée de cet exanthême, une sorte de mouvement fébrile dans l'économie de l'animal, qui diminue la sécrétion laiteuse. Les villageois s'exposent souvent à la contracter, quand ils sont employés à traire le lait, et quand, d'ailleurs, ils n'ont pas déja subi la variole.

B. La vaccine anormale (*vaccina anormis*). On nomme aussi cette affection *fausse vaccine*, *vaccine bâtarde* : elle a été parfaitement décrite par Odier. Les auteurs la divisent en deux variétés : 1° l'une est celle dont les stades et les caractères extérieurs sont altérés; elle a lieu sur des individus qui ont déja éprouvé la variole; 2° l'autre est le résultat purement fortuit d'une irritation produite par l'instrument qui a inséré le vaccin.

C'est dans la vallée de Glocester, située à l'ouest de l'Angleterre, qu'est le berceau de la vaccine. C'est dans la paroisse de Berkeley que Jenner vit les femmes employées dans les laiteries, devenir impropres à contracter la variole, toutes les fois qu'elles s'inoculaient le cowpox; il dut dès lors interroger la nature sur un phénomène d'une aussi haute importance. Quand on réfléchit à tous les obstacles qu'il a rencontrés, quand on sait par combien d'essais cet ingénieux et persévérant observateur est parvenu à féconder l'un des plus beaux faits de l'humanité, on ne balance pas à lui prodiguer toutes les louanges dues à un génie inventif et créateur. C'est la reconnaissance universelle qui lui a, pour ainsi dire, conféré toute sa renommée.

TABLEAU GÉNÉRAL DU GENRE

ET DE SES ESPÈCES.

Nous avons dit que les premières découvertes sur l'existence et les propriétés de la vaccine avaient été faites dans le comté de Glocester; mais des récits authentiques ont annoncé que cette affection était connue dans d'autres pays : les habitans des campagnes du Devonshire l'avaient observée, et se trouvaient instruits de ses effets par les plus anciennes traditions. D'après ces premiers renseignemens on fut de toutes parts à la recherche du cowpox; on le vit se manifester sur plusieurs points de l'Allemagne; on fit couler l'humeur vaccinale de sa source; on remarqua même que ses premières applications à l'économie animale produisaient avec une régularité parfaite tous les phénomènes d'une efflorescence. Qui n'a pas entendu parler des faits recueillis sur cet objet dans le Holstein et dans la Lombardie!

On procéda à de nouvelles recherches en 1810, pour savoir si la vaccine n'existoit pas en France. A Marigny, près Daon, arrondissement de Segré, département de Maine-et-Loire, une vache, âgée de huit ans, éprouva un gonflement considérable au pis des mamelles; on fut obligé de cesser de la traire. Il y avait sur les trayons des pustules aussi volumineuses que le bout du petit doigt; elles ressembloient à celles que l'on obtient journellement par insertion. Dans le département du Doubs, le même phénomène a été remarqué; mais, dès l'année 1784, on avait déja fait mention, dans un journal publié en France et consacré aux progrès de l'agriculture, d'une maladie éruptive qui attaquait les vaches : les jeunes laitières qui se trouvaient, par communication, atteintes du même exanthême, étaient préservées de la variole humaine.

ESPÈCE. *De la vaccine normale.* Il convient de décrire la vaccine légitime : comme la variole, il faut y distinguer, 1° la période d'*incubation;* 2° la période d'*invasion ;* 3° la période d'*éruption ;* 4° la période de *maturation;* 5° la période de *dessiccation.*

La période d'*incubation* est tout-à-fait occulte et silencieuse; l'observateur n'en est averti par aucun indice; l'œil le plus attentif n'y distingue rien; elle s'étend depuis l'instant de l'insertion vaccinale jusqu'au troisième ou quatrième jour. Dans quelques uns, rares, à la vérité, elle se prolonge davantage. Les archives du comité de la ville de Reims font mention d'une circonstance où la vaccine n'éclata que le vingt-deuxième jour. On a vu des accès d'hystérie, le flux dysentérique, etc., suspendre le mouvement vaccinal pendant deux ou trois semaines; ce retard, observé dans un semblable travail, provient, sans doute, d'un défaut de réaction vitale.

La période d'*invasion* n'est guère plus perceptible que la première ; on la distingue pourtant par une sorte de dureté survenue à la cicatrice de la piqûre. On constate l'existence de cette dureté par le contact du doigt. L'épiderme, qui se soulève, annonce que le virus fermente sous la peau : c'est d'ordinaire le quatrième jour que le centre de la petite tumeur proémine.

Du cinquième au sixième jour, l'*éruption* se caractérise par l'apparition d'une vésicule qui s'élève et s'acumine ; son sommet est d'un rose pâle ; sa base large, est incolore ; la peau, affectée, prend une configuration circulaire qui se circonscrit par un limbe inflammatoire ; un léger prurit se manifeste ; le bouton, dans les premiers instans de son existence, ressemble à celui de la variole inoculée.

Du sixième au septième jour, tous les caractères de la vésicule se prononcent ; tous les phénomènes de la *maturation* commencent ; c'est alors qu'on aperçoit toutes ses différences. Le bouton se perfectionne ; il s'aplatit et gagne en largeur, sans changer d'aspect et de physionomie ; sa teinte est luisante et comme argentée ; ses bords sont plus gonflés et plus distendus, parce que la matière vaccinale y est plus abondamment sécrétée : dans ce même temps, la dépression qui s'observe au centre, et qui était d'abord d'un rouge clair, devient d'un rouge plus intense ; mais c'est surtout du neuvième au dixième jour que le bouton touche à son plein état d'accroissement et de maturité. Les enfans vaccinés ressentent quelques frissons, leur pouls s'accélère ; chez eux, les traits de la face éprouvent quelque altération ; on les voit pâlir et rougir par intervalles ; ils se livrent néanmoins à leurs jeux comme de coutume.

Parfois, mais rarement, il se manifeste quelques phénomènes sympathiques. Les praticiens ont effectivement parlé d'un érysipèle que produit quelquefois le développement de la vaccine; cette inflammation s'étend, dans quelques circonstances, du côté externe du bras, lieu où se pratique l'insertion du virus, jusqu'à des parties qui en sont très éloignées. La laxité du tissu cellulaire semble favoriser ses progrès; mais il faut peu s'alarmer d'un tel accident. La meilleure vaccine est, sans contredit, celle qui s'organise dans l'économie animale par un mouvement de réaction vive et très étendue; enfin, le onzième jour, le bouton, tout-à-fait élaboré, est, en quelque sorte, stationnaire; c'est alors que les cellules vaccinales, semblables à celles qui distinguent certains fruits, sont pleines de cette humeur limpide et si précieuse, qui sert à propager l'exanthême. Les vaccinateurs signalent ce moment comme le plus propre à piquer le bouton.

Mais douze jours sont à peine écoulés, que le bouton déprimé dans son centre subit une sorte de dessiccation progressive: il se change en croûte. La liqueur contenue dans le bourrelet vésiculaire perd sa transparence; elle se trouble et devient opaque, puriforme; la tumeur diminue en jaunissant; son cercle inflammatoire s'efface; la croûte est fauve, et sa couleur se fonce à mesure qu'elle se solidifie; l'enfoncement se remarque encore dans son milieu; elle tombe enfin du vingt-quatrième au vingt-cinquième jour, et c'est alors que se montre la cicatrice propre à ce genre d'éruption; elle est profonde, et traversée par des lignes qui la font paroître comme réticulaire.

Quand les enfans se grattent avec trop de violence dans les endroits vaccinés, il arrive parfois que les boutons se convertissent en ulcères, lesquels se cicatrisent avec une difficulté extrême; la suppuration se prolonge. Le même phénomène se remarque chez les vaches laitières atteintes du cow-pox naturel. Cet accident ne doit pas néanmoins alarmer ceux qui comptent sur le bienfait inappréciable de ce mode d'inoculation.

Ainsi donc les caractères spéciaux de l'affection que nous décrivons sont: 1° le bourrelet vésiculaire, qui sert de réservoir à la liqueur préservatrice; 2° la tumeur celluleuse, si bien signalée par Woodwille; 3° l'aréole qui circonscrit cette tumeur; 4° la dépression du centre, qui est le phénomène le plus immuable. Le vaccinateur doit surtout faire attention à cette induration, que l'on sent à la circonférence et sous la base de la pustule, et qui n'est pas plus étendue que l'efflorescence rougeâtre dont cette même pustule est environnée : si cette induration venait à manquer, il faudrait croire que la nature s'est écartée de sa marche ordinaire.

La variole et la vaccine sont certainement des maladies analogues; cependant elles doivent constituer deux genres différens dans le groupe des dermatoses exanthémateuses. En effet, ne les voit-on pas parcourir à part, régulièrement et simultanément, leurs périodes sur le même individu, sans jamais se mêler ni se confondre? C'est ainsi que, par le procédé miraculeux de la greffe, on fait souvent porter au même arbre deux sortes de fruits à pepin.

La variole et la vaccine présentent, en outre, des traits distinctifs fort remarquables, et que les esprits les plus vulgaires ne peuvent s'empêcher de bien discerner. Ce qui caractérise surtout les boutons de cette dernière éruption, c'est cette configuration arrondie : on est même surpris de cette circonscription rigoureuse qui s'observe autour de la tumeur vaccinale; on dirait que la nature a usé de son compas pour en déterminer les limites.

Il y a, de plus, cette différence entre les deux exanthêmes que les boutons vaccinaux contiennent la liqueur préservatrice dans leurs bords élevés en manière de bourrelets : ces bords ont un aspect luisant, comme celui de la corne ou de l'ivoire. Pareil aspect ne s'observe pas dans les boutons varioleux; ceux-ci varient singulièrement par leur circonférence, qui est comme découpée, et par leur forme, qui est sphérique et non aplatie.

Les boutons de la variole sont ombiliqués; ceux de la vaccine sont déprimés; cette disposition, remarquée dans le cowpox, existe même depuis le commencement de l'efflorescence jusqu'à la période de la dessiccation; dans la variole, plusieurs petits boutons accompagnent les gros boutons, et leur servent, en quelque sorte, de satellites; la vaccine, au contraire, forme un bouton distinct et tout-à-fait isolé; c'est une large vésicule.

On reconnaît la tumeur vaccinale à son aspect

grisâtre, lisse, et à son poli luisant; le bouton varioleux est, au contraire, jaunâtre, et d'un blanc terne; la pellicule qui couvre et forme la vésicule vaccinale n'éprouve aucune rupture; on la voit se durcir et se dessécher sur la place même qu'elle occupe; la matière qu'elle contient passe à l'état concret; il n'en est pas de même du bouton varioleux, qui éprouve un déchirement qui lui est propre.

Enfin, il est un phénomène qui frappe singulièrement l'attention du médecin observateur; c'est celui de la cicatrice, que la croûte laisse voir quand elle se détache. Cette cicatrice est plus ou moins alvéolée; elle montre toute l'étendue du travail régulier de la nature, et sa surface est comme rayonnée par de petites bandes linéaires.

Malgré toutes ces différences, la vaccine est pourtant une variole; elle suit les mêmes périodes que cette affection; elle l'imite jusque dans quelques unes de ses anomalies; on la voit même, en quelques cas, produire des vésicules, ailleurs que dans les points de l'insertion, comme il arrive dans la petite-vérole inoculée. Le fait suivant mérite d'être rappelé: Le docteur Desgranges, de Lyon, vaccina jadis un enfant au bras droit; il négligea le bras gauche; cependant, après que cet exanthême eut parcouru toutes ses périodes à l'endroit qu'il avait piqué, on vint le prévenir que l'enfant avait eu une nuit agitée, qu'il avait mal dormi, et qu'il avait éprouvé quelques symptômes fébriles. Quel fut alors son étonnement, d'apercevoir au bras gauche, précisément à l'endroit correspondant à celui de la vaccination du bras droit, un bouton naissant, avec un sommet déprimé! ce bouton, bien étudié, présenta exactement les caractères et les périodes de la pustule vaccinale.

On a beaucoup parlé du mouvement général qu'éprouve l'économie animale dans le développement du cowpox légitime; ce mouvement n'est pas toujours très appréciable; mais il est des cas où il s'annonce par des nausées, des vomissemens, un malaise universel, etc.; on a vu même des sujets chez lesquels, par l'effet du virus absorbé, il s'était simplement manifesté un accès de fièvre, sans éruption vaccinale, ni aux bras ni ailleurs. Des praticiens assurent que cette fièvre spécifique a suffi chez certains sujets; en sorte qu'on peut dire qu'il y a une vaccine sans éruption apparente de vaccin, *vaccina sine vacciniis*, comme on dit qu'il y a une variole sans variole, *variola sine variolis.* J'ignore jusqu'à quel point un pareil travail, dans l'organisation, peut inspirer de la sécurité.

Tel est le tableau succinct de la véritable vaccine; telle est du moins la manière dont cette affection se caractérise dans l'espèce humaine, quand elle s'y développe par inoculation. Pour recueillir néanmoins tous les traits qui sont relatifs à son histoire, il faudrait peut-être l'étudier chez ces animaux précieux, qui sont le premier trésor de nos fermes, et que les industriels du siècle appellent avec raison nos *véritables fontaines de lait:* il faudrait suivre ses périodes dans son lieu d'élection. C'est, en effet, sur les organes destinés à la sécrétion de cette liqueur qui est en tous lieux notre principale nourriture, que se rencontre pareillement le préservatif le plus infaillible contre la plus cruelle des maladies. Est-il un don plus utile de notre expérience! Ainsi l'homme, sur la terre, sait tout approprier à sa conservation; si la nature est prodigue pour lui de ressources, lui seul, parmi les êtres vivans, sait les accommoder à ses besoins.

ESPÈCE. *De la vaccine anormale.* Il est un fausse vaccine qui en impose pour la véritable; ce cowpox a un caractère insidieux qui peut tromper l'observateur. En effet, il commence du troisième au quatrième jour; du septième au huitième, le cercle aréolaire est bien formé; le bouton est gros, de couleur argentée; la matière contenue est claire et limpide; mais tout-à-coup ce bouton s'élève en pointe, et une seule piqûre suffit pour le vider. Ce phénomène ne se remarque jamais dans la vaccine normale; il est même d'expérience que lorsqu'on cherche à inoculer le virus recueilli dans ces boutons illégitimes, on ne parvient jamais à reproduire le véritable vaccin.

C'est le célèbre docteur Odier qui nous a donné la connaissance de cette espèce; mais c'est surtout M. Aubert qui s'est appliqué à nous en tracer un tableau exact et fidèle. On s'étonne parfois de la rapidité de cette éruption : dès le second ou le troisième jour, la peau s'enflamme; la vésicule arrive, et, dès le sixième jour, elle est à peu près desséchée. La croûte se forme le huitième ou le neuvième jour; le limbe inflammatoire, quoique venu plus tôt, s'efface quelquefois plus tard; le prurit est très intense. On cite des cas où, par l'effet d'une irritation sympathique, les glandes axillaires se sont considérablement tuméfiées.

Ce qui trompe d'abord sur les caractères de la vaccine irrégulière, c'est la fièvre, plus ou moins durable, qui s'allume; c'est la céphalalgie qui advient ici comme symptomatique de l'irritation. Toutefois les médecins habitués à l'observation ne s'abusent guère relativement à la configuration des boutons, qui sont aplatis, mais tout-à-fait inégaux: on n'y remarque pas ces bourrelets argentés, signe caractéristique du cowpox légitime : la liqueur qui s'en échappe est peu abondante, et l'on peut ajouter qu'elle est toujours stérile.

Ce qui manque surtout aux boutons du cowpox anormal, c'est la tuméfaction celluleuse qui en forme la base dans le cowpox véritable : la peau est ici faiblement et irrégulièrement distendue; la croûte tombe avec plus de difficulté, et quand elle se sépare du tégument, elle n'y laisse qu'une tache sans dépression et sans cicatrice caractéristique.

Ainsi donc, dans la fausse vaccine que nous décrivons, 1° l'incubation est presque nulle, et l'inflammation suit de très près les piqûres; 2° les pustules sont plates, mais inégales par leurs bords; 3° ces bords, d'ailleurs, ne sont pas tuméfiés par l'humeur visqueuse et reproductive que l'on remarque dans le cowpox normal; 4° l'efflorescence aréolaire est plus rapide, mais elle est moins prononcée; 5° la démangeaison est d'une autre nature; on voit qu'elle est plutôt le résultat d'une irritation que d'une profonde incubation; 6° la période de la maturation est beaucoup plus prompte, et l'on peut dire que tous les phénomènes sont aussi superficiels qu'ils sont irréguliers; 7° les croûtes, moins larges et moins épaisses, ne laissent aucune empreinte indélébile.

Mon honorable collègue M. Husson, qui partage avec M. de La Rochefoucault-Liancourt la gloire d'avoir le plus contribué, en France, à la propagation de la découverte *jennérienne*, distingue une variété de *fausse vaccine*, dont il est important de faire mention; c'est celle qui est le pur résultat d'une irritation mécanique, produite par l'introduction sous l'épiderme d'un fil imprégné d'un virus concret, vitreux, et entièrement desséché. La maladie est plutôt eczémateuse qu'exanthémateuse; c'est un simple travail phlegmasique qui s'établit avec plus ou moins de vitesse, et prend une marche peu régulière; le fil agit comme un corps étranger dont la présence offenserait les papilles cutanées; c'est, comme le dit ingénieusement le praticien que je viens de citer, l'*épine de Vanhelmont*.

Dès le lendemain, ou le jour même de l'introduction de ce corps irritant, il y a soulèvement de l'épiderme, hyperhémie à l'endroit piqué, et, plus tard, exsudation d'un fluide séreux ou puriforme; mais la rougeur qui se manifeste est de peu de durée; du deuxième au troisième jour, le léger flegmon s'ouvre pour laisser échapper la matière qu'il contient; il est bientôt couvert d'une croûte jaunâtre qui se dessèche pour se séparer ensuite du tégument.

Quand l'agent physique a produit une vive inflammation, il peut arriver que les éruptions qui en résultent se convertissent en ulcérations profondes : il peut se faire que la peau se tuméfie, et que la rougeur se perpétue, etc. De tels accidens tiennent, sans doute, au commencement d'action, d'un virus qui manque des conditions requises, et dont les effets spécifiques se trouvent neutralisés par trop d'humidité ou de chaleur, souvent même par une matière hétérogène dont on n'a pas eu soin de le séparer.

ÉTIOLOGIE.

On avait cru trouver la source de la maladie des vaches dans une éruption qui survient aux jambes des chevaux, et que nos vétérinaires désignent sous le nom de *javart* (*the grease* chez les Anglais). On avait fondé cette conjecture sur ce que les mêmes individus employés comme palefreniers dans les écuries, avaient aussi pour office de traire le lait. On s'imaginait que le contact de la matière de cette ulcération, restée fortuitement dans leurs mains, avait bien pu transmettre aux vaches une affection éruptive, qui, dans les temps primitifs n'appartenait qu'aux chevaux. Cette opinion était celle de

Jenner, qui ne la présentait, du reste, que comme l'objet d'un doute.

Mais les expériences de Simmons et de Woodwille ont absolument détruit cette hypothèse chimérique. L'infatigable expérimentateur Buniva a inoculé la matière humorale qui suinte du javart à plusieurs vaches; il n'en est pas résulté le moindre effet sensible; il est même douteux que cette matière puisse se propager d'un cheval à l'autre. Tout prouve donc que la matière vaccinale est d'une nature tout-à-fait différente; tout prouve que le cowpox est une affection *sui generis* qui n'appartient qu'à la vache: c'est ainsi que cet animal est devenu doublement précieux pour l'homme.

Les causes premières du cowpox sont, par conséquent, couvertes d'un voile impénétrable; on ne connaît guère cette éruption que par ses effets; tout ce qui paraît irrévocablement prouvé, c'est que le levain qu'elle fournit, bien loin de s'altérer et de perdre son activité sur l'espèce humaine, en conserve néanmoins assez, après de nombreuses transmissions successives, pour communiquer aux vaches une maladie absolument analogue à celle que le docteur Jenner avait observée sur ces animaux, et dont il se servit pour la transmettre à l'homme. Le comité médical de Reims a fait d'heureux essais qui constatent, 1° que le virus recueilli sur la vache, et inoculé sur l'homme, ne donne pas un mouvement morbide plus considérable que lorsqu'il est pris sur l'homme pour être transmis à d'autres individus de l'espèce humaine; 2° que l'identité du virus vaccin se trouve pareillement démontrée par cette communication de l'homme à la vache, sans qu'il perde son énergie.

Le levain vaccinal est donc inaltérable dans son essence, comme la nature qui l'a formé. Pareil au feu sacré qui brûlait dans le temple de Vesta, les générations successives peuvent se le transmettre dans toute sa pureté. Jenner croyait pourtant qu'après un certain laps de temps il faudrait peut-être recourir à la source originelle de la vaccine, c'est-à-dire au cowpox proprement dit; mais M. Le Gallois, digne fils d'un expérimentateur célèbre, a bien prouvé que ce virus précieux ne saurait diminuer de son efficacité, même au delà de vingt ans d'insertion. Ce virus passe donc à travers des milliers d'organisations sans jamais perdre de sa puissance; et, comme le remarque très bien le célèbre docteur De Carro, il n'y a pas la moindre différence entre les vaccinations de 1799 et celles qui s'exécutent à l'époque actuelle. Quelques observateurs prétendent même que l'état de maladie ne pourroit affaiblir cette contagion spécifique. On a parlé d'un enfant exténué par le marasme, et qui, quelques heures avant sa mort, fournit tous les élémens d'une bonne vaccine pour un individu très bien portant.

CURATION.

Le cowpox légitime n'a pas besoin de curation; cet exanthême, presque toujours local, suit régulièrement et avec calme ses périodes. On remarque partout que les enfans vaccinés se livrent à leurs jeux comme d'habitude. En Angleterre, dès l'origine de cette découverte, on vit un grand nombre de matelots, très heureusement imprégnés de ce virus salutaire, qui ne cessoient pas de vaquer à leurs travaux pénibles, tout en prenant leur ration accoutumée de vin et de nourriture. Les mêmes résultats furent observés chez des militaires qui ne laissaient pas de continuer leurs marches et leurs exercices. Dans les hôpitaux de l'Europe, les pauvres profitèrent du même bienfait, sans s'assujétir à aucun régime ni à aucune précaution.

Une affection aussi bénigne réclame donc à peine quelques légers soins de la part du médecin thérapeutiste; il lui suffit de la suivre, pour savoir si son développement est en tout régulier, si elle se manifeste aux jours convenus, si elle se dessine avec tous ses caractères les plus essentiels, si le bourrelet vésiculaire contient une matière louable, si cette matière reproductive a toutes les conditions requises, si sa maturation n'a pas été trop prompte, si quelques circonstances ne l'ont pas dénaturée, si elle est pourvue enfin de toutes les qualités qui doivent assurer son effet préservatif. Ces considérations sont importantes pour donner la sécurité aux familles et dissiper les inquiétudes maternelles. Les symptômes concomitans de l'exanthême, ceux qui surviennent d'une manière fortuite et accidentelle, méritent aussi quelque attention.

VACCINATION.

Je ne m'étendrai point sur les facultés préservatrices de la vaccine; qui donc oserait les nier? L'histoire plus ou moins complète des épreuves et des contre-épreuves convenait, sans doute, dans les premiers temps de cette découverte; mais aujourd'hui que tous les phénomènes sont constatés, aujourd'hui que nous sommes si riches en expériences confirmatives, quel besoin avons-nous de préconiser cette bienfaisante méthode? J'écris trop tard pour qu'il soit nécessaire de combattre en sa faveur. La vaccine est triomphante; elle a reçu la sanction du temps, et même celle de l'expérience. Je ne connais pas, du reste, de fait plus décisif que celui d'une femme qui allaita impunément son enfant vacciné, pendant tout le cours d'une variole confluente, qui la fit succomber le quatorzième jour.

On sait quels sont les procédés les plus commodes pour introduire le vaccin dans le système absorbant: 1° on y parvient par le moyen des piqûres, à l'aide desquelles on transmet le virus de bras à bras; 2° par des incisions ou plaies superficielles dont on écarte habilement les bords, pour placer dans leur milieu un fil imprégné du même virus; 3° par des topiques vésicans, en mettant à découvert les surfaces muqueuses. Le premier procédé est, sans contredit, celui que l'on doit préférer; il est le plus sûr pour conserver la propriété spécifique du virus; il consiste à recueillir l'humeur visqueuse qui réside dans le bourrelet vésiculaire avec la pointe d'une lancette ou avec une aiguille d'or aplatie ou cannelée à sa pointe, pour l'insérer ensuite de bras à bras, sous l'épiderme des individus que l'on soumet à cette opération. Il est des personnes qui se servent de l'aiguille à coudre ordinaire. Le vaccin, pour le succès de l'inoculation, doit être dans un état de fluidité, et puisé dans une pustule dont les cinq périodes se soient accomplies avec une régularité parfaite. Il faut surtout le recueillir quand il est en pleine maturité. Voilà les seules précautions à prendre.

Le vaccin peut s'inoculer à tous les âges, dans toutes les circonstances ordinaires de la vie; il convient dans toutes les saisons. On remarque néanmoins qu'il est plus apte à se développer durant la température du printemps et celle de l'été, et sur des sujets dont la peau jouit d'une plus grande énergie vitale. Il est parfois utile de faire pratiquer quelques légères émissions sanguines chez les individus trop pléthoriques, comme moyen de préparation. S'il y a manifestement trop de sécheresse dans la peau, il faut se hâter de l'assouplir et de la rendre plus perméable par l'application préalable des cataplasmes dont l'action soit émolliente. Les bains peuvent, d'ailleurs, imprimer à cet organe les dispositions les plus favorables pour faciliter l'absorption du virus salutaire.

Telle est la méthode inappréciable à laquelle tant de louanges ont été si justement dévolues. Aucune expression ne peut rendre le bien qu'elle procure aux hommes. Elle a déja fait le tour du globe. Elle sauve en masse le genre humain. Qui n'approuverait l'inscription déja consacrée pour le monument qu'on doit élever à l'un des plus grands bienfaiteurs du monde ! JENNERI GENIO SALUTIFERO. La plus noble des immortalités est celle que donnent la science et la philanthropie. La révélation de la vaccine n'est point dans la ligne des faits ordinaires ; elle est arrivée comme un secours du ciel ; elle est le fruit de l'inspiration de la plus prévoyante des divinités.

GENRE III.

CLAVELÉE. — *CLAVUS.*

Passio bovina, Lancisi; *pestis bovilla* de quelques auteurs vétérinaires; *malis, cornipedium* de Liger; *pusula* de Columelle. La clavelée porte aussi les noms de *clavade, clavelle, clacavelle, clavilière, claviau, glaviau, glavelade, cloubiau, clousiau, boussade, margagne, rache, chapelet, pustulade, capelade, madure, carague, gamise, gramadure, etc.* Dans certains pays méridionaux de la France, on la désigne sous le nom de *picotte* des moutons.

Exanthème fébrile, propre aux bêtes à laine, éminemment contagieux, se manifestant par des boutons circulaires et aplatis qu'on a comparés à des têtes de clou. Ces boutons abondent plus ou moins, principalement dans les parties du tégument qui sont dégarnies de toison. Semblable à la variole et au cowpox, cet exanthème n'attaque les animaux qu'une fois dans le cours de la vie.

Pour procéder avec méthode dans la description de cet exanthème, il faut nécessairement en reconnaître trois espèces :

A. La clavelée discrète (*clavus discretus*). Cette espèce est la moins dangereuse, et on peut lui appliquer tout ce qu'on a dit de la variole humaine sous forme discrète : les boutons y sont en petit nombre et clairsemés ; on n'y remarque pas cette irritation inflammatoire que l'on observe dans les autres espèces.

B. La clavelée confluente (*clavus confluens*). C'est véritablement l'espèce la plus meurtrière ; elle dévaste les propriétés rurales ; les boutons affluent aux oreilles, autour des yeux, au nez, aux narines, au palais, au gosier. Aussi redoutable que la variole humaine, elle ravage tout le système muqueux.

C. La clavelée anormale (*clavus anormis*). On indique sous le titre de *clavelée anormale* celle dont le type est déréglé, et dont la marche est plus ou moins dérangée par des accidens insolites. L'histoire de la clavelée serait incomplète, si nous négligions de tenir compte des aberrations qui l'accompagnent.

A ces trois espèces, on peut ajouter plusieurs variétés, qu'on qualifie uniquement d'après la forme particulière des pustules ; telles sont, par exemple, les clavelées *cristallines*, *pourprées*, *cordelées*, *etc*. On distingue aussi des clavelées *volantes*, des clavelées *bénignes*, des clavelées *malignes*, des clavelées de première, de deuxième et de troisième *lune*. Cette effrayante maladie n'est bien connue que depuis le seizième siècle. J'exhorte mes élèves à faire une étude des ouvrages de Bourgelat, qui s'est rendu si célèbre dans cette partie si essentielle des connaissances humaines. Pour ce qui est de la maladie qui nous occupe, ils doivent particulièrement consulter ce qui a été écrit par Gilbert, qui fut un homme très expérimenté dans son art, et les Considérations que M. Girard a publiées sur le même objet; mais le Traité le plus complet est, sans contredit, celui de M. Hurtrel d'Arboval. Tous les agriculteurs, tous les propriétaires doivent méditer cette production, véritablement classique, et l'une des plus utiles de notre époque. Les auteurs allemands et italiens ont aussi fait des recherches sur la clavelée. Serait-il vrai, comme l'assure M. Édouard Harissons, que ce genre d'éruption est absolument inconnu en Angleterre?

TABLEAU GÉNÉRAL DU GENRE

ET DE SES ESPÈCES.

Dans un ouvrage consacré à l'étude des maladies de la peau, il est difficile d'omettre la clavelée des moutons, maladie remarquable, qui attire l'attention de l'observateur par ses frappans rapports avec la variole humaine: comparer, c'est s'instruire. La voici décrite telle qu'elle s'offre communément dans l'intérieur de nos bergeries. On y observe les mêmes stades que dans la variole; de là vient qu'elle porte d'ordinaire parmi nous le nom de *petite-vérole* des moutons.

ESPÈCE. *De la clavelée discrète.* La nature est muette dans la première période de ce mal, aussi singulier que redoutable. Le venin circule dans le sang sans se manifester au dehors par aucun caractère sensible; il demeure latent chez beaucoup de ces animaux, pour ne se montrer que plusieurs jours après son introduction dans l'économie. On remarque néanmoins que certains d'entre eux perdent leur hilarité habituelle. Telle est la période que l'on peut désigner sous le nom d'*incubation*.

La période d'*invasion* lui succède : la morosité, l'abattement, l'inappétence, quelques légers mouvemens de fièvre la caractérisent. Les moutons sont tourmentés par une soif extraordinaire ; les agneaux sommeillent au lieu de bondir dans les prairies ; ils éprouvent une sorte de torpeur dans tous leurs mouvemens ; ils se meuvent paresseusement ; on dirait qu'ils portent douloureusement leur corps ; mais le phénomène spécial par lequel débute la maladie claveleuse, est l'irritation manifeste du système muqueux. L'intérieur des fosses nasales, de la trachée artère, du pharynx, des ventricules, des bronches, est plus ou moins phlogosé. Il est, du reste, assez commun de voir que, chez les bêtes à laine, les maladies éruptives éclatent principalement sur le tégument intérieur. Ce point de pathologie comparée est important à retenir ; il est vrai que, dans la clavelée discrète, de pareils symptômes sont beaucoup moins prononcés que dans la confluente.

Enfin l'exanthême se montre ; l'*éruption* commence par de très petites taches disséminées çà et là, et sur le centre desquelles s'élèvent successivement des boutons, le plus souvent environnés d'une aréole inflammatoire. Ces boutons, blancs à leur sommet, et d'une forme presque toujours aplâtie, semblent se déclarer de préférence à la face interne des membres thoraciques et abdominaux, aux mamelles, dans toutes les parties peu ou point couvertes de laine. La plus grande variété règne dans leur volume et leur configuration; on en voit qui ne dépassent pas le volume d'une lentille; d'autres qui sont gros comme des pois chiches. On en rencontre qui sont tantôt coniques, tantôt arrondis, tantôt ovalaires; parfois ils sont disposés comme par traînées, à la manière des grains qui concourent à former un chapelet. Quand l'éruption est accomplie, la fièvre se calme, tous les symptômes d'inflammation s'apaisent; il faut d'ordinaire quatre jours pour que le développement de l'exanthême soit achevé.

Quand l'éruption est tout-à-fait terminée, on voit les boutons blanchir, se ramollir, et laisser échapper une sérosité jaunâtre; c'est la période de leur *maturation*. Les modernes vétérinaires remarquent que cette matière visqueuse, qui est le résultat du travail de l'exanthême, n'est point un pus véritable, comme on l'a très anciennement prétendu; c'est une sécrétion *suï generis* qui a reçu le nom de *claveau*, et qui est propre à renouveler les phénomènes qui l'ont produite, quand elle est transportée sur des animaux analogues; le tissu dermique en paraît imprégné: d'abord claire et limpide, elle acquiert ensuite plus d'opacité et de consistance, pour se condenser par une dessiccation absolue et se convertir en une croûte inerte.

Quand la clavelée est discrète, c'est vers le quatorzième ou le quinzième jour que cette dessiccation s'opère; on voit toutes les croûtes qui succèdent aux boutons affaissés, jaunir, noircir, se réduire en une matière furfuracée ou pulvérulente. On assure même qu'à cette époque toute action contagieuse est anéantie, et que le virus ne saurait être reproduit. Toutes les fonctions, qui s'étaient plus ou moins altérées, reviennent à leur état normal; le désir de la nourriture se fait sentir, le calme renaît. Cette période éliminatoire se prolonge quelquefois durant plusieurs semaines.

ESPÈCE. *De la clavelée confluente.* Les symptômes suivent la même marche que dans l'espèce précédente; mais ils se distinguent par plus de gravité. Toutefois la période de l'*incubation* ne révèle rien qui présage que la maladie sera plus intense que de coutume. Dans la confluente comme dans la discrète, le miasme claveleux est recélé dans l'économie, sans donner le moindre signe d'activité. Malgré le silence de la nature pendant qu'elle couve son venin, il est probable que si on étudiait avec beaucoup de soin les animaux malades, on découvrirait en eux quelque annonce du travail morbide, dont on redoute les suites et les dangers. Huit ou neuf jours s'écoulent ordinairement depuis le moment de l'infection jusqu'à celui où se déclare l'exanthême boutonneux; ce temps varie néanmoins selon l'âge et la susceptibilité de la bête qui a été infectée par le virus; ce virus, d'ailleurs, est plus long à se développer dans les pays froids et humides que dans ceux où la chaleur favorise son développement.

Au jour de l'*invasion*, on reçonnaît pourtant la clavelée confluente et l'imminence du péril qui doit la suivre, à la physionomie morne, triste, abattue des bêtes à laine, à l'affaissement de leurs traits et de leurs oreilles, à l'inappétence complète qu'ils témoignent pour la nourriture, à la soif brûlante qui les dévore, à l'extrême lenteur de leurs mouvemens; leur tête est lourde et pesante, la fièvre agite leurs flancs, la fréquence et les oscillations du pouls sont très marquées; la respiration est comme interceptée, l'animal frissonne, le moindre attouchement lui cause de la douleur, le flux nasal est d'une abondance qui étonne, les conjonctives s'enflamment et rougissent, les yeux sont pleins de chassie, le tissu adipeux subit un gonflement particulier; le berger, d'ailleurs, ne saurait s'approcher de ses moutons sans être désagréablement affecté par la puanteur excessive de leur haleine; si les chaleurs sont vives dans l'atmosphère, tout le troupeau paraît comme enseveli dans un profond assoupissement.

Après ces phénomènes précurseurs, les boutons de la clavelée se montrent, ils surgissent de toutes parts, leur confluence n'est plus douteuse; on est étonné de leur nombre et de leur entassement dans quelques parties du corps, le museau en est tout couvert, le pourtour des yeux en est obstrué; ils se développent sur les côtés du tronc, à toutes les faces internes des membres locomoteurs, à l'anus, aux parties génitales, sous la queue, sous le ventre, etc.; ils s'établissent généralement dans les endroits les plus chauds du corps. Ce ne sont d'abord, comme nous l'avons déja dit, que des taches bleuâtres ou d'un violet pourpré; mais ces taches ne tardent pas à prendre l'apparence papuleuse; elles se boursouflent dans leur centre, et donnent naissance à une multitude de petites élevures qui s'accroissent aux dépens du tissu cutané. Ces élevures, d'abord hémisphériques, s'aplatissent et se dépriment dans leur centre; on les voit ensuite suivre leur période d'*éruption*, pour être plus tard remplacées par des cicatrices; leur volume varie depuis celui d'une lentille jusqu'à celui d'une fève de haricot. Ce qu'il y a de remarquable dans le développement des pustules, c'est le soulèvement de l'épiderme, qui se convertit en une pellicule dure et coriace, comme nous l'avons remarqué au sujet de la clavelée discrète. La multiplicité des éruptions contribue singulièrement à aggraver la fièvre, qui est très effervescente dans l'espèce que nous décrivons.

Cependant le travail de la *maturation* s'effectue. Quand les boutons sont volumineux et confluens, la peau s'échauffe, le tissu muqueux s'engorge, et les boutons s'emplissent de matière claveleuse. Cette matière, tantôt jaunâtre, tantôt d'un aspect verdâtre, transsude à travers leur surface, et semble n'être retenue que par le soulèvement de la pellicule qui leur sert de couvercle. Comme elle tend à blanchir à mesure que la nature approche de la fin de son travail, on l'a considérée long-temps comme du pus, assertion démontrée fausse par une observation plus exacte, ainsi que nous l'avons déja remarqué plus haut.

C'est durant cette période, le quatrième ou le cinquième jour après l'éruption, que s'allume une fièvre secondaire, dite *fièvre de sécrétion.* Le plus grand danger l'accompagne, car elle est le résultat d'une réaction plus ou moins vive du tégument extérieur sur le tégument intérieur. Les paupières, les lèvres, les naseaux de l'animal, sont tout-à-coup saisis et frappés d'une tuméfaction œdémateuse. L'éruption gagne l'intérieur de la bouche, la langue et le pharynx; la sécrétion des membranes muqueuses s'augmente à un tel point, que les animaux bavent continuellement, et rejettent par les fosses nasales comme une morve continuelle. Les flux diarrhéiques viennent se joindre à ce formidable symptôme. Toutes ces évacuations avec excès ont les mêmes inconvéniens que celles qui se manifestent dans la variole humaine; l'épuisement des forces en est la suite nécessaire.

La cinquième période de la clavelée confluente présente le spectacle le plus hideux; la pellicule qui couvroit chaque bouton éprouve une sorte de rupture; la matière claveleuse se répand, et la peau n'est plus qu'une surface ulcérée. Quelquefois c'est une vaste plaque croûteuse; tout le derme semble désorganisé; il se forme assez souvent, soit à l'extérieur, soit à l'intérieur du corps, des collections de matière purulente, à laquelle il est essentiel de frayer une issue au dehors par le secours de l'instrument. Enfin, tous les symptômes s'évanouissent, et quand la clavelée suit une direction convenable, cet exanthème se termine par une *desquamation* générale. Cette dernière période fait néanmoins éprouver quelques chances périlleuses à l'animal, lorsque les boutons ont été volumineux et en très grand nombre.

ESPÈCE. *De la clavelée anormale.* L'éruption claveleuse est bien plus grave quand la nature s'écarte des lois ordinaires; tout ce qui entrave la marche d'un exanthême tourne d'ordinaire au détriment du corps. Cette espèce est presque toujours compliquée d'adynamie et de malignité. Les accidens s'aggravent, et sont ici portés à leur comble: les animaux sont en proie à des anxiétés excessives, leurs membres sont comme frappés de contusion, leur haleine est comme empestée, leurs yeux se toublent, et leur respiration s'intercepte; plus d'appétit, plus de rumination; la langue est aride et noire, la déglutition est devenue si douloureuse, que l'animal s'abstient totalement de nourriture; il craint même d'étancher sa soif, qui est inextinguible. Les mouvemens contractiles du cœur semblent se propager jusqu'aux côtes avec une extrême violence: il est facile de s'en apercevoir.

Les progrès de l'inflammation se font de plus en plus sentir; les quintes réitérées d'une toux convulsive viennent opprimer l'animal, tous les canaux intérieurs se rétrécissent et s'obstruent, l'air cesse de circuler librement dans l'intérieur des narines par la présence d'un mucus concrét, et par l'effet du boursouflement qui s'est opéré dans la membrane pituitaire. A cet accident il faut joindre le gonflement, le larmoiement, l'ulcération et la suppuration des paupières, l'engorgement sanguin des globes oculaires, auquel succède la cécité, la chute progressive de la laine, la tuméfaction du corps et de tous les membres; les ecchymoses se multiplient; les boutons claveleux s'amoncellent, et prennent de plus en plus une configuration aplatie; tout le tégument se trouve en quelque sorte enseveli sous cette dégoûtante confluence. Dans l'épaisseur du derme se trouvent çà et là des bosselures qui roulent sous le doigt comme des glandes. Tantôt ces bosselures se résolvent, tantôt elles dégénèrent en gangrène.

Dans la clavelée anormale, souvent l'éruption est trop précipitée; souvent aussi elle est trop retardée. Dans le premier cas, c'est excès de phlogose; dans le second cas, c'est atonie des forces vitales. Quelquefois la contractilité des vaisseaux est singulièrement affoiblie, ou presque éteinte, et dès lors le sang, dont le derme est, pour ainsi dire, infiltré, se mêle à toutes les excrétions, au mucus nasal, aux urines, etc. Ce sang est tantôt rouge, tantôt livide, tantôt bleuâtre, tantôt d'une couleur noire. La présence des ophlictides, dans l'intérieur du gosier et de la bouche, est assez fréquente, et il s'en échappe parfois un fluide sanieux.

L'état des animaux claveleux n'est pas moins déplorable, quand les excrétions sont taries, quand toute la bouche est en dessiccation, et brûlante comme l'intérieur d'une fournaise, quand tous les boutons noircissent comme des fruits avariés, quand la peau est affaissée, et comme couverte d'ecchymoses dans les intervalles des pustules; quand la tête est sillonnée de gerçures profondes et corrosives, et se couvre d'escarres ensanglantées; quand les oreilles, les lèvres, la langue, le gosier, etc., éprouvent une sorte de fonte putride. Dans ces animaux, de nature timide, qui naissent pour être victimes, qu'on n'appâture que pour la mort, on diroit qu'il n'y a qu'une seule sensation prédominante, celle de la crainte. Cette disposition nerveuse ne contribue pas peu à provoquer des accidens sinistres, entre autres celui de l'avortement, presque toujours suivi de la mort.

ÉTIOLOGIE.

On a émis, sur l'étiologie de la clavelée, des assertions tout aussi vagues que celles qui ont été publiées en dernier lieu sur l'étiologie de la vaccine. On a vu plus haut que celle-ci avoit été proclamée par certains pathologistes comme devant son origine au javart des chevaux. Je ne sais quel auteur ne craint pas de faire dériver l'affection qui nous occupe d'une maladie éruptive, particulièrement remarquée sur les dindons. Il est bien vrai que, dans quelques circonstances, on remarque chez ces volatiles, soit au pourtour, soit dans l'intérieur de leur bec, soit dans leur gosier, des boutons qui se propagent sur les parties de leur corps les plus dégarnies de plumes. On les voit à la circonférence du cou, à la surface interne des ailes et des cuisses, et, en général, sur la surface papillaire de la peau. Mais ce fait ne prouve rien autre chose, si ce n'est que les animaux sont généralement soumis à la loi des exanthêmes. C'est ainsi que pareilles éruptions ont été observées sur les singes, les bœufs, les porcs, les chiens, les lapins, les oies, les poules, les pigeons, etc. En les produisant, la nature a certainement une intention dont on ignore le but et la fin.

Il en est de la clavelée comme de la variole; elle se manifeste quelquefois sans qu'on puisse déterminer sa cause; mais le plus souvent elle se propage par contagion. Cette contagion a mille sources, et s'attache à tout. Dans une circonstance, on a vu un chien qui l'avoit manifestement colportée d'une ferme à l'autre. C'est dans les terres qui servent de pacage, que les bêtes à laine laissent d'ordinaire le levain funeste qui doit communiquer à d'autres cette épouvantable maladie. Ce levain demeure quelquefois suspendu dans l'atmosphère des étables.

On dissimule la clavelée avec autant de soin que la gale, et il n'est pas rare que des cultivateurs peu consciencieux aillent dans les marchés trafiquer des individus qui appartiennent à un troupeau infecté. On assure que ce venin est si subtil, et en même temps si tenace, qu'il adhère aux murailles des étables et des maisons, à la paille des cabanes, aux troncs des arbres, aux vêtemens des bergers, aux meubles sur lesquels on se repose en voyageant : les mouches peuvent le transporter, particulièrement celles qui se reposent sur de la charogne. On ajoute même que des corbeaux, qui ne se fixent qu'instantanément à la toison des brebis, peuvent être les émissaires de ce mal destructeur. La vente des peaux qui appartenaient à des bêtes mortes par la clavelée est une occasion non moins fréquente de la transmettre. On accuse surtout la poussière furfuracée qui s'échappe du corps des moutons; on accuse l'air ambiant; on accuse le vent. Il suffit, dit le vétérinaire Gilbert, qu'un troupeau passe près d'un parc où reposent des animaux pendant la période de la desquamation, pour qu'il encoure toutes les chances qu'entraîne un pareil fléau. Cette assertion est peut-être exagérée.

CURATION.

Quand il s'agit d'une maladie contagieuse, préserver vaut mieux que guérir. Mais je suppose que la maladie n'a point été prévenue, quel traitement faut-il adopter? Renvoyez loin de vous les charmes, les sortiléges, les amulettes des prétendus sorciers. Les habitans de la campagne sont naturellement superstitieux; il semble que la nature les mette constamment en relation avec des causes mystérieuses : la plupart d'entre eux ne tiennent pas le moindre compte des intempéries de l'atmosphère, des rigueurs des saisons ; ils se contentent de quelques pratiques absurdes : ils suspendent au cou de leurs brebis des crapauds, des rats morts, des pates de loutre ou de fouine, etc. Quant aux recettes proposées, elles sont innombrables. Le safran, le soufre, le mercure, mille sels, mille végétaux, ont été mis en lumière par les polypharmaques. L'art, néanmoins, est sans puissance sur des êtres vivans qui n'appartiennent qu'à la nature ; les drogues semblent ne convenir qu'à l'homme, chez lequel tous les besoins sont factices et plus nombreux.

Ainsi donc, si la clavelée est discrète, point de recettes compliquées, point de breuvages extraordinaires ; bornez-vous à désaltérer vos moutons par de l'eau de son légérement aiguisée par l'hydrochlorate de soude. Quelques vétérinaires préfèrent verser dans les baquets une solution de tartrate de fer et de potasse. Dans les pays où abondent les eaux minérales salines, on voit les troupeaux y recourir par la seule impulsion de leur instinct. Cherchez, d'ailleurs, à assainir tous les lieux fréquentés par ces animaux. Que vos moutons soient à l'aise, et tout-à-fait isolés, dans de vastes étables ; éloignez soigneusement de leur voisinage toutes les matières excrémentitielles qui peuvent méphitiser et corrompre l'air ambiant. Des fumigations faites avec le vinaigre sont avantageuses. On fait choix d'une nourriture digestive et savoureuse ; les meilleurs fourrages doivent être réservés pour les bêtes malades ; on triture pour eux la meilleure avoine ; on leur distribue la pomme de terre hachée.

La clavelée confluente et la clavelée anormale s'allient presque toujours avec des phénomènes adynamiques. On observe que les saignées sont nuisibles, en ce qu'elles provoquent les rétrocessions de l'exanthême et l'affaissement des pustules. Les drastiques présentent le même inconvénient, et les sétons, tant recommandés, ne sont pas d'une aussi grande utilité qu'on le présume. Soutenez donc les forces sans les désordonner. Rien n'est meilleur que l'infusion de fleurs de camomille, à laquelle on ajoute un peu de vin ; on peut employer le cidre ou la bière. On a vanté la racine de gentiane et les feuilles de chicorée : le thym, la sauge, le serpolet, trouvent ici leur indication. Il est bon d'édulcorer toutes les boissons avec de l'excellent miel. Les ulcérations sont très fréquentes dans les clavelées confluentes et irrégulières ; il faut empêcher leurs progrès en les bassinant avec des décoctions de plantes anti-septiques. La solution du chlorure de chaux pourrait être employée avec un grand avantage. Les linimens ammoniacaux servent surtout à empêcher les dégénérescences gangréneuses.

CLAVÉLISATION.

Les essais modernes ont très bien démontré combien la clavélisation était favorable à la conservation des troupeaux ; il n'est donc plus permis de la négliger ; mais l'habitude où l'on est de la pratiquer sous les aisselles et autres endroits cachés, est sujette à des inconvéniens. Le bouton claveleux est comme le bouton variolique : pour se développer et acquérir son état normal, il a besoin de toute l'influence de l'air atmosphérique. L'insertion du virus convient particulièrement sous le ventre, au plat des cuisses, au museau, sous la queue, dans les parties du tégument qui sont dégarnies de laine, et qui ne sont point exposées à des frottemens. Un de nos plus habiles vétérinaires, M. Girard a, du reste, expérimenté que les inoculations pratiquées avec de la sérosité pure, recueillie sur les boutons de l'animal, vers le septième ou le huitième jour, sont celles qui réussissent le mieux ; car, comme nous ne saurions assez le redire, le pus qui se manifeste dans la clavelée n'est qu'une production accidentelle, un simple épiphénomène : il n'est pas propre à propager l'exanthême.

Pour l'insertion de la matière claveleuse, on suit absolument le même procédé opératoire que pour celle du virus vaccin : on commence par ouvrir les voies absorbantes du tégument, soit avec la pointe d'une lancette, soit avec le bout d'une aiguille pourvue d'une gouttière à son extrémité. On y transporte ensuite le levain contagieux. L'expérience a démontré que la piqûre ne doit être ni trop profonde ni trop superficielle. M. Girard pense que l'insertion du claveau doit se faire, autant que les circonstances le permettent, au printemps ou en automne, même en hiver, si le temps n'est ni trop froid ni trop humide. Il prétend que dans les fortes chaleurs de l'été, l'opération peut avoir des suites fâcheuses. Elle donne souvent lieu à des tumeurs qui contrarient le développement de l'exanthême claveleux ; elle peut déterminer des phlegmasies internes, etc.

On voit maintenant combien sont frappantes les analogies qui rattachent l'histoire de la clavelée à celle de la variole. En effet, le médecin qui pratique notre art dans les campagnes ne doit pas seulement au villageois des conseils pour sa santé; il lui en doit encore pour la prospérité de sa maison et la conservation de ses troupeaux. La connaissance des épizooties est, d'ailleurs, de son ressort; c'est cette connaissance qui a tant illustré les Rabelais, les Joubert, les Sagar, les Buniva, les Tessier et les Vicq-d'Azyr. Quand les sciences sont si voisines, quand elles se tiennent par des relations si constantes, elles se complètent, pour ainsi dire, par leurs mutuelles acquisitions; elles nous éclairent doublement par les points de comparaison qu'elles nous présentent.

GENRE IV.

VARICELLE. — *VARICELLA.*

Petite vérole volante, vérolette, variolette, vérette des Français; *variolæ pusillæ; varicellæ, verrucosæ; varicellæ lymphaticæ* de PLENCK; *varicellæ duræ ovales* du même auteur. Les Anglais en établissent deux espèces sous les noms de *chicken-pox* et *swine-pox.*

Exanthême contagieux, mais superficiel, précédé d'une fièvre légère, caractérisé par des vésicules ou par des pustules qui ont quelques rapports avec celles de la variole ordinaire. Ces vésicules ou ces pustules, tantôt éparses, tantôt rapprochées, sont environnées d'une aréole rouge; elles se terminent d'ordinaire du cinquième au septième jour par une légère desquamation furfuracée qui laisse rarement des cicatrices. Elles n'attaquent qu'une fois le même individu dans le cours de la vie.

Je pense qu'on peut conserver les divisions déja établies par les auteurs, et admettre, à leur exemple, deux espèces :

A. La varicelle vésiculeuse (*varicella vesicularis*). C'est l'espèce la plus bénigne, et en même temps la plus courte dans sa révolution. Quand on l'observe très attentivement, on la juge très superficielle, et on croiroit qu'elle est le résultat d'un simple soulèvement de l'épiderme.

B. La varicelle pustuleuse (*varicella pustularis*). Ici le travail de l'éruption est plus profond; aussi cette espèce se rapproche davantage de la variole; tant il est vrai que les exanthêmes se tiennent par des chaînons non interrompus, quoique parfois imperceptibles.

On peut rattacher plusieurs variétés à ces espèces ; les plus distinctes sont : 1° la varicelle vésiculeuse acuminée (*varicella vesicularis acuminata*). Les boutons de cette variété peuvent être comparés à des cônes pointus, contenant à leur sommet un fluide séro-purulent. C'est par ce sommet qu'ils commencent par se flétrir et se dessécher; 2° la varicelle vésiculeuse vacciniforme (*varicella vesicularis vacciniformis*). J'ai rencontré deux fois cette variété à l'hôpital Saint-Louis, et je n'en aurais peut-être pas tenu compte, si M. Godelle, médecin de l'Hôtel-Dieu de Soissons, ne l'avait signalée d'une manière tout-à-fait particulière; 3° la varicelle pustuleuse globulaire (*varicella pustulosa globularis*). C'est la forme arrondie de ses pustules qui lui fait donner ce nom.

TABLEAU GÉNÉRAL DU GENRE

ET DE SES ESPÈCES.

L'ordre des affinités appelle ici cette description. Nul exanthême n'a, en effet, plus de rapports avec la variole que la varicelle. Toutefois cette éruption, qui n'attaque guère que les petits enfans, est d'un ordre tout-à-fait inférieur, car les symptômes généraux y sont presque nuls : la fièvre est légère. Tout est ici en diminutif, soit dans l'incubation, soit dans l'invasion, soit dans l'éruption, soit dans les phénomènes qui constituent son déclin et sa dessiccation.

Un observateur fort distingué pense néanmoins que, de nos jours, la varicelle a pris des traits nouveaux. On dirait qu'elle veut détrôner la variole, se mettre à sa place, et jouer son rôle. Elle a donc aussi ses anomalies et ses dangers; on la voit, dans quelques circonstances, se compliquer de l'irritation du foie et de l'estomac. Certains malades ont la céphalalgie sus-orbitaire, des nausées, des vomissemens, la bouche amère et bilieuse, des concentrations épigastriques, etc. Ces symptômes sont, à la vérité, moins prononcés que dans la variole.

Plus, dit-on, un exanthême aigu est inférieur, moins la fièvre éruptive se continue, et moins cette maladie est astreinte à des périodes déterminées. L'été, l'élément morbide dont nous parlons n'affecte la peau que superficiellement; il ne fait que titiller les papilles cutanées. Les boutons qu'il fait éclore ont, d'ailleurs, une autre disposition anatomique; ils sont uniloculaires; le fluide qu'ils renferment est le plus souvent séreux, et, s'il devient purulent, c'est par les progrès de l'irritation. En six ou sept jours son développement est terminé. Il n'y a point de fièvre secondaire, phénomène particulier à la variole.

Il y a, en général, quelque chose de fugace dans ses périodes, qui s'accomplissent si rapidement, que le danger n'a pas le temps de s'établir. Dans le cas où l'éruption est plus prolongée, elle est alors successive. Plusieurs boutons sont déja desséchés, que d'autres ne font que de naître. Cette disposition rappelle certains produits de la végétation dont l'existence n'est pas moins éphémère. La nature travaille donc ici sans beaucoup d'efforts. Voici les deux espèces qui se rattachent au genre.

ESPÈCE. *De la varicelle vésiculeuse.* Plenck la qualifie du titre de *varicelle lymphatique.* Voici comment elle se dessine: Elle débute par de légers points rouges épars çà et là sur le tégument, lesquels se changent en élevures vésiculeuses contenant un fluide séreux qui est d'abord blanc, puis d'un jaune paille. Quand ces vésicules sont dans leur plein état, elles sont entourées d'une aréole légèrement enflammée; le quatrième jour, elles se vident et se rident; la lymphe a acquis de l'opacité, et le cinquième, on aperçoit la croûte qui s'est formée au centre des vésicules. Le sixième jour, cette croûte est devenue d'un brun foncé, par le contact de l'air atmosphérique. Le septième jour, la desquamation s'opère; on voit se détacher de la peau de petites écailles d'un gris noirâtre: la peau reste maculée pendant quelques semaines. D'ailleurs les fonctions intérieures demeurent dans toute leur intégrité. Les enfans conservent, pour la plupart, leur gaieté et leur appétit.

On reconnaît toujours cette espèce à ses vésicules transparentes, qui ressemblent à des globules muqueux; leur base n'est ni dure ni consistante. Il y a quelques unes de ces élevures, particulièrement celles qui sont placées au dos, qui font mine de se déprimer à leur centre. Quand elles se développent, la peau est un peu plus rouge que de coutume; elle est aussi plus chaude au toucher. Les enfans éprouvent une sorte d'abattement, indice ordinaire du travail de l'incubation; il survient, chez eux, de l'anorexie; quelques uns sont pris d'une soif assez vive. Les vésicules de la varicelle, telles qu'on les observe, sont d'ordinaire d'une forme acuminée; quand elles se dessèchent, les malades éprouvent un prurit qui les force à se gratter et à faire tomber les croûtes. En général, ces vésicules sont rares et discrètes. Ring les a observées néanmoins dans un véritable état de confluence.

La varicelle vésiculeuse se présente quelquefois sous un aspect vacciniforme. M. le docteur Godelle cite un cas de cet exanthême qui étoit survenu à la suite d'un accès de fièvre. L'éruption était répandue sur toute l'habitude du corps, notamment sur le dos et sur la poitrine; c'étaient, d'après son rapport, des *pustules régulières, arrondies, de deux lignes de diamètre, ayant un bourrelet circulaire transparent rempli de sérosité, et un point de dépression central.* Ces boutons offraient exactement l'aspect de la vaccine. Du cinquième au sixième jour, leur apparition fut successive;

mais le sixième jour toute l'éruption fut terminée. M. Godelle envisage cette singulière éruption comme une véritable varicelle, qui n'avait d'autre anomalie que celle de produire des vésicules larges et déprimées dans leur milieu.

ESPÈCE. *De la varicelle pustuleuse.* Cette espèce entraîne des symptômes plus graves. En effet, la pustulation exige un travail organique inflammatoire, plus profond et plus étendu, qui s'effectue dans le tissu même de la peau : les symptômes doivent donc s'étendre davantage. Cette espèce a ceci de particulier, qu'elle suppure mieux que la précédente; elle est à la vésiculeuse ce que la variole discrète est à la confluente.

Les pustules qui caractérisent cette espèce varient, d'ailleurs, à l'infini, et si l'on voulait noter toutes leurs différences, on verrait que plusieurs d'entre elles prennent tantôt une forme conoïde, tantôt une forme globuleuse; on verrait aussi que d'autres sont ombiliquées, comme les pustules de la variole commune. Toutefois, comme elles sont uniloculaires, on peut dire qu'elles n'ont avec celles-ci qu'une ressemblance superficielle. Cette variété a souvent donné lieu à des méprises; car elle suit les épidémies; elle intervient chez les individus déja vaccinés ou inoculés par la petite vérole: presque toujours, elle coexiste avec une irritation spéciale des premières voies.

La varicelle pustuleuse attaque parfois les adultes; elle se manifeste par des pesanteurs de tête, des douleurs épigastriques, un malaise général très prononcé; les reins sont douloureux, les extrémités inférieures sont comme brisées. L'éruption est très considérable, surtout à la région dorsale; Franck avait déja fait cette remarque. Quelques unes de ces pustules laissent, rarement, à la vérité, des cicatrices indélébiles sur le tégument.

En 1817, la varicelle pustuleuse se montra épidémiquement dans quelques provinces méridionales de la France. Les boutons sphéroïdes qui la caractérisaient, présentèrent souvent à leur centre une dépression bien marquée: on se servit alors de quelques faits superficiellement observés pour faire le procès à la vaccine; mais il était facile de voir que, dans ce genre d'éruption, il y avait quelque chose de moins régulier que dans la variole ordinaire. Les pustules n'avaient qu'une loge; le fluide qu'elles contenaient, ne prenait qu'avec difficulté l'aspect purulent; elles se montraient rarement sur les surfaces muqueuses; elles n'avaient point cette odeur méphitique et caractéristique que distinguent si bien les praticiens longuement exercés au diagnostic de la variole.

ÉTIOLOGIE.

Dans ces derniers temps, il s'est élevé de grandes discussions dans la science au sujet de la nature de la varicelle. Le célèbre M. Thomson a prétendu que cet exanthême ne pouvait constituer un genre particulier et distinct dans la famille des dermatoses. D'après cet auteur, la varicelle n'est véritablement qu'une modification de la variole; elle est fille de la même contagion.

Il est certain que, dans les épidémies, la varicelle se montre souvent avec les varioles, qu'elle fréquente les mêmes lieux, qu'elle est même influencée par les mêmes circonstances, qu'on la voit sévir dans les mêmes familles. Avec les varioles, dit-on, on fait des varicelles; avec des varicelles on fait des varioles. Cette dernière assertion est-elle bien exacte?

La varicelle est certainement le résultat d'un miasme contagieux; mais aucun fait bien avéré ne démontre que ce miasme inoculé a pu donner lieu aux phénomènes de la variole. Les essais de MM. Willan, Bateman, L. Valentin, les miens, semblent contredire ce qui a été avancé à cet égard. D'une autre part, ce léger exanthême se montre fréquemment chez les sujets vaccinés ou qui ont subi des varioles parfaitement caractérisées. Il n'arrête point la marche et le développement de ces maladies : combien de fois, au contraire, ne les voit-on pas parcourir simultanément et à part leurs périodes!

Il y a certainement des varioles avortées ou peu prononcées; mais ces varioles ne sont pas des varicelles. Quand on observe avec attention leurs caractères, on est néanmoins forcé de convenir que peu de maladies offrent autant de similitude.

Au premier aspect des traits caractéristiques de la varicelle, on croirait même que la nature s'essaie, pour ainsi dire, à produire en grand les phénomènes auxquels donne lieu le développement de la variole.

CURATION.

Le traitement de la varicelle doit être simple, et adapté aux légères causes qui donnent naissance à cette affection. Les enfans, chez lesquels se montre la prédominance muqueuse, trouvent dans quelques grains de poudre d'ipécacuanha, un vomitif parfaitement approprié à cet état. Il faut prescrire le repos, et soumettre les malades à une diète de quelques jours. On indique simplement quelques boissons diaphorétiques et rafraîchissantes : on administre l'eau d'orge coupée avec du lait, l'eau de lentilles, l'eau de riz, etc. On applique quelques sangsues à l'épigastre, quand des douleurs s'y font sentir. On baigne les malades pendant leur convalescence; on les purge après le septième jour. Les pédiluves d'eau salée conviennent surtout en cas de céphalalgie. Ici le médecin naturaliste est expectant; il coordonne les moyens les plus simples à la marche et aux progrès de l'éruption. Dans la varicelle épidémique, les symptômes devenant plus graves, les moyens que fournit la thérapeutique deviennent nécessairement plus compliqués et plus nombreux.

GENRE V.

NIRLE. — *NIRLUS.*

The nirles des Écossais; *rougeole boutonneuse* des Parisiens; *Morbus lenticularis* de BONNET; *rubeola varioloïdes* de SAUVAGES.

Exanthême caractérisé par des papules discrètes, proéminentes, d'un rouge obscur. Ces papules se manifestent après une fièvre éphémère; elles ne suppurent point, et s'évanouissent sans se résoudre en écailles furfuracées.

Le nirle se présente sous deux formes qu'on peut très bien distinguer :

A. Le nirle idiopatique (*nirlus idiopaticus*). Cette espèce a été principalement observée à Gênes par William Batt. Il y eut dans cette ville une épidémie de maladies éruptives qui fournit à cet habile médecin l'occasion de la distinguer, soit de la variole, soit de la rougeole. (*Memoria sulla distinzione generica di una malattia esantematica, sin ora poco osservata e dai nosologisti erroneamente creduta una specie di rubeola, rosolia ossia morbili.*)

B. Le nirle symptomatique (*nirlus symptomaticus*). Il faut nommer ainsi l'espèce qui se déclare quelquefois à la suite des rougeoles ou des varioles. C'est en quelque sorte un épiphénomène des autres éruptions. Cette espèce n'est pas rare en France, mais elle a besoin d'être mieux observée. Willan remarque, avec raison, que ses caractères ont besoin d'être mieux examinés.

Nous avons attribué à M. William Batt la gloire d'avoir bien déterminé le genre d'exanthême dont il s'agit; mais les docteurs Scassi, Gibelli, Marchelli, Ferrari, Corona, ont pareillement recueilli des faits propres à le fixer d'une manière invariable. Le célèbre Cullen avoit eu connaissance de cette affection, et l'avoit justement séparée des autres éruptions morbilleuses.

TABLEAU GÉNÉRAL DU GENRE
ET DE SES ESPÈCES.

L'inexactitude qui règne dans les descriptions de cet exanthême, dit William Batt, vient de ce qu'il a été constamment confondu avec la rougeole. *La inesattezza delle descrizioni di questo esantema nasce dall' essere stato confuso coi morbilli. Se avesse avuto la fortuna d'essere con maggiore precisione osservato e descritto, non v' è dubbio che sarebbe stato gia di altri riconosciuto por un genere distinto, essendo si marcati i suoi segni caratteristici.*

ESPÈCE. *Du nirle idiopatique.* Assurément cette éruption a plus d'affinité avec la varicelle qu'avec la rougeole; elle doit donc trouver ici sa place. La fièvre est assez vive dans son commencement; elle est accompagnée d'une sorte de malaise à la région de l'estomac, et de céphalalgie. Il n'y a point de symptômes, de corysa ou d'épiphora; quelquefois aussi cette affection se montre avec ces symptômes, comme si c'était la variole ou la rougeole.

L'éruption consiste dans des papules nombreuses, circonscrites, aussi volumineuses que des lentilles, qui apparaissent sur le visage aussi bien que sur le reste du corps, ayant quelque ressemblance avec celles de la petite vérole bénigne. Leur couleur est d'un rouge peu vif, souvent analogue à la couleur du foie, comme le remarque M. Batt.

L'éruption commence ordinairement le troisième jour; vingt-quatre heures après, elle est terminée; alors la fièvre et tous les symptômes diminuent sensiblement, ou cèdent entièrement, pour ne plus reparaître : le malade reprend ses fonctions; il recouvre son appétit; mais ses forces sont plus ou moins affaiblies, selon la fièvre qu'il a éprouvée.

Les papules ne suppurent point, comme dans la variole; on n'y remarque pas non plus cette desquamation plus ou moins considérable qui s'observe dans la rougeole proprement dite. Quatre ou cinq jours après le début de la maladie, il n'en reste aucune trace : l'exanthème est effacé.

M. Batt a observé chez l'un de ses malades un

abcès qui s'est successivement déclaré à l'une et à l'autre oreille (sans douleur), en sorte qu'il est resté comme sourd pendant quelques jours. Cette indisposition se dissipa néanmoins par degrés insensibles, et en quelques semaines.

ESPÈCE. *Du nirle symptomatique.* C'est l'espèce que l'on désigne communément sous le nom de *rougeole boutonneuse;* elle est presque toujours précédée d'une affection catarrhale; elle arrive tantôt à la suite d'une rougeole, tantôt à la suite d'une variole; de là vient que les pathologistes l'ont souvent confondue avec ces exanthêmes. Mais les objets se divisent à nos yeux à mesure que la science acquiert de la certitude par des observations nouvelles. Les séparer et les coordonner par une exacte analyse, c'est éclaircir leur histoire.

ÉTIOLOGIE.

Le nirle paraît résulter des mêmes influences que la variole, la roséole, la rougeole, la scarlatine, et autres dermatoses exanthémateuses. Le même principe de contagion sert probablement à le propager. C'est dans le printemps et à l'automne qu'on le voit régner plus fréquemment. Cette éruption se montra surtout dans une épidémie qui eut lieu pendant les années 1735 et 1736. (*Voyez* les *Essais d'Édimbourg.*) Il n'est pas, du reste, bien facile de découvrir à quelle cause matérielle il faut rapporter les traits de similitude ou de différence qui ont été remarqués.

CURATION.

Le nirle est un exanthême si fugace, qu'il exige à peine un traitement. En général, cette éruption parcourt ses stades avec rapidité, et sans provoquer aucun trouble notable dans les fonctions du corps. Un léger vomitif, quelques boissons délayantes, suffisent presque toujours aux besoins du malade et aux indications que présente cette courte maladie. Quelquefois c'est un simple accident symptomatique qui trouve bientôt sa solution dans l'efflorescence qui le constitue; mais, en général, les efforts de la nature sont si simples et si efficaces, ses mouvemens sont si actifs en semblable cas, qu'il n'y a presque rien à faire pour les seconder. Le nirle réclame à peu près les mêmes soins que la varicelle; ces deux genres se lient manifestement par une frappante affinité.

GENRE VI.

ROSÉOLE. — *ROSEOLA.*

Roseolæ saltantes de Marc-Aurèle Séverin ; *roseola annulata* de Willan ; *fièvre rouge* des petits enfans.

Exanthême fugitif qui se manifeste spontanément sur une ou plusieurs régions du tégument, par des taches couleur de rose, paraissant et disparaissant dans l'espace de vingt-quatre heures. Il est presque toujours précédé d'un léger paroxysme fébrile : quelquefois l'apyrexie est complète.

Il faut faire ici la même distinction que pour le genre précédent, et se borner à admettre les deux espèces qui suivent :

A. La roséole idiopatique (*roseola idiopatica*). C'est l'espèce qu'on observe si fréquemment chez les enfans de l'un et de l'autre sexe. On a voulu signaler par des traits particuliers la roséole qui se montre en été (*roseola estiva*) et celle qui se montre en automne (*roseola autumnalis*). Personne n'a eu plus d'occasions que moi de suivre la marche de cet exanthême parmi les élèves du collége d'Henri IV, auxquels je donne mes soins depuis un si grand nombre d'années. J'avoue que rien ne m'a paru plus difficile à constater que les différences établies par certains auteurs.

B. La roséole symptomatique (*roseola symptomatica*). C'est celle qui coïncide avec d'autres maladies, dont elle n'est souvent que l'expression ou le résultat. La sympathie continuelle du tégument muqueux avec le tégument extérieur explique parfaitement l'apparition de ces exanthêmes secondaires.

La roséole a été qualifiée par l'épithète de *saltans*, parce que cette éruption, volatile de sa nature, n'a point de siége fixe sur le tégument, et qu'elle semble, pour ainsi dire, *sauter* d'un endroit à l'autre. Certains auteurs me paraissent avoir souvent confondu cet exanthême, soit avec l'*erythema pernio*, soit avec l'*erythema spontaneum* des extrémités inférieures.

TABLEAU GÉNÉRAL DU GENRE

ET DE SES ESPÈCES.

La roséole est très commune dans toutes les classes de la société: c'est à cette efflorescence, et non à la rougeole, qu'il faudroit donner le nom de *morbillus*, qui veut dire *petite maladie*. C'est, en effet, le plus léger, le plus superficiel des exanthêmes; il est à peine né qu'il tend à s'évanouir.

ESPÈCE. *De la roséole idiopatique*. J'observe souvent la roséole idiopatique; il est rare qu'elle se prolonge au delà de deux ou trois journées. C'est par exception, qu'on la voit durer pendant toute une semaine. Elle débute par un frisson de quelques minutes, par un peu de somnolence et de douleur à la tête, par une *révasserie* nocturne, et quelques agitations, qui viennent, pour ainsi dire, se mêler au sommeil chez les enfans. Chez quelques uns d'entre eux, la peau est tourmentée par un prurit passager, chez d'autres, il ne survient pas la moindre démangeaison. Le plus souvent le ventre est constipé, la langue est rouge et muqueuse à sa base, les malades éprouvent une certaine gêne dans le pharynx quand ils veulent avaler.

Cependant la peau se couvre presque aussitôt de taches rosées qui ont plus ou moins d'étendue, et affectent diverses formes. Ces taches n'ont, en général, qu'une existence éphémère; on dirait que la fièvre les chasse de certaines parties du tégument, pour les faire reparaître dans d'autres. Ce qui a frappé tous les observateurs, c'est cette configuration semi-lunaire qu'elles affectent à la périphérie de l'abdomen, au bas des reins, le long des fesses et des cuisses. Le célèbre Willan a décrit avec complaisance cette disposition annulaire des éruptions roséolées, qui laissent dans leur milieu des espaces où la peau garde sa couleur naturelle. Mais aussi ce ne sont parfois que de larges plaques rosacées irrégulières, qui se montrent au cou, au visage, à la poitrine, aux bras, et dans les endroits exposés à l'action stimulante de l'air. Ces plaques peuvent s'éteindre sans qu'il y ait aucune desquamation apparente; mais souvent aussi la peau est farineuse, et il y a renovation totale de l'épiderme.

ESPÈCE. *De la roséole symptomatique.* Il est des roséoles qui coïncident avec d'autres maladies, ou plutôt qui en sont dépendantes. Les phlegmasies intestinales peuvent donner lieu à leur développement. On en voit qui se trouvent compliquées de la goutte, de la syphilis, du scorbut, et qui portent la teinte évidente de ces affections. Les roséoles symptomatiques varient par leur forme, leur couleur, leur siége, leur gravité; quelquefois elles ont une couleur livide, presque noirâtre; elles attaquent les jambes et les pieds; d'autres fois elles ont une couleur moins foncée, se montrent plutôt sur les membres thoraciques, passent d'une main à l'autre, causent peu de souffrance, se guérissent plus vite.

Les roséoles symptomatiques deviennent surtout incommodes pendant la nuit; c'est ce qui donnait lieu de croire à Marc-Aurèle Séverin que les *roseolæ saltantes* étaient la même éruption que les épinyctides des Grecs. Une jeune fille, âgée de dix-sept ans, brune, grande, forte, était, depuis quatre années, tellement tourmentée par ces éruptions nocturnes, qu'elle ne laissait reposer personne autour d'elle; elle se levait tout à coup, et remuait si rapidement ses jambes, qu'elle semblait danser. (Marc-Aurèle SÉVERIN.) Il est évident que ce qu'éprouvait cette malade n'a aucun rapport avec l'exanthême dont il est ici question.

ÉTIOLOGIE.

Il faut chercher la cause de l'éruption roséolée dans les qualités de l'air. On a dit, sans preuves suffisantes, qu'elle n'était pas contagieuse; mais qui peut le savoir? Le printemps et l'automne influent singulièrement sur sa production, ainsi que la position des climats. M. Billard a souvent observé ce léger exanthême à l'hôpital des *Enfans-Trouvés* de Paris, durant la saison de l'été. D'après ses remarques, l'éruption ne consistait le plus souvent qu'en de petites taches d'un rose tendre, irrégulières et non saillantes, qu'on voyait apparaître et disparaître à chaque instant du jour. M. Billard ajoute qu'il a cru remarquer que les enfans y étaient plus sujets, de six mois à un an, qu'avant cet âge, et qu'elle se montrait surtout à l'époque de la dentition. C'est alors qu'elle détermine chez eux des cris et de l'insomnie.

On voit fréquemment la roséole survenir durant une température froide et humide. Elle est tantôt endémique, tantôt épidémique; le mauvais régime l'occasionne. On l'observe chez les personnes qui se nourrissent de la chair de cochon, qui mangent des choux, des poissons salés. Les évacuations et excrétions retenues ou comprimées sont encore une des causes déterminantes des roséoles: aussi les enfans, qui sont pleins de sucs, éprouvent-ils fréquemment ces sortes d'éruptions, tandis qu'on ne les voit jamais chez les adultes et les vieillards. C'est spécialement les petites filles, dont la peau est fine et délicate, qu'elles attaquent de préférence.

CURATION.

Contentez-vous de mettre le malade à l'usage de quelques boissons délayantes. Il faut lui prescrire une diète de douze ou de vingt-quatre heures; faites-lui prendre des bouillons de veau et de poulet, avec quelques herbes tempérantes et rafraîchissantes, telles que la bette, le pourpier et la laitue. Faites appliquer quelques sangsues au siége, si le cas l'exige; entretenez la liberté du ventre par des clystères, que l'on rend plus ou moins laxatifs à l'aide de quelques sels neutres. Il convient d'interdire tous les alimens gras et huileux; le régime doit être doux. L'heureuse issue de ces exanthêmes dépend aussi de certaines conditions atmosphériques. Les malades doivent être placés dans un air sec et à l'abri de toutes les intempéries.

GENRE VII.

ROUGEOLE. — *RUBEOLA.*

Rubeola vulgaris, morbilli regulares de FERNEL et de SYDENHAM; *febris morbillosa* de Fréd. HOFFMANN; *rosalia* de Prosper MARTIAN; *phœnicismus* de PLOUCQUET; *blacciæ, bothor* des Arabes; *rosolia* des Toscans; *rossania, rossalia* des Napolitains; *fersa* de quelques peuples italiens; *sarampo, sarampão* des Portugais.

Exanthême aigu, fébrile, contagieux, se manifestant par des taches d'un rouge d'abord assez vif, ensuite plus foncé, avec sternutation fréquente, toux sèche et rauque, larmoiement et rougeur des yeux, se terminant par une desquamation furfuracée. La rougeole ne se manifeste d'ordinaire qu'une fois dans le cours de la vie.

Les meilleures distinctions, pour le médecin naturaliste, sont celles qui suggèrent des procédés utiles à la thérapeutique; les deux suivantes me paraissent devoir remplir ce but:

A. La rougeole normale (*rubeola regularis*). C'est la rougeole commune; c'est la rougeole simple, celle qui est exempte de toutes les complications; elle se déclare par des taches qui sont d'abord d'une très petite dimension, qui deviennent ensuite plus grandes, dont quelques unes ont la figure d'un croissant, comme cela se remarque aussi dans la roséole, offrant dans leurs intervalles quelques petits points rouges, ce qui rend la peau légèrement inégale. Nous reviendrons sur cette description.

B. La rougeole anormale (*rubeola anormis*). Il faut nommer ainsi celle qui s'écarte des lois auxquelles l'exanthême morbilleux est communément assujetti, celle qui se charge d'accidens et de phénomènes insolites, et qui offre des anomalies relativement à la forme, à l'époque et à la durée du mouvement éruptif. On observe que la rougeole anormale est plus commune en automne, et la rougeole normale au printemps.

A l'espèce irrégulière se rattachent une multitude de variétés : 1° la variole irrégulière *adynamique*, si bien décrite par le docteur William Watson; 2° la rougeole anormale *maligne* ou *ataxique* de Morton; 3° la rougeole *scorbutique* d'Hoffmann; 4° la rougeole *noire* de Willan; 5° la rougeole sans catarrhe, qu'il faut plutôt considérer comme une roséole; 6° la rougeole *dysentérique*, observée à l'hôpital Saint-Louis; 7° la rougeole *angineuse;* 8° la rougeole avec inflammation des méninges; 9° la rougeole *comateuse* du docteur Heberden, etc.

TABLEAU GÉNÉRAL DU GENRE

ET DE SES ESPÈCES.

La rougeole date de la même époque que la variole; elle a été décrite pour la première fois par l'Arabe Rhasès. Ce genre a beaucoup de rapports avec les précédens. Les praticiens qui font une étude particulière des affinités morbides ne sauraient méconnaître les points de contact qui rapprochent cet exanthème de la roséole, du nirle, même de la varicelle et de la petite-vérole. Toutes ces éruptions semblent partir des mêmes causes; elles semblent obéir aux mêmes lois, au même mécanisme de formation.

ESPÈCE. *De la rougeole normale.* Comme les autres exanthèmes aigus, la rougeole a aussi sa période d'*incubation;* mais cette période ne se révèle par aucun signe sensible. De l'abattement et de la tristesse, voilà ce qu'on observe quelquefois dans ce premier stade, *per stadium contagii.* Les enfans cessent de se livrer à leurs jeux; ils se dégoûtent de l'étude. Un très judicieux observateur, M. G. Roux, fait remarquer qu'ils sont, en général, plus capricieux que de coutume. Plusieurs d'entre eux perdent l'appétit. Souvent aussi cette maladie survient sans avoir été précédée d'aucun trouble précurseur.

La rougeole s'annonce comme les autres exanthêmes aigus, par des frissons légers qui alternent avec des bouffées de chaleur; la tête est comme étourdie; souvent elle est prise d'une pesanteur sus-orbitaire. Il faut surtout regarder comme un symptôme de l'*invasion* cette espèce de courbature qui se fait sentir dans les épaules, dans les bras, dans le dos, ainsi qu'aux lombes et aux extrémités; le pouls s'accélère, les paupières et les tarses se tuméfient; les yeux, rouges et larmoyans, sont affectés d'un sentiment d'ardeur, les joues se colorent. L'exanthême morbilleux se caractérise surtout par une distillation séreuse qui s'effectue par les narines, et qui suscite avec plus ou moins de fréquence le phénomène de l'éternument; la poitrine se resserre; quelques malades sont travaillés par des quintes de toux, par des douleurs au cardia. Quelques uns d'entre eux ont des nausées ou des vomissemens; d'autres sont atteints du flux de ventre. Cet accident survient surtout pendant la crise laborieuse de la dentition. La céphalalgie gravative annonce l'embarras des sinus frontaux. Il se forme quelquefois dans l'intérieur de ces sinus des congestions sanguines, auxquelles succèdent des hémorrhagies nasales. Je ne sais quel auteur a dit que si des femmes hystériques sont attaquées de la rougeole à l'époque de leurs menstrues, elles éprouvent des syncopes, la dyspnée, le resserrement de la gorge, une anxiété précordiale, etc. Il ajoute que tant que ces accidens persistent, l'éruption morbilleuse n'a pas lieu. Au surplus, tous les phénomènes de l'*invasion* résultent de la phlogose générale, qui se déploie après l'*incubation*, et qui met en jeu tout le système sensible.

Enfin, l'*éruption* éclate du troisième au quatrième jour, plus tôt ou plus tard, selon la délicatesse et la sensibilité du tégument, selon l'idiosyncrasie des sujets. On aperçoit bientôt plusieurs points ou petites taches rouges, disséminées d'abord sur la face, sur le front, sur les joues, sur le nez, sur le menton, etc. On les voit se dessiner spécialement sur les régions les plus voisines du tégument muqueux. Les yeux, les bords du nez, le pourtour des lèvres, sont premièrement envahis. L'exanthême continue de se propager le long du cou; il gagne progressivement la poitrine, le tronc et les extrémités du corps. Ce mouvement éruptif est communément accompagné d'une sensation de prurit et d'une ardeur picotante à la périphérie de la peau. Les auteurs ont parfaitement décrit ces taches, dont la plupart sont figurées comme de petits croissans; ces délinéations semi-lunaires ressemblent, pour la plupart, aux anses anguleuses ou circonvolutions des petits vaisseaux qui rampent à la périphérie de la peau; elles sont enchâssées les unes dans les autres. Il y a dans les intervalles une multitude de papules rouges qui ne contiennent aucun fluide dans leur intérieur, et qui font paraître la surface du derme comme couverte d'aspérités au toucher. On remarque néanmoins des vides où cette surface est lisse et dans un état de couleur naturelle. Ajoutons que les taches morbilleuses ne se bornent point au tégument extérieur; on les observe fréquemment à la voûte palatine, aux amygdales, surtout à la luette, qui devient plus rouge, et qui est souvent tuméfiée. Ces irritations intérieures produisent de l'enrouement; souvent même une gêne plus ou moins marquée dans la déglutition.

Il y a ceci de particulier dans le développement de la rougeole; c'est que l'éruption des taches, parvenue à son complément, n'apaise pas les symptômes; la fièvre même semble parfois s'accroître et redoubler, aussi bien que la toux rauque et sèche qui l'accompagne. Sans doute il s'opère, en ce cas, un mouvement analogue à celui qu'offre la variole dans sa *maturation :* souvent, à cette période, les malades exhalent une odeur fade qui se rapproche de celle du mucus animal : un auteur la compare à celle des plumes fraîches des volatiles.

Enfin, du huitième au neuvième jour, la rougeole régulière se termine; c'est la période de la *desquamation;* les taches commencent à disparaître, la peau cesse d'être rouge, l'épiderme s'exfolie sur les différentes parties du corps simultanément ou d'une manière successive. Cette renovation cuticulaire une fois opérée, les fonctions reviennent à leur état normal. Il n'est pas rare de voir la rougeole se dissiper sans produire aucune furfuration sensible : *pustulæ morbillosæ nunquam in squamas non abeunt.* Cette circonstance est toujours d'un heureux augure.

ESPÈCE. *De la rougeole anormale.* Cette espèce

mériterait une très longue description, car la rougeole est susceptible de revêtir une multitude de formes, et prend alors plus de gravité; c'est surtout dans les épidémies que ses aberrations se manifestent; c'est alors qu'elle est soumise à mille influences imprévues. La constitution de l'air, le mauvais régime, etc., troublent la marche ordinaire de ses symptômes.

On dit que la rougeole est anormale, quand ses divers stades sont pervertis ou altérés, quand ils cessent d'avoir les conditions requises pour obtenir une issue favorable, quand la période de l'*invasion*, par exemple, se prolonge bien au delà de ses limites, quand celle de l'*éruption* n'a pas été convenablement préparée, quand elle s'effectue avec trop de précipitation, quand, au lieu de commencer par le visage, elle débute sur une autre partie du corps. L'éruption qui retarde et qui s'accomplit avec lenteur n'est pas d'un présage plus heureux; elle annonce la faiblesse de la nature et l'inutilité de ses efforts.

La rougeole cesse également d'être normale quand la couleur des taches est incertaine, quand elle est pâle, livide, violette ou noire. Hoffmann, et, après lui, Willan, ont signalé cette fâcheuse circonstance, et l'hôpital Saint-Louis, vaste refuge de la cachexie scorbutique, nous en a présenté plusieurs exemples : c'est là qu'on a vu la rougeole se compliquer avec les taches hémorrhagiques du genre *péliosis;* c'est là que, sur une peau flasque et sans vigueur, nous avons pareillement remarqué l'éruption morbilleuse se terminer par le plus sinistre des phénomènes, celui de la gangrène et du charbon.

Il y a ceci de remarquable dans les dermatoses exanthémateuses, c'est qu'elles ne s'écartent guère de leur type commun que pour acquérir plus d'intensité. Dans les rougeoles anormales, la fièvre est plus vive, la toux est plus sèche et plus énervante ; elle cause des anxiétés, des oppressions très douloureuses, des lypothimies, des spasmes, des paroxysmes convulsifs et épileptiques, des vertiges, des éblouissemens, des hémorrhagies immodérées, des flux de ventre opiniâtres ; elle s'unit aux affections préexistantes, et traîne après elle des ophthalmies rebelles, des coqueluches interminables, des atrophies, des dépôts glanduleux, des consomptions pulmonaires. Huxham et Stoll remarquent très bien que rien n'est plus fatal, sur la fin des rougeoles, que les inflammations péripneumoniques ou pleurétiques. M. le docteur Gorsse a vu un cas de rougeole se terminer par un commencement d'hydrocéphale interne, dont il fallut combattre les progrès par un long traitement. J'ai recueilli trois exemples funestes, où l'éruption morbilleuse a eu pour issue l'inflammation cérébrale. Mille causes inattendues peuvent comprimer le développement complet de l'exanthême morbilleux, et des accidens, en apparence les plus légers, se transformer en autant d'infirmités incurables.

On sait depuis long-temps que la rougeole peut

se développer sur un individu en même temps que la variole : Hunter a recueilli des faits curieux à cet égard ; mais alors il y a toujours une de ces éruptions qui suspend la marche de l'autre. Ce qu'on ne sait pas aussi bien, c'est le danger qui résulte parfois de l'existence simultanée d'une dermatose aiguë avec une dermatose chronique. En 1808 et en 1809, quand l'hôpital Saint-Louis recevait des enfans, les fièvres rouges y furent épidémiques.

Première observation. Un enfant, âgé de trois ans était affecté d'une teigne muqueuse (*achor mucifluus*) très abondante, quand des taches morbilleuses vinrent tout à coup l'assaillir. Presque aussitôt cette teigne disparut, et il en résulta divers accidens que l'on voit communément survenir après la rétropulsion forcée de cette excrétion abondante du cuir chevelu. La respiration devint de plus en plus gênée ; le petit malade, inquiet, se plaignait d'une douleur vive au côté droit de la poitrine : des vésicatoires, aidés de quelques diaphorétiques, ne purent ramener à son siége primitif l'irritation qui s'était dérivée sur les poumons. L'enfant mourut vingt-cinq jours après l'invasion de la rougeole : nous procédâmes à l'examen des organes ; l'embonpoint avait peu diminué ; il y avait réplétion du système vasculaire ; les veines extérieures du cerveau étaient gorgées de sang, mais l'intérieur de ses cavités n'offrait rien de remarquable ; les poumons étaient hépatisés dans leur partie supérieure ; dans le reste de leur étendue, ils étaient infiltrés d'une matière blanchâtre et purulente; on y remarquait quelques tubercules miliaires en suppuration; les viscères abdominaux n'avaient point de lésion notable.

Deuxième observation. Un autre enfant, âgé de deux ans, fut transporté à l'hôpital Saint-Louis pour y être pareillement traité d'une éruption *achoreuse* qui rendait une mucosité très abondante. On employa les émolliens pour pallier cette affection plutôt que pour la guérir; on craignait une rétrocession, presque toujours fâcheuse: sur ces entrefaites, la rougeole parut, et supprima la teigne; les plus tristes accidens en furent la suite: il survint une diarrhée sanguinolente, et, au bout de trente jours, l'enfant mourut dans le dernier degré de marasme. La nécroscopie donna lieu de constater une émaciation considérable qui s'était opérée dans tous les organes thoraciques et abdominaux; le foie était pâle et tout-à-fait décoloré. La membrane muqueuse des intestins présentait des traces de phlegmasie et des points d'ulcération manifestes. Il suffit de ces faits, auxquels je pourrais en ajouter beaucoup d'autres, pour démontrer ce qu'on dit bien des fois, qu'il est des cas où les dermatoses ne sauraient se compliquer sans se nuire, et sans s'exaspérer réciproquement.

ÉTIOLOGIE.

La rougeole consiste essentiellement dans un virus contagieux spécial ; ce virus, mis en action, agit à la manière des fermens sur les humeurs auxquelles il se mêle, avec lesquelles il s'assimile; mais il opère en même temps sur ces humeurs une modification telle, que désormais elles deviennent inaccessibles au même mode de contagion. Il ne suffit pas que les mêmes conditions se représentent, et que la même cause revienne influencer l'économie animale; il faut que ces conditions et cette cause trouvent des corps toujours aptes à recevoir le levain miasmatique. Ainsi les terrains se fatiguent, et deviennent impropres à la germination des mêmes grains.

Les miasmes morbilleux sont comme ceux de la variole; ils ne peuvent exercer qu'une fois leur affinité organique : le corps ne peut se pénétrer qu'une seule fois de ces élémens fermentateurs. Si la rougeole se montre deux fois chez le même individu, c'est un cas d'exception dont il faut à peine tenir compte : *rara non sunt artis*. Willan ne manque pas de faire cette remarque. J'ai enregistré les noms d'une multitude d'enfans qui ont reçu mes soins au collége d'Henri IV, pour ce genre d'éruption. Je n'ai jamais ouï dire qu'ils en eussent été atteints une seconde fois. Les auteurs qui rapportent des exemples contraires n'auraient-ils pas confondu cet exanthême avec le nirle ou la roséole ?

Bidault de Villiers a néanmoins constaté des cas de récidive qu'on ne peut mettre en doute.

Est-ce par la voie du tégument extérieur, est-ce plutôt par les surfaces muqueuses de ramifications bronchiques et des fosses nasales que se propage le levain morbilleux? Rien n'est, sans doute, plus difficile que d'assigner d'une manière précise la source et le mode d'action de cette influence morbide. Certes il faut des études plus approfondies que les nôtres pour concevoir la nature des exanthêmes et leur mécanisme de formation. Chaque fièvre éruptive reconnaît, sans doute, des miasmes particuliers qui la font éclore. Cette assertion est plus que probable, d'après ce que nous savons déja sur les effluves qui donnent lieu au typhus, à la peste, au choléra-morbus, à la fièvre intermittente pernicieuse. Ce qui produit la rougeole chez un individu, doit nécessairement la reproduire chez un autre; il suffit d'une prédisposition individuelle pour faire fructifier le levain morbilleux, et peut-être règne-t-il une affinité malheureuse entre certains agens délétères et les voies inhalantes du système absorbant.

Les semences morbides sont attirées par le tégument muqueux; c'est là qu'est le foyer de leur incubation; c'est là qu'elles fermentent, pour surgir ensuite à l'extérieur par une série d'effets tout-à-fait analogues à celle qui fait sortir des graines élaborées par l'acte physiologique de la végétation. Les faits, d'ailleurs, ne manquent pas, pour prouver que le travail morbilleux peut se consommer dans le système intime de l'organisation, sans éclater au dehors. Il peut y avoir des rougeoles *sine morbillis*, comme cela se remarque dans les grandes épidémies. Toute la maladie ne réside pas dans l'efflorescence, et celle-ci n'en est que le résultat; mais il manque alors à cet exanthème ce qui fait sa perfection et son complément.

CURATION.

Si l'exanthème est dans toute sa simplicité, s'il est essentiellement régulier, la nature fait seule tous les frais de la guérison; elle conduit elle-même à leur fin des périodes qui s'enchaînent, et s'attirent, pour ainsi dire, réciproquement. Contentez-vous de prescrire un régime diététique, qui ne soit ni trop froid ni trop chaud; faites administrer des boissons douces, telles que l'eau de chiendent, l'eau de gruau, l'eau de riz gommée, l'eau panée, le sérum du lait, les limonades, les orangeades; mieux vaut même une infusion légèrement diaphorétique de feuilles de bourrache, de fleurs de tilleul ou de sureau.

Toutefois il ne faut pas perdre de vue que la rougeole s'organise spécialement dans le tissu muqueux. Cette affection étant essentiellement catarrhale, c'est une chose expérimentée et démontrée que l'heureux effet de l'ipécacuanha, dont Rosen savait faire un si bon usage. Ce vomitif est surtout indiqué si la langue est blanche, s'il y a du penchant au vomissement. Qui ne sait, d'ailleurs, que, dans presque toutes les maldies éruptives, les fonctions de l'appareil digestif sont presque toujours sympathiquement intéressées ! La toux est un symptôme prédominant qu'il faut tempérer par des émulsions ou par des tisanes mucilagineuses. Feu Descemet, praticien recommandable, qui a si longtemps exercé son art dans les couvens et les prytanées, ordonnait souvent l'huile d'olive avec l'eau saturée de gomme et de sucre.

Les émissions sanguines ne sont pas d'une nécessité aussi constante que le prétendent certains pathologistes ; et le célèbre Richard Méad se montre, à mon avis, trop absolu dans la prescription de la phébotomie. Il importe néanmoins d'y recourir si le pouls est fort, dur et tendu, s'il y a surexcitation manifeste dans le système des forces nerveuses, si la tête est lourde, si la poitrine est fortement oppressée. Cette déplétion, opérée dans l'intérieur des vaisseaux, est particulièrement opportune toutes les fois que la rougeole est asservie à la constitution régnante, et que celle-ci est spécialement caractérisée par le génie phlogistique. Les saignées générales conviennent aux adultes, mais les saignées locales sont mieux indiquées chez les enfans.

Quand l'exanthême est à son déclin, les cathartiques, les minoratifs, sont indiqués pour entretenir la liberté du ventre ; car il faut suivre en tout les tendances de la nature. Le sirop de fleurs de pêcher, le sirop de chicorée, composé de rhubarbe, la décoction de pulpe de tamarins, la manne en larmes, la crême de tartre soluble, etc., peuvent conduire les symptômes à leur plus heureuse terminaison.

Sydenham préconisait sans cesse l'opium comme un véritable présent des dieux; mais il ne faut point en abuser, car cette substance affaiblit la contractilité vasculaire et retarde la marche de l'exanthême. Toutefois les narcotiques sont avantageux, quand la toux est vive et convulsive, quand toute la peau phlogosée fait éprouver au patient un sentiment extraordinaire d'irritation et de chaleur; ils modèrent utilement l'influence nerveuse. On a recours, en pareille occurrence, au sirop de karabé ou de pavot blanc. Si pourtant la nature agit d'elle-même avec toute puissance, si elle produit sans effort des mouvemens favorables, toute action thérapeutique dont le résultat est stupéfiant doit être interdite.

Les ventouses, les synapismes, les pédiluves attractifs, les bains tièdes, les fumigations, sont utiles lorsque l'exanthême languit ou menace de délitescence, lorsque les pulsations artérielles manquent d'énergie; souvent même il faut agir à distance, et recourir à des topiques vésicans, pour détourner des irritations intérieures, pour rappeler ou diriger vers la peau le mouvement excentrique du levain morbilleux.

Telle est la méthode curative qui suffit aux circonstances les plus ordinaires; mais la rougeole, devenant parfois un mal très complexe, on sent combien il importe d'agrandir et de varier les ressources. Des moyens sans nombre ont été proposés pour faciliter le phénomène de l'éruption, pour le rendre plus égal et plus uniforme, pour combattre l'adynamie et la malignité, pour éviter surtout des rétrocessions funestes. On a été plus loin: il y a déja beaucoup d'années qu'on a fait des tentatives pour imprimer à la rougeole un caractère d'innocuité, ou pour prévenir son invasion, par l'inoculation du levain morbilleux (HOME). Mais ces expériences, répétées par nous et par M. Fayet, mon élève, dans une circonstance, n'ont pas eu le moindre succès. On assure même que le célèbre professeur Reil n'a pas été plus heureux que nous.

Les médecins ne sauraient, du reste, assez étudier cette multitude d'accidens secondaires, ces complications imprévues, autant que fâcheuses, qui privent souvent la société des êtres les plus regrettables, au milieu d'un calme perfide et d'une fausse sécurité. Souvent la maladie touche à son terme et le danger reste imminent. Mais comment parler ici de tant de problèmes encore irrésolus? comment signaler toutes les routes qui s'ouvrent à la sagacité du thérapeutiste? Je ne puis que répéter à mes élèves cet axiome des grands praticiens, que *quand la nature ne fait rien, c'est une raison pour l'art de beaucoup faire.*

GENRE VIII.

SCARLATINE. — *SCARLATINA.*

Rubeola veterum de GRUNER; *purpura et rubores* de FORESTUS; *febris scarlatina* de SYDENHAM; *angina erysipelatosa* de GRANT; *rossalia* de Frédérik HOFFMANN; *purpura scarlatina* de BORSIERI; *porphyrisma* de PLOUCQUET; *exanthema strangulator* de CORONA; *scarlatina cynanchica* de COVENTRY; *scarlatina anginosa* de quelques auteurs; *scarlatina simplex*, *angina maligna* de WILLAN; *synanche purpuro-parotidea* de TISSOT; *febris coccinea* de WELSCH; *febris anginosa* d'HUXHAM; *rubiolæ* de BAILLOU; *robelia*, *rubiolæ*, *rubioli* de quelques auteurs; *angina maligna* de FOTHERGILL; *morbilli ignei* d'ETMULLER; le *garrotillo* des Espagnols.

Exanthême aigu, fébrile et contagieux, se manifestant par de petits points rouges ou de larges taches d'une couleur écarlate, souvent parsemées de vésicules miliaires, s'étendant de la face au cou, et du cou aux autres parties du corps, accompagné de rougeur et de douleur au gosier, se dissipant au bout de peu de jours par la desquamation de l'épiderme. Elle attaque rarement deux fois le même sujet dans le cours de la vie.

Cette maladie a une affinité frappante avec la rougeole, avec laquelle les anciens la confondaient. Il faut diviser le genre en deux espèces :

A. La scarlatine normale (*scarlatina simplex vel genuina*). On nomme ainsi l'espèce qui se présente dans son état de simplicité. Une douleur de tête plus ou moins intense, le pouls fébrile, la coloration vive du derme, qu'on a justement comparée à celle d'une écrevisse bouillie; une gêne particulière dans l'exercice de la déglutition, une furfuration épidermique plus ou moins abondante, voilà les phénomènes spéciaux de la scarlatine ordinaire.

B. La scarlatine anormale (*scarlatina anormis*). On appelle *scarlatine anormale* celle qui parcourt ses périodes d'une manière inégale, celle qui se surcharge de phénomènes étrangers, celle dont la couleur même éprouve des variations particulières, etc. Les formes de cette espèce sont parfois si bizarres, que le médecin éprouve de l'embarras dans son diagnostic.

Les aberrations de la scarlatine constituent secondairement plusieurs variétés : telles sont, par exemple, 1° la scarlatine anormale *inflammatoire;* 2° la scarlatine anormale *gastrique;* 3° la scarlatine anormale *muqueuse;* 4° la scarlatine anormale *adynamique;* 5° la scarlatine anormale *maligne;* le mal de gorge épidémique, décrit par Levison; la scarlatine sans mal de gorge de Corvisart; la scarlatine anormale *gangréneuse;* la scarlatine anormale *typheuse*, l'angine *érysipélateuse* de Grant; la scarlatine anormale *parotidienne* de Tissot, etc., sont autant de maladies plus ou moins funestes que les praticiens distinguent par leur symptôme prédominant.

TABLEAU GÉNÉRAL DU GENRE
ET DE SES ESPÈCES.

Stoll a bien raison de dire que l'histoire de la scarlatine laisse beaucoup à désirer. On sait que Morton envisageait cette éruption comme une espèce de rougeole; ce n'était, à son gré, qu'une variation de forme, variation trop peu importante pour en faire deux maladies distinctes. Beaucoup d'auteurs recommandables ont professé la même opinion, ce qui nous prouve combien il importe de classer les exanthêmes d'après la méthode rigoureuse des naturalistes, comme l'ont voulu Sydenham et Baglivi. Cette méthode, comme je l'ai dit souvent, peut seule dissiper la confusion qui est répandue sur la connaissance des genres et des espèces. Étudier ainsi les faits par ordre d'affinité, est, à mon avis, la meilleure direction que l'on puisse donner à l'esprit humain.

La scarlatine se sépare manifestement de la rougeole, en ce que celle-ci est particulièrement caractérisée par des phénomènes catarrheux, tels que le larmoiement, l'éternument, et une toux sonore, d'un caractère tout particulier, tandis que, dans l'éruption scarlatineuse, les symptômes sont spécialement angineux; les yeux sont beaucoup plus enflammés, la tête est plus absorbée et plus pesante; il y a plus d'irritation sur toutes les parties du corps. La rougeole produit des taches qui conservent entre elles des intervalles plus ou moins considérables; dans la scarlatine, au contraire, la rougeur couvre uniformément toute la périphérie cutanée; elle ressemble à une vaste nappe, couleur écarlate; on la prendrait pour un érysipèle universel. La rougeole, comme on l'a vu, figure sur le tégument des contours semi-lunaires; la scarlatine produit plus ordinairement des cercles entiers dont la circonférence est diversement entrecoupée. Ses taches sont unies, et ne dépassent guère le niveau du tégument; celles de la rougeole laissent voir à leur centre un petit point élevé, une sorte de grains. On peut aussi différencier les deux exanthêmes d'après leurs accidens consécutifs. Les suites de la rougeole sont des affections de l'organe pulmonaire et des yeux; les suites bien ordinaires de la scarlatine sont des engorgemens, et surtout des infiltrations du tissu cellulaire sous-cutané. Enfin, le médecin qui a longuement exercé ses sens pour la perfection de son diagnostic, ne saurait s'approcher d'un scarlatineux sans avoir l'odorat frappé d'une exhalaison aigre et fétide, qui ressemble à celle de certains fromages qui se corrompent.

ESPÈCE. *De la scarlatine normale.* Sa première période est la période muette de l'*incubation.* On ignore combien de temps le miasme producteur de la scarlatine peut demeurer inactif dans le système qui l'a absorbé: la nature procède ici avec un mystère inexplicable, comme dans la variole et la rougeole; à l'aide d'un peu d'attention, on s'aperçoit néanmoins que la peau est plus chaude que de coutume. Les individus menacés éprouvent une tristesse compressive. La période est marquée par une sorte de condensation dans le système des forces, par un *retirement* de l'action tonique à l'intérieur, par la faiblesse et la débilité de tout ce qui appartient à la vie de relation.

La seconde période se déclare par des frissonnemens qui se succèdent avec plus ou moins d'intensité; la chaleur se déploie et s'étend, la soif en est le résultat; le pouls a beaucoup de force; il se caractérise par la dureté, comme celui que l'on observe dans les phlegmasies membraneuses; une gêne très importune se fait sentir dans les fosses gutturales; c'est là un des symptômes capitaux de l'exanthême, qui donne lieu de présumer son apparition prochaine; le visage et les doigts se gonflent aussi pendant ce stade, qui est celui de l'*invasion*.

Enfin l'exanthême apparaît; il se compose ordinairement de taches rouges qui ne dépassent point le niveau du tégument; elles sont accompagnées d'un prurit picotant, comme celui que donnent les épingles. Ces taches ne sont pas d'abord d'une grande dimension, mais elles gagnent successivement la superficie cutanée, pour former des plaques plus ou moins étendues. Leur couleur est d'un vif écarlate; c'est ce qui a fait donner à la maladie le nom qu'elle porte; toutefois cette couleur varie selon la texture et l'idiosyncrasie de la peau; elle est plus prononcée aux reins, aux fesses et dans tous les endroits où le sang afflue avec plus d'abondance ; on la compare communément à celle d'une écrevisse cuite. On croirait, comme le dit l'illustre Pierre Franck, que le corps a été teint avec du gros vin rouge, ou, selon Huxham, avec du suc de framboises. On verra néanmoins plus bas que les scarlatines irrégulières n'ont pas toujours cet aspect cramoisi. Quand on examine l'exanthême à sa naissance, soit à l'œil, soit avec la loupe, on aperçoit çà et là une multitude de petits points rouges, entre lesquels la peau se montre plus ou moins intacte; mais l'efflorescence gagne insensiblement tous ces intervalles, et, comme le dit énergiquement Sennert, toute la surface du malade devient couleur de feu. Il suffit de la presser avec le doigt pour faire blanchir l'efflorescence. C'est communément du visage que l'éruption descend, pour gagner successivement le cou, la poitrine, les membres thoraciques et abdominaux. Willan remarque pourtant que, sur le tronc, la scarlatine forme plus volontiers des marques ou délinéations singulièrement diversifiées pour la figure et la grandeur; elles y représentent comme des espèces de ramifications, qui rappellent la disposition des capillaires superficiels dans une pièce anatomique délicatement injectée. En effet, ces taches sont dentelées, et comme découpées vers leurs bords. L'*éruption* ne se borne point au dehors ; et, quand on examine la langue et l'intérieur de la gorge, on y aperçoit souvent des taches plus ou moins larges qui deviennent plus vives à mesure qu'elles acquièrent plus ou moins d'étendue. Le pharynx est d'un rouge flamboyant; même disposition à la luette, à la voûte palatine.

Au surplus, quelque simple que soit la scarlatine, elle n'est pas toujours un exanthême plat, comme elle a été décrite par quelques auteurs anciens. La peau, plus ou moins incandescente, se trouve comme parsemée çà et là d'une multitude de productions miliformes d'un blanc nacré, d'un aspect luisant, et que je ne saurais mieux comparer qu'aux œufs du ver-à-soie. J'ai eu souvent l'occasion de vérifier cette ressemblance sur les enfans qui ont reçu mes soins au collége d'Henri IV, et dans quelques pensionnats de Paris; mais c'est M. le docteur Jahn qui a surtout décrit ce genre d'éruption en nosographe naturaliste; il a épié jusqu'à son origine. Ce sont d'abord des petits points presque imperceptibles, qu'on distingue avec d'autant plus de difficulté, que leur couleur ne diffère guère de celle du tégument. Leur exiguïté est telle, qu'ils échappent même au sens du toucher; mais, parfaitement aperçus avec le secours de la loupe, ils semblent devoir être considérés comme les premiers rudimens de l'éruption scarlatineuse. Ce sont comme autant de centres ou de foyers, d'où partent des taches qui, le plus ordinairement, se rencontrent pour ne former qu'une vaste plaque plus ou moins enflammée, et occuper un plus ou moins grand espace sur le corps.

Ce tableau est loin d'être complet; car nous devons signaler le mal de gorge comme un des symptômes les plus constans de la scarlatine. Tantôt ce symptôme précède la maladie, tantôt il ne débute qu'avec elle; souvent aussi on ne le voit se manifester que pendant la période de la desquamation; enfin, ce phénomène peut manquer; mais l'allure la plus ordinaire de cette angine est de croître dans la même proportion que la fièvre et l'effervescence des organes. Il est pareillement très remarquable que l'angine n'est point en rapport avec l'intensité de l'éruption. Souvent l'éruption est forte et l'angine est faible, et *vice versâ.* Quand la scarlatine est grave, cette phlegmasie se propage et gagne en superficie; souvent, après avoir envahi les yeux, les fosses nasales, les poumons, par la voie du tissu cellulaire, elle gagne toute la région cellulaire, au point que les malades se trouvent dans l'impuissance de mouvoir leur cou. Ce mal de gorge n'est pas, du reste, regardé par tous les nosologistes comme étant essentiel à la scarlatine; cependant je l'ai presque toujours observé.

Il en est des exanthêmes comme des produits de la végétation, dont la couleur ne garde pas toujours la même intensité. C'est surtout du troisième au quatrième jour que la scarlatine a tout son éclat; on la voit ensuite décliner, au point que, du sixième au septième jour, il n'y a plus que des vestiges de cette singulière efflorescence: les taches s'évanouissent dans l'ordre où elles s'étaient successivement développées; la *desquamation* présente quelques particularités. Il est infiniment rare qu'elle n'ait pas lieu, même quand l'éruption est des plus légères. Souvent elle s'effectue sous forme de petites squames furfuracées ; mais, en général, aucun exanthême ne fournit des plaques aussi larges, aussi étendues que la scarlatine. Kreysig a vu l'épiderme de chaque doigt se détacher isolément, et d'autres fois la main entière se dépouiller comme d'un gant. Clark fait mention d'une circonstance où les ongles se séparaient en même temps que la cuticule. La peau des pieds subit le même dépouillement ; on croit voir la peau des serpens quand elle se renouvelle en totalité.

Les épanchemens aqueux, et surtout les infiltrations, qui surviennent si fréquemment à la suite de la scarlatine, ont été mentionnés par tous les auteurs : quelques uns d'entre eux ont même observé que ces hydropisies consécutives attaquaient au moins la moitié des convalescens. On a vu des épidémies dans lesquelles tous en étaient frappés. Outre ces épanchemens lymphatiques, il peut se former dans diverses cavités, sur divers organes, des congestions, des flux de nature variée, qui donnent naissance à de nouveaux symptômes. L'anasarque survient ordinairement après les scarlatines graves ; cependant les scarlatines bénignes entraînent aussi ce phénomène à leur suite. Il est assez commun chez les enfans : les pathologistes en ont fait un caractère distinctif pour l'exanthême que nous décrivons, à cause de son extrême fréquence.

ESPÈCE. *De la scarlatine anormale*. Rien n'est plus protéiforme que la nature des scarlatines, et c'est là peut-être ce qui constitue leur danger. Nul exanthême n'est, en effet, organisé d'une manière plus incertaine. Quelle instabilité dans sa couleur, qu'on a successivement comparée à celle du feu, de la cochenille, du minium, de l'écrevisse de mer, du suc de framboise ou de groseille, à l'incarnat de la rose, au violet de la prune ou de la lie de vin. Parfois la couleur safranée s'y mêle au rouge, comme dans l'érysipèle ; dans d'autres cas, ce sont des taches d'un blanc de lait qui s'y trouvent comme entremêlées avec des maculations scarlatineuses, ainsi que cela se rencontre dans la variété panachée du genre *cnidosis*. Tous les tons, toutes les teintes s'y rencontrent, comme sur la palette du peintre. Mais il n'y a rien de permanent dans ce grand nombre de nuances. Quand la scarlatine n'est pas franche, on aperçoit sur la peau des stries et des vergetures semblables à celles qui résultent des coups de gaule ; c'est alors la couleur brune ou livide de certaines meurtrissures ou contusions. Ces stries bleuâtres ne font quelquefois que paraître et disparaître.

Les mêmes observations, les mêmes désordres se remarquent dans la configuration et le mode d'apparition des taches, dont la plupart se refusent à une description exacte et rigoureuse. La peau n'y est pas uniformément affectée comme dans la scarlatine normale ; les plaques ne tendent pas à se joindre ; elles restent isolées ; leurs angles, leurs découpures, sont limités d'une manière confuse. Il n'y a rien de net et d'arrêté dans la manière dont elles se dessinent sur le tégument : il y a des taches éphémères et des taches qui sont persistantes; souvent même les plus anciennes survivent aux plus récentes, tandis que, dans d'autres cas, elles se dissipent dans l'ordre successif où elles se sont développées; on en voit qui rougissent davantage dans certaines heures que dans d'autres. Enfin, il est des circonstances où le mouvement physiologique qui constitue l'éruption met plusieurs jours à s'accomplir, et il en est d'autres où il s'effectue, pour ainsi dire, instantanément, et avec la promptitude de l'éclair. Le propre de la scarlatine anormale est de marcher par saccades et par bonds irréguliers, de n'avoir aucune règle constante, d'être essentiellement différente d'elle-même. L'inconstance de ses périodes égale celle de ses phénomènes.

Il faut certainement ranger, parmi les scarlatines anormales, celles qui se caractérisent par des accidens inusités, par des symptômes aussi graves qu'insolites. Souvent l'éruption se prononce très tard, pour donner à ses phases la durée la plus incertaine. Elles s'entremêlent quelquefois de pétéchies, ce qui est le signe le plus redoutable. Quelquefois on voit ces taches s'évanouir à l'improviste, pour reparaître ensuite sur les mêmes régions du tégument, se dissiper, puis revenir, avec certaines dégradations de couleur et de forme.

Il est d'autres éruptions concomitantes, dont les nosographes ont fait mention. Il survient très souvent sur la périphérie cutanée des vésicules qui ressemblent, au premier coup d'œil, à celles du genre *olophlyctis*, avec cette différence qu'elles sont flasques, vides, sans sérosité intérieure. Ces vésicules ne sont pas de longue durée; bientôt elles se dessèchent et se détachent, la peau reste couverte d'aspérités, et imite la chair d'oie: *cutis anserina*. Elles attaquent principalement les mains et les pieds. C'est vers le sixième ou le septième jour qu'elles se montrent, dans la scarlatine, de mauvais caractère. Il se manifeste aussi sur les différentes parties du corps des bulles ou *pompholines* isolées, souvent très volumineuses, remplies d'un liquide roussâtre, semblable aux ampoules produites par la brûlure ou par les vésicatoires. Ces bulles se rident et s'affaissent au bout de quelques jours, ou bien, déchirées par les ongles du malade, elles laissent sur la peau des excoriations plus ou moins profondes. On voit aussi survenir, à la suite de la scarlatine anormale, le *furunculus vulgaris*, le *furunculus panulatus*, le *furunculus vespajus*, le *phlyzacion*, et autres éruptions appartenant au groupe redoutable des dermatoses eczémateuses.

Divers épiphénomènes peuvent compliquer ou aggraver la scarlatine. Stoll remarque qu'il y a fréquemment surcharge évidente dans les premières voies, trouble et tumulte extraordinaire dans tout le système hépatique. Le système muqueux, comme l'observe Dehaën, est particulièrement sujet à s'altérer par ses constantes sympathies avec l'appareil cutané. On reconnaît l'adynamie à la petitesse, à l'anéantissement du pouls à l'enduit fuligineux qui recouvre la langue, les dents et les gencives, à la fétidité de l'haleine, aux excoriations de la bouche, aux ulcérations des amygdales, aux ampoules, aux noires gerçures, aux ampoules qui se manifestent sur les lèvres, et qui ressemblent à des brûlures, à l'abattement des traits et de la physionomie, à la gêne de la respiration, à l'impuissance totale des membres locomoteurs, aux diarrhées, aux hémorrhagies passives, aux maculations pétéchiales, à l'aspect terreux que prend la peau, au gonflement œdémateux des pieds, des mains, du corps, du visage, aux épanchemens séreux qui s'établissent dans les cavités intérieures, aux croûtes aphteuses qui tapissent tout l'intérieur de la gorge, aux abcès gangréneux, etc.

L'ataxie se reconnaît au délire, aux agitations convulsives, à l'air hébété, à la céphalalgie sus-orbitaire, à l'état de stupeur, de frayeur et de crainte, aux défaillances, aux lypothymies, à l'irrégularité des phénomènes morbides qui s'effectuent en désordre et sans aucun but d'utilité, à l'inconstance et à la variabilité du développement éruptif, aux crises imparfaites, aux chaleurs inégales, aux refroidissemens partiels, aux éruptions irrégulières, qui paraissent et disparaissent. Plenciz a vu des scarlatines funestes, caractérisées par un état soporeux, par des aliénations féroces, par des horripilations, des anxiétés précordiales, par des spasmes, des soubresauts, des cris, des vociférations, des bâillemens, par une chaleur âcre, mordicante, enfin, par tous les phénomènes qui constituent la malignité la plus sinistre. Il y avait parfois un mélange perfide de bons et de mauvais symptômes: *Urina bona, pulsus bonus; æger moriebatur.*

C'est au milieu d'une épidémie que la scarlatine s'écarte du type qui lui est propre; c'est là que, sans cesse modifiée par des causes et des circontances imprévues, elle se présente à l'observateur sous une multitude d'aspects variés, et qu'elle prend surtout le masque des affections populaires. Mon ancien élève, M. Lemercier, médecin en chef des hôpitaux de Mayenne, a décrit, avec une fidélité scrupuleuse, une scarlatine épidémique, qui, dans le temps, a régné dans l'une des communes de son département (*le grand-oisseau*). Elle attaqua de préférence les jeunes sujets. C'était ordinairement la nuit que les premières atteintes se faisaient sentir: les malades se réveillaient avec la bouche aride et une gêne particulière dans la déglutition; ils étaient pris d'enrouement et d'aphonie. Il survenait quelquefois du trouble dans les idées; le pouls était dur et d'une grande accélération; la langue, blanche et muqueuse dans son milieu, était rouge et phlogosée sur ses bords, ainsi qu'à sa pointe; elle était couverte d'aspérités; la luette et les piliers du voile du palais étaient irrités et tuméfiés; toute la surface pelliculaire de l'isthme du gosier semblait être devenue le siége de la plus intense des inflammations; les tonsilles étaient doublées de volume.

De là une multitude de désordres fonctionnels; les sons étaient interceptés dans les conduits auditifs, et les malades cessaient d'articuler des paroles, dans l'impossibilité où ils étaient d'écarter les mâchoires; ce même accident fermait aux boissons toute avenue. La respiration était comprimée, et des quintes de toux la rendaient à chaque instant suffocante; les yeux étaient étincelans d'irritation, le visage était turgescent comme dans l'érysipèle flegmoneux. Ce gonflement gagnait les parotides, les glandes sous-maxillaires, les parties latérales et supérieures du cou; la soif était très véhémente; mais comment l'étancher? J'ai déja dit que toute introduction de liquide était impossible. Les malades éprouvaient une grande propension pour le sommeil; mais ils craignaient de s'y livrer, à cause de la sensation d'étranglement qui venait aussitôt les réveiller : *propensio in somnum, et tamen dormiendi impotentia.* M. Lemercier eut occasion de voir neuf de ces malheureux enfans surpris et étouffés par une inflammation croupale du troisième au quatrième jour. Chez cinq adultes, l'angine se propagea jusque dans l'intérieur des voies digestives. Cette angine, phénomène capital, quand elle ne se terminait pas par résolution, produisait des abcès aux amygdales, au voile du palais.

Du quatrième au cinquième jour, l'éruption commençait à s'opérer; c'étaient d'abord de petites taches rouges, à la face, sur la région du cou et de la poitrine, aux mains et aux coudes. On observa constamment qu'elles se développaient avec plus de promptitude et d'une manière beaucoup plus intense chez les enfans que chez les vieillards. Le corps des adultes éprouvait, d'ailleurs, une tuméfaction générale; toute la surface du tégument était d'un rouge écarlate. Ce phénomène s'est montré dans toutes les épidémies décrites par les anciens auteurs. *Totum corpus, intensè rubrum erat, ac si panno rubro involutum esset.* (RAYGER.)

C'était du huitième au neuvième jour que l'éruption scarlatine commençait à pâlir; arrivait alors un prurit incommode dans toutes les parties affectées, particulièrement au visage et aux membres; la peau se dégonflait et perdait de l'excès de sa chaleur; l'épiderme se réduisait en poussière, le corps transpirait, et cette détente amenait souvent des selles parsemées de lombrics et d'ascarides; la langue s'humectait, la déglutition pouvait s'opérer, les parotides reprenaient leur volume normal, il n'y avait presque plus de gêne dans les mouvemens des mâchoires. M. Lemercier ne vit survenir aucune métastase, ni sur les testicules, ni sur les glandes mammaires, ni sur d'autres organes plus ou moins essentiels à la vie; il cite tout au plus deux cas, où l'exanthême se termina par des suppurations lentes et laborieuses.

Lorsque l'anasarque devait survenir, les urines devenaient rares, le phénomène de l'exhalation semblait interrompu, la peau restait un peu rosée; elle devenait flasque, et conservait l'impression du doigt; la fièvre recommençait; tout annonçait une série nouvelle d'accidens morbides; les paupières étaient frappées d'un œdème chaud, l'appétit se perdait, mais la soif se rallumait; le sommeil de la convalescence était tout à coup remplacé par des veilles opiniâtres; la tristesse, l'abattement, les pesanteurs de tête, les bourdonnemens d'oreilles, les douleurs des lombes, les raideurs des jambes et des jarrets, les diarrhées vermineuses, recommençaient comme dans le cours de la maladie. C'est surtout aux pieds, aux jambes, aux cuisses, aux parties génitales, que se manifestaient les enflures; le ventre se ballonnait; la toux, la dyspnée, empêchaient tout acte de locomotion; les urines se concentraient, devenaient sédimenteuses, et n'étaient rendues que goutte à goutte.

Ces infortunés guérissaient néanmoins par des crises plus ou moins favorables; il survenait des moiteurs, des transpirations, des sueurs, des hémorrhagies, etc. Les diaphorétiques, les diurétiques, les laxatifs, etc., triomphaient presque toujours de cette infiltration consécutive du tissu cellulaire; mais les malades conservaient long-temps cette impression de faiblesse profonde que la scarlatine laisse après elle, et qu'on pourrait, dans certains cas, comparer à l'effet de la commotion inouïe qu'imprime l'électricité fulminante. J'abrége les détails de cette intéressante relation, dans laquelle l'auteur s'est montré le digne élève de l'école clinique de l'hôpital Saint-Louis. On aime à voir le médecin recueillir des faits, pour les féconder ensuite par l'expérience; c'est le vrai moyen de surmonter les difficultés sans nombre que nous présentent de si cruels fléaux.

ÉTIOLOGIE.

Presque tous les auteurs s'accordent pour attribuer à la scarlatine la même origine qu'à la rougeole; je veux dire à un miasme. Plenciz trouve même à ce miasme quelque chose de plus actif et de plus pernicieux qu'aux autres venins. Ce principe volatil et halitueux ressemble à celui de la peste; il influe sur nous à de grandes distances. C'est cet agent particulier qui phlogose la peau, pénètre dans les vaisseaux absorbans, et met les humeurs en effervescence. Cette virulence doit même avoir avec les épizooties des rapports curieux à rechercher.

L'air, qui sert de pâture à l'homme, peut contracter, comme les alimens, des qualités plus ou moins délétères. Qui peut ignorer les impressions profondes que portent dans l'économie des êtres organisés, les diverses influences d'un air chaud, glacial, fortement agité, imprégné de vapeurs?

Aer quippe pater rerum est et originis auctor,
Idem sæpè graves morbos mortalibus affert.
FRACASTOR.

L'action de ces miasmes qui voltigent dans l'air, et dont l'atmosphère est comme saturée, est surtout entretenue par le mauvais genre de vie. Ces miasmes diffèrent, d'ailleurs, par leur abondance et leur virulence particulière.

Il faut bien que l'air joue un rôle funeste dans la production de cette maladie, puisque l'éruption attaque de préférence les individus qui habitent des quartiers malsains et chargés de pernicieuses exhalaisons. C'est aux équinoxes, c'est quand l'air éprouve des révolutions, que la scarlatine est plus commune; c'est au milieu des commotions de cet élément qu'elle règne épidémiquement.

On a beaucoup disputé sur la nature particulière du miasme producteur de ces éruptions épidémiques : ce qui semblerait prouver qu'il agit à la manière des narcotiques, c'est le fait rapporté par M. le docteur Jolly, au sujet d'un homme qui avait avalé quarante-quatre grains de poudre de belladona, pour autant de jalap. Cet individu éprouva, une heure après cette ingestion, une céphalalgie des plus violentes, surtout une rougeur excessive des yeux et de la face, qui s'étendit de proche en proche à toute la surface du corps. En quelques minutes, toute la peau présentait une couleur rouge uniforme, exactement semblable à celle qu'on observe dans la scarlatine. De plus, le malade ressentait à la gorge une chaleur vive, avec rougeur très intense, qui semblait se propager dans l'estomac et dans le tube digestif.

Il y a, du reste, des causes organiques qui prédisposent au venin scarlatineux. C'est ainsi que ce venin a plus de prise chez les enfans et les adolescens, *pestis juventutis;* c'est le nom que lui donne un praticien célèbre. On remarque aussi qu'il agit plus fréquemment sur les personnes du sexe ; ce qui tient, sans doute, à la structure et à la susceptibilité particulière de la peau.

Mon savant ami, feu M. Chavassieu d'Audebert, a très bien démontré que des circonstances particulières impriment aux maladies éruptives des déterminations et une marche critique diverses, et que les exanthèmes sont particulièrement sujets à ces transformations. Les saisons, les âges, l'idiosyncrasie des sujets, détournent et dénaturent l'éruption, sans qu'on puisse dire pour cela que la forme essentielle de l'affection ait changé. Ce praticien donnait des soins à trois jeunes personnes malades, dans le même appartement, d'une fièvre scarlatine régulière et bénigne. La quatrième personne de la maison, qui prenait soin des trois autres, et qui était plus âgée, éprouva la même maladie avec les mêmes caractères. Il n'y eut d'autre différence que l'absence de l'éruption, qui n'eut pas lieu chez elle, et qui fut remplacée par des sueurs ; c'était la scarlatine *sine scarlatiniis.*

CURATION.

On doit à Kreysig des considérations fort intéressantes sur le traitement de la scarlatine. Il est peu de maladies dans lesquelles on ait employé des moyens curatifs si opposés, et qui pourtant ont parfois également réussi. On explique facilement cette espèce d'énigme, en réfléchissant que l'exanthême dont nous nous occupons se montre sous les formes les plus diverses ; il est tantôt accompagné de symptômes inflammatoires, et cède aux antiphlogistiques ; tantôt il est adynamique, et on administre avec succès les fortifians. Il est même possible qu'un traitement peu rationnel ne soit pas suivi d'accidens fâcheux, et le praticien, beaucoup trop présomptueux, s'applaudit alors de voir guérir en quinze jours, par ses remèdes, un malade que la nature seule aurait guéri dans une semaine. C'est ainsi que, dans les épidémies de scarlatine extrêmement légère, on a vu la saignée prolonger quelquefois la maladie d'un ou deux septénaires. On a conseillé, en outre, plusieurs moyens particuliers, dont l'emploi a été quelquefois utile, mais plus souvent préconisé sans un motif très légitime.

Il n'y a pas, il est vrai, beaucoup de différence entre le traitement qui convient à la scarlatine et celui qui convient à la rougeole. Si l'exanthême suit sa marche ordinaire, on se borne à administrer quelques boissons agréablement acidulées. Les délayans, les tempérans, sont très bien indiqués pour adoucir cette effervescence morbide qui s'est établie dans le système des humeurs : une simple orangeade, l'eau d'orge, édulcorée avec le sirop de capillaire, l'eau de gruau gommée, l'eau de navet, une légère infusion de bourrache miellée, suffisent dans beaucoup de cas. On saigne quelquefois du bras pour diminuer la céphalalgie; on prescrit les sangsues autour du cou, pour calmer les douleurs de gorge, qui sont le phénomène caractéristique;

car il n'est pas mal d'attaquer l'inflammation dans le lieu même où elle exerce le plus son activité. On les applique aux angles des mâchoires; on dirige vers ces mêmes parties la vapeur de l'eau tiède avec un appareil perfectionné de nos jours.

Par esprit de système, quelques auteurs ont blâmé l'emploi des vomitifs; mais ces agens thérapeutiques sont certainement plus propres à prévenir la gastro-entérite qu'à la déterminer : ils ont été conseillés par les praticiens les plus distingués de toutes les époques. Cullen les regarde comme ce qu'il y a de plus efficace pour exciter les fonctions de la peau; Huxham les juge principalement convenables pour la phlegmasie gutturale; Clark a quelquefois guéri la scarlatine par l'usage seul de l'émétique; mais le plus grand partisan de ce moyen est, sans contredit, Withering, qui s'en est servi avec un succès presque constant dans les circonstances les plus désespérées. Il invite néanmoins ceux qui la prescrivent à examiner avec un soin scrupuleux si rien n'annonce l'inflammation de l'estomac ou de quelque autre organe intérieur. On use tantôt de l'ipécacuanha, tantôt du tartre stibié, selon le genre de commotion que l'on se propose de produire, selon que l'on veut agir d'une manière spéciale sur le système muqueux ou sur le système hépatique; mais il est essentiel de savoir que ce genre de médication est utile durant l'un des actes physiologiques les plus importans de la maladie; je veux parler de celui de l'éruption.

Le thérapeutiste ne doit pas perdre de vue que

la scarlatine est un des exanthêmes dont la marche est le plus facilement dérangée : la moindre perturbation, dans le cours d'un exanthême aussi mobile, peut déconcerter toutes les mesures du praticien. Quand le développement excentrique de l'éruption se trouve brusquement interrompu, on a recours aux moyens dérivatifs, aux vésicatoires, aux ventouses, aux sinapismes, aux pédiluves de moutarde. Les bains tiédes sont un excellent moyen, que l'on n'emploie pas assez souvent. Je ne sais quel auteur a loué ce genre de médication peut-être pour calmer la strangurie, l'angine, l'assoupissement, le délire, les soubresauts des tendons. On assure surtout que Malfatti constata l'utilité des bains tiédes dans une épidémie de scarlatine, dont furent atteintes les femmes en couche à l'hôpital de Vienne en Autriche; mais je recommande à mes élèves de ne recourir qu'avec une extrême circonspection aux affusions d'eau froide, qui ont été préconisées de nos jours, et qui pourtant ont été funestes, d'après des expériences assez récentes.

Kreysig s'est livré à quelques considérations importantes sur le traitement de la scarlatine : il n'est pas sans importance de les rappeler. Dans cette phlegmasie, dit-il, le pouls est souvent un indice trompeur. Qu'on ne s'en laisse pas imposer par des battemens en apparence forts et pleins. On a vu souvent des fièvres adynamiques débuter ainsi; mais bientôt le masque tombe, et les prétendus symptômes inflammatoires sont remplacés par une prostration générale. D'après la petitesse du pouls, il ne faut pas non plus conclure l'adynamie, car souvent les forces sont opprimées et non épuisées; dans ce cas, il n'est pas très difficile de découvrir dans les battemens de l'artère une certaine dureté qui décèle l'énergie latente. Une saignée médiocre rend alors la liberté à la circulation ; le pouls redevient large, accéléré, vigoureux. Au surplus, cette théorie, que la force peut se cacher sous l'apparence de la faiblesse, a été jadis très bien exposée par Voulonne, observateur aussi habile qu'élégant écrivain.

L'angine, qui est un phénomène spécial de la scarlatine, semble exiger des secours thérapeutiques plus appropriés. Cette inflammation est plus généralement érysipélateuse que flegmoneuse; mais elle est quelquefois gangréneuse; dans ce cas, les plus forts toniques sont particulièrement réclamés. Les révulsifs ne le sont pas moins, et il a fallu souvent recourir aux vésicatoires sur la nuque. Kreysig conseille beaucoup les gargarismes, qui portent le remède sur le mal, et qu'on varie selon l'indication. Il faut éviter, pour détacher les escarres, tout moyen mécanique, qui pourrait blesser ou irriter des parties délicates et déja souffrantes.

Il convient particulièrement de diriger l'attention sur les accidens consécutifs de la scarlatine. Si la fièvre dont elle était accompagnée n'est point détruite, il faut insister sur le traitement primitif, jusqu'à ce que tous les paroxysmes soient définitivement supprimés. Lorsque les accidens ne sont point fébriles, on combat chacun d'eux par des moyens divers; mais, dans tous les cas, il est certaines conditions générales qui peuvent être considérées comme prophylactiques, et même comme curatives. Il faut procurer, par exemple, la plus grande liberté aux fonctions exhalantes : on a recours aux frictions. Les bains conviennent et favorisent la convalescence; les laxatifs ont eu aussi leurs panégyristes. En France, on administre avec assez d'avantage les sels neutres; en Angleterre et en Amérique, on donne la préférence aux médicamens mercuriels : c'est ainsi que Rusch a donné avec beaucoup de succès le calomel.

Les épanchemens séreux, et surtout l'anasarque, si fréquente après la scarlatine, paraissent devoir être traités, dans tous les cas, par les diurétiques et les stimulans, quel qu'ait été, d'ailleurs, le caractère de la maladie. En effet, ce ne sont point les symptômes passés qu'il s'agit de combattre, ce sont ceux qui existent, et qui portent manifestement le caractère de la faiblesse; si on en juge par l'accablement profond qu'éprouvent les malades, par l'apparence des yeux, qui restent ternes et vitrés, par les taches bleuâtres qui sont quelquefois en permanence sur le tégument : aussi doivent-ils garder quelque temps le lit.

Vieusseux, médecin célèbre, a écrit de fort bons documens pour le traitement de la scarlatine, et il a surtout démontré par des faits irrécusables le danger de l'air froid durant la période de la desquamation. Il parle d'un enfant de quatre ans, chez lequel l'éruption générale avait duré huit jours entiers, ce qui est fort rare. L'enfant resta néanmoins enfermé huit autres jours ; au bout de ce temps, on lui permit de sortir. Le temps était devenu très froid : il s'amusa au bord du lac de Genève, par une forte bise. Les urines se supprimèrent ; il se manifesta du malaise et une violente oppression ; son corps fut frappé d'une enflure universelle ; la nuit suivante, il expira. C'est d'après plusieurs faits analogues que Vieusseux établit que le danger de la scarlatine existe principalement dans le stade où cette maladie tend à se terminer.

Ce qui doit surtout frapper l'attention du thérapeutiste dans la marche de la scarlatine, c'est l'analogie de beaucoup de ses phénomènes avec ceux des autres phlegmasies, particulièrement de l'érysipèle, dont elle a souvent tous les inconvéniens et toutes les suites ; c'est même l'espèce d'identité qu'on a de tout temps admise entre l'éruption qui nous occupe et l'esquinancie, soit simple, soit gangréneuse, qui fait qu'on reste dans une sorte d'hésitation, quand il s'agit de lui assigner une place dans un cadre nosologique, puisqu'elle appartient autant aux eczèmes qu'aux exanthêmes. (WOOLCOMBE, *Remarks on the frequency and fatality of different diseases.*) Mais, ce qui déconcerte surtout les opérations de l'art, c'est le caractère versatile de cette affection inconcevable. Quand la nature agit en ennemie, elle a ses ruses et ses embûches de guerre : elle se complique pour échapper aux recherches du plus scrupuleux observateur ; elle prend mille formes pour mieux l'abuser.

GENRE IX.

MILIAIRE. — *MILIARIA.*

Hydröa des Grecs; *papula miliaris* des Arabes; *sudamina*, *papulæ sudorales* des Latins; *febris alba miliaris* de Frédérik HOFFMANN; *nova febris* de SYDENHAM; *febris miliaris* de JUNCKER; *febris esserosa* de ZACUTUS-LUSITANUS; *febris lenticularis* de MINADOÜS; *morbus miliaris* d'ALLIONI; *exanthema miliare* de BORSIERI; *purpura cum febri* de LUDWIG; *purpura alba* de SALZMANN; *puerpera purpurarum* d'ARAND; *miliaire lactée* de PUZOS; *tritæophia elodes* de SAUVAGES; *miliaris sudatoria* de VANDERMONDE; *fièvre miliaire* de GASTELLIER; *febris vesicularis* d'HAMILTON; *miliaris germanica*, *miliaris britannica* de quelques auteurs; le *pourpre blanc*, le *millet*, le *millot* des Français; la *miarola*, la *migliorina* des Italiens; *rash* des Anglais; *friesel* des habitans de Leipsick.

Exanthême fébrile, aigu, réputé contagieux, se manifestant sur une ou plusieurs parties du tégument, par des vésicules blanches ou rougeâtres, de la grandeur d'un grain de millet, discrètes, remplies d'une liqueur séreuse, tantôt blanches, tantôt rouges, tantôt purpurines, qui se rompent le deuxième ou le troisième jour, et se réduisent en poussière furfuriforme.

L'exanthême miliaire est un des genres les plus fréquemment observés dans nos hôpitaux; il importe de ne pas le confondre avec le genre *péliosis*, dont il diffère par des caractères bien déterminés. On peut en décrire deux espèces :

A. La miliaire normale ou simple (*miliaria genuina vel simplex*). C'est celle qui a des périodes fixes, dont la marche n'est ni accélérée ni ralentie, celle qui est exempte de toute complication : elle est le plus souvent sporadique.

B. La miliaire anormale (*miliaria anormis*). C'est celle qui présente des phénomènes insolites, qui, le plus souvent, amène des accidens graves, après avoir débuté par des dehors trompeurs, dont les préludes sont d'autres fois alarmans, qui se compliquent d'accidens phlegmasiques d'une grande intensité.

Depuis son antique apparition, l'exanthême miliaire est passé sous les yeux de tant d'observateurs habiles, qu'il a été l'objet des études les plus attentives : on a scrupuleusement signalé tous ses modes de manifestation. C'est ainsi qu'on a distingué successivement la miliaire *blanche*, la miliaire *cristalline* ou *diaphane*, la miliaire *opaque*, la miliaire *rouge*, la miliaire *pourprée*, la miliaire *anserine* ou *incolore*, etc. Borsiéri dit avoir observé chez un jeune homme, d'ailleurs robuste et vigoureux, des boutons tout-à-fait analogues à ceux de la variole discrète. Toutes ces considérations sont importantes, car c'est la nature particulière de l'éruption, dit un écrivain célèbre (Wilson) qui éclaire et fixe le pronostic. Les vésicules rouges indiquent généralement une affection moins grave que les vésicules blanches, et l'on a fréquemment constaté que l'issue de la maladie est d'autant plus favorable, que l'exanthème est plus enflammé : *Exanthemata rubra minus periculum afferunt quàm albida, illaque quò vividiora perstant, eò sunt tutiora* (MÉAD).

TABLEAU GÉNÉRAL DU GENRE

ET DE SES ESPÈCES.

On a donné une multitude de dénominations à cette maladie, sur laquelle on a tant écrit; mais l'épithète de *miliaire* sert communément à la distinguer, à cause de la ressemblance de son éruption avec les grains du millet. Ces vésicules rappellent mieux, ce nous semble, l'aspect des œufs de certains poissons ou du ver-à-soie. Considérés horizontalement et à la lumière, dit Gastellier, ils produisent le même effet que la rosée sur l'herbe dans un beau jour de soleil. On les a même comparées très ingénieusement à ces utricules luisantes que l'on aperçoit sur les feuilles de la plante appelée *glaciale* (*mesembryanthemum cristallinum*). Au surplus, comme on l'a pu voir, ces formes sont susceptibles de se modifier à l'infini : *Sive enim colorem, sive figuram, sive magnitudinem, sive durationem, sive subjecta horum morborum, sive alia consideres, multiplicis generis discrimina invenies.*

Espèce. *De la miliaire normale.* Malgré l'extrême variabilité de ses phénomènes, la miliaire est assujettie à certaines périodes, comme les autres exanthêmes. Dans la période d'*incubation*, par exemple, les fonctions s'exécutent comme dans l'état de santé. Les individus qui préludent à la maladie éprouvent néanmoins quelques lassitudes ; chez eux, la peau transpire avec beaucoup plus d'abondance ; souvent elle est couverte de sueur, sans qu'on puisse trop en assigner la cause. Le pouls, d'ailleurs, ne subit encore aucune altération ; seulement on s'aperçoit que les sujets menacés éprouvent des inquiétudes dont ils ne savent pas se rendre compte : ils sont moroses et taciturnes.

L'*invasion* se prononce par des frissons et des grandes chaleurs qui les remplacent, par des lassitudes et un profond abattement dans le système des forces, par la perte de l'appétit, une saveur amère dans l'intérieur de la bouche, par un pouls déprimé et duriuscule ; il survient des maux de tête, des insomnies, du délire, des anxiétés intérieures, et une sorte de compression au scrobicule du cœur, une toux sèche et une soif ardente, des mouvemens et des soubresauts involontaires, un sentiment de stupeur pungitive dans les doigts, dont il est difficile de se rendre compte : *Sensus in digitis stuporis cujusdam pungitivi*, dit très bien Allioni. Le sommeil des malades est à chaque instant troublé et interrompu ; les sueurs, qui n'avaient fait que se montrer durant l'incubation, recommencent et augmentent avec profusion dans cette période ; elles sont acides chez les enfans; elles acquièrent un caractère de rancidité dans la vieillesse. Elles ont souvent, à ce même âge, l'odeur fortement alcaline de certaines lessives. Il est d'autres symptômes précurseurs : telles sont les douleurs dans le dos, dans les lombes, dans les reins, avec une chaleur piquante dans ces parties. La respiration des malades est laborieuse et interrompue, comme s'ils se trouvaient dans un air trop raréfié; le ventre se tend et se météorise par intervalles; le visage se colore, les yeux sont allumés et larmoyans, l'intérieur de la gorge est aussi parfois atteint de phlogose. Il est des cas où l'exanthême miliaire est précédé de l'apparition de quelques aphtes (*ophlictides*) sur la membrane muqueuse qui tapisse la cavité buccale. Wilson remarque qu'il existe entre ces deux exanthêmes une sorte de connexion, et presque de sympathie. En résumé, les avant-coureurs les plus certains de la miliaire sont : la diaphorèse fétide, le découragement et la prostration morale.

La plupart de ces symptômes se calment aussitôt que l'*éruption* se montre. Durant cette période, le pouls acquiert plus de plénitude; presque tous les accidens s'apaisent; il n'y a que la sueur, phénomène capital, qui continue de ruisseler avec profusion : la peau devient rude au toucher; il survient au cou, à la poitrine, au dos ou dans les interstices des doigts, aux bras, aux cuisses, sur tout le corps, des vésicules rouges, souvent entremêlées de quelques vésicules blanches comme du lait. Ces vésicules s'agrandissent; elles se remplissent d'un liquide séreux, et présentent la transparence du cristal. J'ai déja dit qu'elles offrent surtout l'aspect des grains de millet, ce qui a fait donner à l'exanthême le nom de *miliaire*, par le plus grand nombre des observateurs : elles perdent souvent leur rougeur, et leur teinte est absolument celle de la peau. Dans certains cas, elles sont si peu proéminentes, qu'il faut le secours d'une loupe pour les apercevoir; cependant le toucher ne laisse aucun doute sur leur existence : elles sont ordinairement distinctes et séparées; d'autres fois elles se rassemblent en certain nombre (*confertæ*) comme les étoiles des constellations. Quand elles ont duré sous cette forme pendant dix ou douze heures, il se développe au sommet de chacune d'elles une petite vésicule, dont le changement successif et plus ou moins prompt a donné lieu à des distinctions qui ne sont pas d'une très grande importance pour le diagnostic : telle est à peu près la physionomie de la miliaire appelée *rouge*, ou *blanche*, selon qu'elle conserve plus ou moins long-temps sa couleur accidentelle. Il est des vésicules qui acquièrent souvent la grosseur d'un pois, même d'une noisette, comme l'ont observé Gmelin et Vogel. Il n'est pas rare de rencontrer, dit Baraillon, de grosses pustules, dont la base est d'un rouge livide, et qui sont terminées par une sorte de vessie d'un gris brun. Je ne tiens aucun compte des éruptions furonculeuses, pemphigoïdes ou phlyzaciées, qui font accidentellement partie de l'efflorescence cutanée, et qui ne sont ici que des épiphénomènes.

Ces divers développemens ne sauraient, du reste, s'effectuer sans que la peau du patient ne soit affectée d'une sensation prurigineuse et comme formicante, qui acquiert surtout de l'intensité dans les redoublemens fébriles. Souvent c'est une souffrance générale, qui n'est pas facile à définir.

Il y a pour l'exanthême miliaire un moment de *maturation* où les boutons vésiculeux restent, pour ainsi dire, dans leur état de plénitude; mais ce moment n'est pas le même pour tous, attendu qu'ils ne croissent jamais tous à la fois : ils naissent pour se développer, périr, et se remplacer pendant huit, neuf ou dix jours, comme il arrive aux fruits qu'un même arbre produit; en sorte que la peau est plus ou moins long-temps en efflorescence : c'est comme si la nature avait une provision de levain, qu'elle met en œuvre successivement. Un fait très curieux est celui d'une fièvre miliaire, qui attaqua une jeune fille à l'hôpital Saint-Louis. Cette maladie parcourut régulièrement ses stades; mais les vésicules survécurent à la fièvre, en sorte que, six mois après sa guérison, elles revenaient encore sur la peau, et s'y trouvaient, pour ainsi dire, en permanence.

Il est néanmoins des signes qui annoncent que la maladie est consommée, et que la *dessiccation* va s'accomplir. Une détente visible s'effectue dans tout l'appareil tégumentaire; les vésicules se flétrissent et disparaissent dans l'ordre successif de leur apparition; le ventre s'ouvre dans ce dernier stade de l'exanthême; les malades sont tourmentés par des borborygmes; ils rendent des selles bilieuses très fétides; l'urine est tantôt blanchâtre, tantôt sédimenteuse; le rétablissement n'a guère lieu que vers le quatorzième ou le vingtième jour; cette éruption laisse après elle une grande impression de faiblesse qui inspire le plus grand besoin de se réparer. On voit des malades, pleins de satisfaction, éprouver un sentiment voluptueux à se gratter, et faciliter ainsi la rénovation de l'épiderme. Nous avons observé ces joies ineffables, particulièrement chez les femmes nouvellement accouchées, quand tous les symptômes avaient disparu, et qu'elles avaient eu le bonheur de conserver leur enfant. Cette convalescence est une véritable résurrection.

La miliaire chronique est celle que nous observons le plus souvent à l'hôpital Saint-Louis, et l'expérience prouve qu'elle a beaucoup d'analogie avec la miliaire aiguë; souvent même ces deux états se succèdent. Cette affection, telle que je l'ai si souvent vue à Paris, porte toujours avec elle les indices d'un scorbut caché. Les vésicules ont une couleur qu'on peut appeler *pétéchiale;* la peau est aride, et paraît comme brûlée; elle est souvent d'une teinte fuligineuse; les malades éprouvent aux jambes un prurit insupportable. Cette éruption disparaît souvent pour ne pas tarder à reparaître. Il y a eu, à l'hospice des Incurables, des individus qui l'ont conservée pendant tout le cours de leur vie. La miliaire chronique mériterait qu'on fît son histoire à part. Frédérik Hoffmann a noté ses intéressans phénomènes avec une sagacité digne de louanges; Éberard Rosen et Jean Borg ont également bien disserté sur ce genre d'affection. Les élèves de ma clinique se trouvent sur un théâtre où ils peuvent souvent vérifier ce que ces auteurs en ont publié.

La miliaire chronique est communément précédée d'une sorte d'engourdissement qui gagne tout le corps, d'un serrement de cœur et d'une toux accablante qui semble épuiser progressivement les forces, d'une tristesse sans cause, de divers troubles dans l'esprit, d'une sorte de tintement dans les oreilles, d'un sommeil interrompu par des apparitions effrayantes. La plupart de ces malades éprouvent diverses affections spasmodiques qui se propagent sur toute la périphérie cutanée, et surtout une sensation aussi insupportable que si on implantait des aiguilles dans leur chair. A ces tourmens variés succèdent des taches d'abord jaunâtres, ensuite purpurines. Ce n'est qu'en les fixant avec beaucoup d'attention qu'on s'aperçoit qu'elles proéminent au dessus du niveau du tégument, et qu'elles sont vésiculeuses. Il se joint à ce phénomène une sueur fétide qui est tantôt d'une rancidité très désagréable, et qui tantôt rappelle l'odeur des prisons ou des hôpitaux. On peut dire que cette sueur est, comme dans toutes les miliaires, le signe pathognomonique de la présence du mal. Quand les vésicules se dessèchent, elles se détachent, mais non sans causer un grand prurit.

La miliaire chronique porte, chez les auteurs, le nom de *pourpre scorbutique*; les marins y sont très sujets; mais il est constant que la plupart d'entre eux ne tardent pas à guérir quand ils ont touché le rivage. Il n'en est pas de même lorsque la cause matérielle de cette affection est profondément enracinée dans l'économie animale; elle devient alors très opiniâtre; et si elle disparaît dans quelques circonstances, c'est pour reparaître dans d'autres. Dans les intervalles, on dirait qu'elle se cache en quelque sorte dans l'abdomen, où elle détermine souvent des douleurs iliaques, des coliques de tout genre, souvent même de funestes dégénérescences dans les viscères. A l'hôpital Saint-Louis, nous avons donné des soins à une femme qui était mendiante de profession, et qui venait tous les ans réclamer nos soins pour être soulagée du pourpre scorbutique. Quand le temps était humide, on la voyait tout à coup couverte de petites vésicules d'une couleur lividescente, avec des picotemens très douloureux: sa peau était parsemée de granulations, comme cela s'observe dans la chair d'oie: sa marche était titubante. Cette femme pouvait à peine se soutenir sur ses pieds. Les boutons, qui étaient violets, ou couleur de lie de vin, se manifestaient principalement quand elle essayait de faire quelque exercice, et de se promener dans les salles; mais ils s'effaçaient aussitôt qu'elle se couchait et qu'elle recevait la chaleur du lit. La malade se plaignait d'un sentiment de froid sur toute la périphérie du tégument. L'usage des amers, une bonne nourriture et le repos, lui procuraient toujours un soulagement temporaire.

ESPÈCE. *De la miliaire anormale.* L'exanthême miliaire ne se montre pas toujours avec les caractères que nous venons de décrire; presque toutes les fièvres, presque toutes les phlegmasies le teignent, en quelque sorte, de leurs couleurs; mille symptômes s'y mêlent; de là une maladie très complexe. L'esprit ne distingue plus rien au milieu des opérations confuses d'une nature embarrassée, qui change à chaque instant de procédé et de route. C'est souvent à l'improviste que les femmes les plus malheureuses viennent faire leurs couches dans l'un des pavillons de l'hôpital Saint-Louis. Quelquefois, chez elles, la période de l'éruption miliaire devient un acte si laborieux, qu'il n'y a presque pas de vésicules à la peau, ou, s'il y en a, ces vésicules n'attendent pas leur maturité; on les voit soudainement prendre une couleur jaune ou noire, comme des fruits qui avortent et se dessèchent. On ne saurait croire quels sont les tristes résultats d'une aussi prompte délitescence; le pouls se resserre, les facultés intellectuelles s'embarrassent, le délire arrive, la respiration est entrecoupée par des sanglots funestes, une sueur glaciale vient paralyser tous les membres; les malades succombent au milieu des syncopes.

C'est surtout dans la miliaire pourprée que se déclare par intervalles le véritable caractère de la *malignité*, disent les élèves de Stahl; ce terme n'est guère usité que depuis Sylvius. Toutefois cette dénomination s'est étendue à mesure que les théories se sont multipliées; en sorte qu'on appelle *malignæ*, ou, ce qui est la même chose, *mali moris*, toutes les fièvres dont la marche réelle ne répond point à l'opinion qu'on avait embrassée. Ce titre ne doit se donner à juste titre qu'à celles dont non seulement le type naturel se trouve dérangé, mais dont les symptômes sont discordans, et dont les effets pernicieux tendent diversement à la destruction individuelle.

Or, les signes qui constatent que la fièvre miliaire est *maligne* sont : 1° la lassitude, non celle qui est fondée sur l'oppression, mais celle qui dépend d'un défaut absolu de forces (*solutio virium*), qui interdit au malade tout mouvement, qui le rend morne et taciturne ; 2° l'abattement du pouls, qui ne laisse plus de doute sur l'état des forces ; car, dans l'oppression, le pouls reste grand, plein, et fait éprouver à celui qui le tâte un léger sentiment de commotion péristaltique ; 3° les défaillances, *lypothymiæ*, *animi deliquium* ; 4° les veilles opiniâtres sans cause sensible de douleur ; 5° la vacillation et l'incertitude de l'esprit, plus semblables à un défaut de mémoire qu'à une altération positive dans la faculté de penser ; 6° une insensibilité sans aucune proportion avec l'état physique du malade ; en sorte qu'il n'est affecté ni par la chaleur ni par la soif, quoique sa bouche soit manifestement aride et brûlante. Malgré tant de sujets apparens de souffrance, il croit n'avoir à se plaindre que d'un défaut de forces ; 7° les mouvemens convulsifs, survenus sans aucun rapport avec l'âge, l'habitude, le temps de la maladie ; 8° la surdité et les souffrances de la tête : *qui capite dolent cum levi aliquâ surditate, manuum tremore, nigricantes reddentes urinas et densas perniciosi habere suspicandi sunt*; 9° les sueurs froides et glaciales, etc. Au surplus, le pronostic de la maladie miliaire est tellement incertain, que les malades chez lesquels on n'observe, en général, aucun signe fâcheux, succombent généralement plus tôt que ceux dont l'état semble, pour ainsi dire, désespéré; il existe pourtant des symptômes qui sont par eux-mêmes funestes, tels que l'excessive prostration, le coucher constant en supination, les syncopes réitérées, le crocidisme et la carphologie, etc.

La miliaire anormale, avec ses formes larvées et ses accidens compliqués, est d'ordinaire épidémique. On ne peut lire sans terreur les narrations sans nombre conservées dans les ouvrages de notre art. La terrible histoire des habitans de Leipsick est présente à l'esprit de tous les nosographes : *Puerperis lipsiensibus primum infensus hic morbus, temporis successu nemini pepercit ita, ut pueros cum juvenibus, adultos cum senibus, viros cum feminis indiscriminatìm aggrederetur, aliis etiam sese jungens morbis. Aliquandiù constitit in agro lipsiensi, quasi illarum gentium proprius et peculiaris morbus; postea demum est ad alias regiones sese extendit, universa non solùm Germania, sed et aliis etiam quam dissitis nationibus pedetentìm simili labbe infectis* (Allioni). Mes élèves pourront lire et méditer avec fruit les tableaux tracés par Gahrliep, Klaunig, Loeuv, George Gmelin, Barker,

Salzmann, Gruber, Hamilton, Vater, Gastellier, Baraillon, et surtout Allioni.

Dans ces temps modernes, les progrès et les ressources, augmentées de l'hygiène, ont singulièrement adouci le fléau miliaire. Il est toutefois des circonstances qui favorisent par intervalles son apparition et son développement. M. Rayer a fait une très intéressante description de la fièvre exanthémateuse qui a régné, en 1821, dans les départemens de l'Oise et de Seine-et-Oise. Cet observateur la désigne sous le nom de *suette miliaire*. En effet, dans cette épidémie, on voyait des individus qui s'étaient couchés bien portans, se réveiller le corps inondé de sueur, phénomène capital de cette affection, qui, d'ailleurs, portait son action délétère tantôt sur l'estomac, tantôt sur le poumon, tantôt sur l'encéphale.

Parmi les épidémies les plus remarquables, il faut surtout rappeler celle qui fut observée à Wittemberg, au mois de février de l'année 1801, et qui fut admirablement décrite par Kreysig. La marche de cette affection était tout à la fois rapide et effrayante; elle attaqua de préférence les personnes d'une condition élevée et d'un tempérament vigoureux; elle moissonna en peu de temps un grand nombre de victimes, et se propagea avec une telle promptitude, qu'on eût pu la comparer, sous ce double rapport, à la peste, à la fièvre jaune ou au choléra-morbus. L'année précédente (1800) avait été remarquable par une mortalité beaucoup moindre que de coutume, car le nombre des naissances avait de beaucoup surpassé le nombre des morts. Un phénomène bien singulier, c'est que, à peu d'exceptions près, l'épidémie n'atteignit que des individus de douze à quarante ans : elle ne se montra pas chez tous avec la même gravité. D'après Kreysig, on peut diviser en quatre degrés les formes générales sous lesquelles elle exerça son empire.

L'éruption pourprée s'annonça d'abord par des symptômes qui ne laissaient aucun doute sur le péril dont les malades étaient menacés. Les uns éprouvaient tout à coup des syncopes, ou un sentiment de faiblesse, de vide à la tête; bientôt survenaient des vertiges, et le pouls, prompt et irrégulier, indiquait l'approche du délire; les autres étaient tourmentés par une oppression de poitrine, par des nausées, des sueurs abondantes; leur pouls était fébrile, petit, inégal : chez un plus grand nombre, le danger se cachait sous un masque trompeur. En effet, le pourpre n'annonçait sa présence que par des taches rouges sur la peau, à peine accompagnées de malaise; peu après survenait une fièvre modérée, bientôt suivie de sueur et de l'accroissement de l'éruption; alors le malade était en proie à de cruelles anxiétés qui se terminaient par une aberration des facultés intellectuelles d'une ou deux heures; mais le calme qui succédait n'était que momentané. Les malades, fatigués tantôt par le râle, tantôt par les convulsions, mouraient quelquefois au bout d'un quart d'heure; d'autres éprouvaient d'abord de la chaleur et de l'oppression, qui se calmaient le lendemain. Trompés par cette amélioration passagère, ils se regardaient comme guéris; mais, au bout de dix ou douze heures, les symptômes s'aggravaient de nouveau, jusqu'à faire périr les malades ce jour-là même, ou peu de temps après. Ici le pourpre revêtait presque le type d'une fièvre tierce, comme Allioni l'avait déja remarqué dans un cas semblable. Un assez grand nombre d'individus périt dans le court espace de vingt-quatre heures, et souvent d'une manière inopinée, après avoir mangé avec appétit, et avoir témoigné de la gaîté peu d'instans avant de mourir.

Chez les individus qui ne succombaient qu'au bout d'un certain temps, la fièvre prit le caractère d'un typhus irrégulier. Les exacerbations avaient lieu plusieurs fois le jour, et s'annonçaient par une grande anxiété, portée quelquefois jusqu'au désespoir. Cet affreux malaise, physique et moral, n'était point lié par des rapports intimes avec l'éruption pourprée; car on le remarquait également chez ceux qui en étaient couverts et chez ceux qui en avaient peu, ou qui même n'en portaient aucune trace. La mort survenait communément le quatrième ou le cinquième jour. Pendant les rémissions, le malade se sentait soulagé, son corps se couvrait ordinairement d'une sueur abondante, sa tête était douloureuse; quelques uns souffraient à d'autres parties, entre les épaules, à la poitrine, sous les côtes; plusieurs étaient tourmentés par une strangurie pénible. Du reste, ils conservaient l'usage de leurs facultés mentales, ne se sentaient pas très affaiblis, pouvaient aisément se remuer, se soulever, parler à voix haute; le pouls était chétif et mou, souvent inégal, sans néanmoins être considérablement abattu; et ce n'était que peu de temps avant la mort qu'il devenait petit et très accéléré, quoique dans les exacerbations la peau fût communément sèche et brûlante. On peut dire qu'il y avait généralement, dans cette maladie, une grande tendance à la sueur. Cette excrétion présentait une odeur très nauséeuse, et en même temps aigrelette; la plupart de ces fiévreux étaient dévorés par une soif ardente, et leur langue était tantôt sèche, tantôt humide; les yeux étaient troubles, et larmoyans; la teinte du visage était jaunâtre chez le plus grand nombre; l'éruption était fréquemment précédée de crampes violentes à la poitrine; la plupart avaient une constipation opiniâtre; l'urine offrait une couleur rouge foncé; dans des cas très graves, elle était incolore et limpide comme l'eau commune. On observa souvent des saignemens de nez qui ne furent pas d'un mauvais présage. Lorsque la maladie devait se terminer par la guérison, les fonctions de l'estomac et du canal intestinal se rétablissaient, et, à la suite de quelques sueurs critiques, la fièvre s'arrêtait.

L'exanthême consistait en petits boutons rouges, de la grosseur d'une tête d'épingle, dont la pointe offrait bientôt une teinte blanche laiteuse ou diaphane; d'autres fois c'étaient de grandes taches qui d'abord ne s'élevaient pas au dessus du niveau du tégument, mais qui formaient ensuite de petites vésicules, dont, au reste, la forme et le caractère présentaient de nombreuses modifications. Plusieurs en étaient tellement couverts, que toute la surface de leur corps était d'un rouge flamboyant. Ces petits boutons ne devenaient pas livides, même dans les cas graves; tantôt ils ne se montraient que sur des parties isolées, tantôt, mais beaucoup plus rarement, ils ne se montraient pas du tout. Quelquefois l'exanthême était, de tous les symptômes, celui qui se manifestait le premier; d'autres fois il n'avait lieu que le second ou le troisième jour. Tantôt les éruptions s'effectuaient simultanément, tantôt successivement; mais, qu'elles fussent abondantes ou peu considérables, cette circonstance n'influait en rien sur leur issue, heureuse ou fatale; l'exanthême persistait plusieurs jours dans sa forme, ensuite il se desséchait en formant de petites écailles, et parfois aussi on voyait paraître une éruption consécutive. La nécroscopie fit voir une sorte de décomposition putride dans presque tous les cadavres; il s'y formait des crevasses; une odeur très fétide s'en exhalait; une grande quantité de sang corrompu distillait des narines; la peau de ces cadavres était couverte de taches, de raies et de vergetures livides.

Il y eut une éruption qu'on pouvait appeler d'un second degré; elle s'annonçait aussi par la tension de l'épigastre, la céphalalgie, la tendance à la sueur, quelquefois par des nausées et le vomissement, auxquels l'émétique apportait un prompt soulagement. Dans les exacerbations, il y avait peu ou point d'oppression; le pouls était plein et mou; l'éruption se montrait du second au troisième jour, et la maladie se terminait communément au huitième. Le pourpre du troisième degré était presque sans fièvre; les malades éprouvaient seulement un peu de lassitude, qui ne les obligeait point à se coucher, et ne leur enlevait pas l'appétit; mais l'éruption pourprée les empêchait de s'exposer à l'air atmosphérique, dont l'action leur causait de l'angoisse. Souvent l'éruption durait long-temps, et reparaissait après s'être desséchée, etc. Enfin, le pourpre du quatrième degré, le plus léger de tous, se manifestait par un vertige subit, une faible syncope, un peu d'oppression, et quelquefois même le vomissement. La nuit suivante, ou aussitôt après avoir pris un émétique, il se manifestait une sueur qui devenait abondante, et soulageait le malade. L'exanthême était peu considérable, et parfois, pour ainsi dire, imperceptible. On dit que l'invasion de ce faible degré de miliaire n'était dû qu'à la frayeur.

ÉTIOLOGIE.

Pour bien approfondir l'étiologie de l'exanthême miliaire, il faudrait avoir peut-être plus de notions que nous n'en possédons sur le mécanisme secret de sa formation. J'ai déja dit quelque part, à ce que je crois, que, dans la roséole, la nature préludait en quelque sorte à la rougeole; mais ne peut-on pas avancer avec autant de raison que, dans la scarlatine, elle apprend à faire la miliaire. En effet, que de traits de ressemblance ces deux maladies n'ont-elles pas ? Cependant elles diffèrent sous plusieurs points de vue. En général, celle-ci est beaucoup plus liée à l'état phlegmasique des organes intérieurs ; de plus, la sueur abondante qui l'accompagne est plus aigre, plus fétide; il faut ajouter plus mordicante. Un caractère particulier qui la sépare, d'ailleurs, d'avec la scarlatine, c'est que son éruption n'a pas d'époque fixe ; car, si dans certains cas on la voit survenir le troisième jour, souvent aussi elle ne paraît que le treizième ou le quatorzième. Ajoutons que la fièvre qui la suscite est beaucoup plus rarement inflammatoire.

Il est toutefois probable qu'il y a ici, comme dans la scarlatine, un trouble extraordinaire dans le système des voies exhalantes. Sans doute un miasme impur, charrié par l'air, est reçu par le sang, et y détermine une fermentation morbide; mais il ne faut rien avancer de douteux sur le degré de virulence de ce miasme ; car les circonstances qui peuvent favoriser son développement nous sont peu connues. Ce qu'il y a de démontré, c'est que l'air joue un des premiers rôles dans la production de l'élément de la maladie miliaire. « Rien ne se fait sans l'air, dit Hippocrate, avec sa philosophie presque divine ; cet élément est partout; il est le théâtre de tous les grands phénomènes qui agitent l'existence animée; il traverse tout, et tout le traverse; tout ce qui existe reçoit son action. » Mais, de toutes les constitutions de l'air, la plus favorable à l'exanthême dont il s'agit, est, selon la juste remarque de Baraillon, la constitution froide et humide.

En général, c'est le voisinage des marécages qui fait naître la miliaire. Feu Gastellier, qui a longtemps observé cette maladie, remarque très bien que la petite ville de Montargis, où il pratiquait son art, est située au confluent de deux rivières; que ses murs sont baignés par les eaux d'un canal, etc. Il signale plusieurs autres inconvéniens de ce genre, qui influent presque toujours sur l'apparition de ce funeste exanthême. Kreysig attribue pareillement les causes de l'épidémie qu'il a observée à Wittenberg, aux exhalaisons fournies par des fossés : il représente cette cité comme étant située dans un fond entouré de remparts; des mares croupissantes se trouvent à peu de distance; un canal qui se remplit et se dessèche tour à tour, vient jusqu'auprès de ses portes : heureusement cette influence est neutralisée par l'Elbe. Le voisinage des grands fleuves et des torrens est aussi salutaire que celui des marais est dangereux.

La miliaire arrive après les inondations; on est sûr de la rencontrer dans les lieux où il y a de gros étangs, des prairies diversement arrosées, et, pour ainsi dire, submergées. Quand l'eau est corrompue et peu aérée, quand les fruits sont verts, aigres, ou d'une qualité défectueuse, quand le pain est fait avec du mauvais blé, on doit s'attendre à un pareil fléau; ajoutez à ces causes locales la colère, les chagrins, les peines de l'ame, les privations, la misère, etc. On observe que les individus qui sont le plus sujets à l'exanthème miliaire sont ceux qui mangent ou boivent sans modération, qui prennent des alimens trop succulens. Les femmes qui sont très sanguines, et qui négligent de se faire saigner pendant la grossesse; celles qui ne font aucun exercice pour favoriser l'acte de la transpiration, qui sont constamment renfermées dans leurs appartemens, qui refusent de se vêtir pendant l'hiver, pour suivre le caprice de la mode; celles qui prolongent leurs veillés dans l'air des salons, qui jouent aux cartes, et qui, loin de se délasser, se fatiguent, au contraire, dans ces sortes d'amusemens; celles qui prennent beaucoup de thé et de café, qui font abus des épiceries, des ragoûts, etc., se prédisposent certainement aux atteintes de cette dangereuse affection.

La miliaire est-elle contagieuse? Voilà, certes, un sujet de contestation et de contradiction pour les pathologistes: elle le devient quand les maladies auxquelles elle se trouve liée sont susceptibles de se transmettre par cette voie, quand elle sert de cortége au typhus ou aux maladies pestilentielles; mais elle ne saurait l'être quand elle se montre sous l'aspect des catarrhes, sous le masque des pleurésies ou des pneumonies, avec la phlegmasie de l'estomac ou des intestins, avec des accidens épileptiques ou hystériques, etc. Kreysig est pareillement du nombre de ceux qui ne regardent pas le pourpre comme essentiellement contagieux. En effet, dans l'épidémie qu'il eut occasion d'observer, les médecins qui assistaient les malades n'en furent pas plus attaqués que les autres; ceux qui veillaient les cadavres, et ceux qui les portaient en terre, en furent généralement exempts. L'épidémie cessa aussitôt que le froid devint vif et continu; elle frappa de préférence quelques membres d'une famille, en épargnant les autres; elle sévit surtout parmi les classes les plus élevées de la société, tandis que le peuple, qui est d'ordinaire si susceptible de recevoir les miasmes contagieux, fut assez généralement épargné.

CURATION.

En général, quand la miliaire est bénigne, il vaut mieux prescrire un régime diététique, et ne pas prodiguer les remèdes; l'exanthême suit sa marche et guérit avec peu de secours. Mieux vaut une médecine sagement expectante qu'une médecine intempestive. Pour tempérer la soif et calmer les irritations gastriques, on donne des boissons orgées, des limonades, des tisanes délayantes et mucilagineuses, des bouillons de veau, de poulet, etc. On évite les stimulans et les sudorifiques trop actifs. Les doux laxatifs peuvent convenir sur la fin de la maladie; s'il se manifeste de la constipation, on peut user alors d'une légère décoction de pulpe de tamarins, employer des eaux salines, insister sur les lavemens. De Haën dit que le pourpre est un effort imparfait de la nature, et qu'il y aurait des symptômes moins fâcheux, si le médecin se bornait à seconder cet effort.

Salzmann recommande judicieusement une extrême circonspection dans l'emploi de la saignée; cependant il admet encore trop de motifs de la mettre en usage. Il croit, par exemple, qu'on doit y recourir quand le sang manifeste une tendance à la coagulation : mais cette tendance n'est-elle pas chimérique ? et, si elle existe, comment la reconnaître ? Disons plutôt qu'en général l'exanthême miliaire introduit tant de faiblesse chez les individus qu'elle attaque, que les déplétions opérées dans le système de la circulation sont presque toujours préjudiciables. N'oublions pas néanmoins cet axiome d'Allioni : *Si erysipelas morbum inchoet, generosè mittendus sanguis est; præcipuè si caput obsideat. Vix credibili quantùs fiat tunc sanguinis impetus. Eo in casu plerumque repetit ex naribus hæmorrhagia cum ægri utilitate.*

Wilson estime qu'il faut absolument traiter la miliaire comme une affection symptomatique. Lorsque, dit-il, dans une fièvre continue, dont la faiblesse est un des caractères, on voit paraître des sueurs qui aggravent les symptômes bien loin de procurer du soulagement, il est avantageux de les modérer, et même de les supprimer; car, si on les favorise, il n'est pas rare de les voir déterminer de l'anxiété, de l'oppression, et devenir les précurseurs de la miliaire. Dans la plupart des cas, le meilleur moyen de tarir ces sueurs accablantes, est l'application du froid; mais ce moyen exige des précautions dans son emploi : il convient tout au plus quand la fièvre est accompagnée d'une chaleur considérable et permanente; dans un cas contraire, il exige la plus grande réserve; car alors la sueur est déterminée par la faiblesse. On la modère en donnant du ton au système par l'administration du vin et du quinquina. Le musc est souvent employe avec quelque succès pour calmer l'état convulsif et dissiper les crampes de la poitrine; le camphre est utile à peu près dans les mêmes circonstances. Quelques auteurs témoignent une prédilection marquée pour l'hydrochlorate de mercure; mais on retire plus d'avantage de l'opium, s'il est administré avec prudence et habileté. Il y aurait beaucoup à dire sur ce qui convient à la miliaire scorbutique. Ici, les végétaux amers sont généralement indiqués.

Les épispastiques, les rubéfians, les ventouses, etc., peuvent prévenir les rétrocessions, qui sont souvent funestes. Les fomentations chaudes et émollientes doivent être employées contre les douleurs fixes, et qu'on cherche à tempérer. C'est surtout chez les nouvelles accouchées que ces différens moyens peuvent être utilement appropriés; car ici la miliaire cesse d'être une maladie essentielle. Le régime diététique doit particulièrement être sévère. Baraillon fait remarquer que, de toutes les fièvres aiguës, la miliaire est peut-être celle où l'appétit se fait le plus sentir. Tant de malades, dit-il, ont été victimes pour avoir trop mangé, qu'on ne saurait trop les surveiller sur ce point. Au surplus, les règles de traitement, pour un pareil exanthême sont très variables : la maladie change si souvent de forme et de physionomie, que les auteurs sont en discussion continuelle à cet égard; chacun d'eux disserte à sa guise sur l'action des remèdes : les uns veulent les stimulans ou les diaphorétiques, les autres préfèrent les purgatifs; plusieurs donnent la priorité aux diurétiques, etc.

Quand la maladie tient une marche régulière, et qu'elle est d'un caractère bénin, quand surtout on n'entrave pas sa marche par une polypharmacie superflue, elle se termine régulièrement en un ou deux septénaires; dans le cas contraire, elle ne disparaît souvent que pour faire place à des affections plus graves, avec lesquelles elle se trouve avoir de l'analogie. Je dirai plus : quand les malades échappent à un si grand mal, il est certainement douteux si c'est l'art qui les a sauvés, ou si ce n'est pas la nature seule qui les a défendus. On ignore même si ce ne sont point les remèdes qui ont retardé la guérison, ou même si, en l'opérant effectivement, ce n'est point par quelque rapport fortuit ou accidentel entre leur énergie et la disposition du sujet, de sorte que, dans tout autre cas semblable, ils eussent été plus dangereux qu'utiles.

FIN DU DEUXIÈME GROUPE.

TROISIÈME GROUPE.

DERMATOSES TEIGNEUSES.

Il y a certainement quelque affinité entre les dermatoses teigneuses et les dermatoses exanthémateuses : on y voit les mêmes intentions d'une nature prévoyante pour les besoins de l'organisme. Il est donc convenable que ces deux groupes se suivent et demeurent contigus dans le système général que j'ai établi. Considérant toujours les maladies d'après le lien analogique qui les unit, je passe à l'examen d'une nouvelle série de faits qui intéressent spécialement l'économie du premier âge. Les rapports de ces éruptions avec l'époque où elles se développent, constituent des lois physiologiques qui nous guideront dans leur traitement.

Rien, d'ailleurs, n'est plus rationnel que de rapprocher dans une classification toutes ces excrétions morbides, tous ces actes éliminateurs qui s'effectuent dans la première enfance, toutes ces éruptions qui se dirigent d'une manière constante vers la tête, selon la tendance et les impulsions de la force qui préside au développement du corps humain. Rien n'est plus utile que de réunir, par la méthode naturelle, ce qu'on a voulu séparer, de nos jours, par un procédé purement artificiel.

Indépendamment de certaines affinités qui les lient, cette manière de les disposer est certainement plus commode pour un enseignement clinique, puisque, dérivant des mêmes causes, elles sont universellement combattues par des moyens analogues.

On est donc d'accord pour comprendre dans le même groupe plusieurs maladies qui offrent, à la vérité, des différences notables, mais dont le but physiologique est pourtant le même, puisque toutes se rattachent aux efforts organiques que la nature exécute dans les premiers temps de la vie. Quel inconvénient peut-il y avoir à rassembler ainsi toutes ces éruptions plus ou moins morbides, qui ont pour siége spécial le cuir chevelu, qui ont leur temps déterminé d'apparition et leur période d'effervescence ?

Personne n'ignore que ces éruptions sont indiquées, dans les livres de l'art, sous le titre collectif de *teignes*, sans doute à cause de leur extrême opiniâtreté. En effet, de toutes les phlegmasies chroniques qui se déploient sur l'appareil tégumentaire, il en est peu dont le caractère soit aussi rebelle; car leur persistance est, pour ainsi dire, passée en proverbe. On assure aussi que les premiers maîtres de l'art, qui établissaient leurs dénominations d'après les analogies ou les ressemblances les plus grossières, n'avaient adopté le mot *tinea* que parce qu'il rappelle les destructions que certains vers opèrent dans le tissu des étoffes.

Les teignes figurent aujourd'hui parmi les maladies les plus sordides de l'espèce humaine : quelques hommes attachent même des idées d'opprobre à ces dégoûtantes infirmités ; ils vont jusqu'à penser que rien n'est plus urgent que de reléguer et de mettre à part les enfans qui en sont atteints, en les éloignant de nos ateliers et de nos écoles, dans la crainte où l'on est qu'ils peuvent propager ce funeste fléau ; d'autres, au contraire, regardent ces hideuses affections comme une garantie précieuse pour leur avenir ; ils sont d'avis qu'elles peuvent affranchir l'économie d'une multitude d'accidens qui ne manqueraient pas d'avoir lieu dans un âge plus avancé. *Prodest porrigo capitis* est un axiome généralement reçu par tous les médecins anciens, aussi bien que par les modernes. Cette opinion était jadis tellement accréditée, qu'Ambroise Paré, le père de la chirurgie française, ne voulait pas qu'on songeât à guérir la teigne ; il l'envisageait comme un tribut de l'enfance, comme un phénomène purificateur, ou plutôt comme un résidu excrémentitiel, dont la sortie soulage l'organisation.

Il est vrai que, dans ces excrétions morbides, la nature se propose toujours un but utile ; elle ne peut, sans doute, l'atteindre que par un enchaînement d'actes nécessaires, parmi lesquels il s'en trouve dont les effets sont difficiles à supporter ; mais il n'en est pas moins prouvé que tous ces mouvemens, quoique si souvent mal ordonnés, tendent constamment à la même fin : telle est du moins l'idée qui se présente à notre méditation, quand nous remontons jusqu'au principe qui organise et développe ces sortes de maladies.

Il n'en est pas, certainement, de ces dermatoses comme de beaucoup d'autres, qui se perpétuent sur le corps vivant, si on néglige de les combattre par des moyens appropriés à leur gravité. Il y a, je le répète, une intention physiologique dans tous ces phénomènes critiques de l'organisation. La nature, qui les provoque, pour arriver à des résultats salutaires, les fait disparaître à la puberté, alors même que l'art n'y apporte aucun secours. Toutefois, nous paraît-il essentiel d'arrêter le cours de ces accidens morbides, pour éviter tout détriment ultérieur que pourrait déterminer leur influence trop prolongée sur l'économie animale.

Les diverses teignes ont des phénomènes communs, qui, considérés d'une manière générale, doivent les rattacher au même groupe, dans la grande famille des dermatoses; tels sont: l'irritation plus ou moins vive du cuir chevelu, son état hyperhémique, le prurit, une sorte de douleur tensive et plus ou moins prononcée, selon qu'elles pénètrent plus avant dans l'épaisseur du derme; elles s'en rapprochent, en outre, par l'excessive fétidité des produits morbides qui en sont la suite nécessaire. Toutes ces maladies, plus ou moins analogues, entravent, d'ailleurs, les mêmes fonctions, et portent le même trouble dans les sécrétions cutanées.

Si on examine avec attention le cuir chevelu, on y aperçoit souvent tout l'appareil de l'inflammation pustulaire; dans d'autres cas, on croit voir les conduits de plusieurs follicules glanduleux, d'où s'échappe lentement une humeur visqueuse et roussâtre. Les cheveux sont inondés de cette matière impure, qui les agglutine les uns aux autres, en se coagulant par l'action de l'air. Les flots épais de cette humeur visqueuse, qui coule d'une source abondante, et qui ressemble quelquefois à de la résine fondue, se succèdent et se chassent, pour ainsi dire, réciproquement; de là cet amas de croûtes qui forment, par leur réunion, un horrible couvercle sur le siége de l'irritation; sous ce couvercle réside une sanie putride dont l'âcreté finit par attaquer la peau sous-jacente, par consumer le tissu muqueux et déraciner les cheveux jusque dans leurs bulbes.

C'est surtout lorsqu'on a long-temps négligé les moyens applicables à la curation des teignes, que ces maladies acquièrent plus d'intensité, et qu'on voit se former des abcès plus ou moins profonds dans le cuir chevelu, au cou, derrière les oreilles; c'est alors que la turgescence inflammatoire de la peau donne lieu à des tumeurs circonscrites, pisiformes ou coniques, assez dures à leur base, ayant leur sommet mou et blanchâtre, lequel contient une humeur jaune et flavescente qui jaillit et se répand avec une fétidité particulière, soit qu'on lui donne issue par le secours de l'instrument tranchant, soit que les tumeurs ramollies se rompent spontanément, après qu'on a provoqué leur suppuration par des cataplasmes.

Les premières éruptions teigneuses attaquent les enfans pendant la durée de la lactation, quand ils sont confiés à de mauvaises nourrices, et qu'ils prennent de mauvais alimens : c'est alors que surviennent les achores prurigineux. Plus tard, ce sont des teignes plus invétéréés ; les produits morbides sont alors moins albumineux ; ils ont plus de ténacité et d'alcalescence. Celles-ci n'exercent leurs ravages que jusqu'au premier septénaire ; quelquefois pourtant elles vont au delà de ce terme. Nous avons vu le favus se déclarer chez les vieillards. La porrigine amiantacée est surtout familière aux adultes.

Quand on réfléchit sur les phénomènes qui accompagnent les dermatoses teigneuses, on voit qu'ils peuvent s'expliquer facilement par les lois naturelles de la vie. Qui ne sait point que la nature a spécialement réservé le temps de l'enfance au perfectionnement de la tête ? Pour arriver à son but, elle y entretient, par conséquent, le foyer d'une élaboration plus active ; le sang circule avec plus de célérité dans l'appareil vasculaire du cerveau, et il paraît s'y faire un plus grand afflux d'humeurs et de sucs nutritifs. Il n'est donc pas étonnant qu'à cet âge, le cuir chevelu soit plus susceptible d'irritation et de phlogose. Comme l'arbrisseau qui végète, à cette époque de la vie l'enfant se distingue par la surabondance des sucs muqueux; toutes ses forces réparatrices s'exercent avec vigueur; elles expulsent au dehors les produits inutiles au perfectionnement du corps. A cet âge, tous les efforts excentriques, tous les mouvemens d'expansion sont éminemment conservateurs.

Peut-être aussi que l'excitation intellectuelle concourt pour quelque chose à augmenter l'action vitale de l'appareil cérébral. C'est à cette même époque que les sens de la vue, de l'ouïe, de l'odorat, sont diversement exercés; que l'attention se dirige et s'applique; que le jugement se forme, que la mémoire s'enrichit et s'éclaire. Il n'est donc pas surprenant que cette partie de l'organisation soit alors plus sujette que d'autres aux affections morbides, et qu'alors, par conséquent, les altérations du cuir chevelu se montrent plus fréquentes. C'est encore cette extrême susceptibilité dans l'enfance qui donne lieu à l'hydrocéphale, à la fièvre cérébrale, à l'érysipèle et à d'autres maladies qui ont la même direction.

Stahl recommandait toujours à ses disciples de s'occuper des maladies des âges; car chaque période de la vie a ses fonctions comme chaque organe. La fonction suprême de l'enfance est de croître et de se perfectionner. L'homme n'est que commencé quand il arrive à la lumière; il n'est qu'ébauché dans ses formes; la nature et la société l'attendent pour le continuer et le terminer progressivement au milieu des contre-temps et des obstacles. La médecine du premier âge est, par conséquent, du plus grand intérêt ; tout captive la curiosité dans cette recherche. C'est en étudiant les ressorts les plus délicats d'une organisation naissante qu'on peut arriver plus tard à une idée complète de ce qui l'affecte. Que dirait-on d'un naturaliste qui n'aurait voulu connaître qu'une seule époque de la vie des êtres ? Combien de maladies propres à la vieillesse tiennent, d'ailleurs, à une enfance qui a été mal dirigée ?

On est surtout appelé à méditer sur cet intéressant sujet, quand on songe à ces hideuses éruptions, à ces teignes rebelles qui viennent attaquer l'homme à l'entrée de la vie. On ne saurait assez dire combien il en coûte à l'humanité pour qu'un enfant devienne adolescent ou adulte. Il est à peine né, que l'existence devient pour lui un combat. A le prendre même au sortir du sein de la mère, que de soins bien éclairés, que de précautions ne faut-il pas pour mettre debout et en équilibre cette frêle machine destinée à la souffrance et à la mort ! La plupart des hommes arrivent, d'ailleurs, dans le monde avec des souillures originelles ; mille infirmités les accompagnent : *semper calcanda via lethi.* C'est alors surtout que la médecine prophylactique peut devenir une science utile et tout-à-fait secourable ; c'est alors qu'elle peut corriger les dispositions primitives de l'organisation, et restituer à des générations entières leur avenir.

On s'étonne véritablement de voir les maladies du cuir chevelu livrées, dans quelques lieux, à l'aveugle empirisme des médicastres; on gémit de voir ainsi négliger par le plus grand nombre des élèves cette portion si importante de l'art de guérir. Tout est néanmoins précieux à savoir et à connaître, en pathologie comme en thérapeutique. Que ceux qui dédaignent cette belle étude sachent qu'il y a autant de problèmes à résoudre, autant de vérités utiles à recueillir dans un achore, dans un porrigo, dans un favus, que dans les fièvres les plus larvées, que dans les inflammations les plus insidieuses! Ajoutons qu'il est impossible de négliger un fait dans la grande science médicinale sans s'exposer à méconnaître cent autres faits qui s'y rapportent. Que de choses se rattachent donc à cette branche nouvelle de nos connaissances!

Un grand défaut dans les études des anciens, c'est d'avoir considéré toutes les teignes sous le même aspect; c'est de n'avoir pas remarqué qu'elles constituaient des genres essentiellement différens; qu'elles siégeaient à divers degrés de profondeur dans le cuir chevelu; qu'on ne saurait les confondre et les combattre par le même traitement; je dirai plus: parmi ces teignes, il en est qui sont essentiellement actives. Il en est de passives, si je puis m'exprimer ainsi; il en est que la nature produit pour des fins salutaires; mais il en est d'autres qui tendent à une dégradation inévitable. A mesure qu'on les analyse, on voit que les genres se séparent de plus en plus, et qu'ils se caractérisent par des attributs particuliers.

Cette étude est surtout essentielle à recommander, puisque les diverses teignes attaquent, de nos jours, une très grande partie de la population. J'avais souvent cherché, dans l'intérieur de l'hôpital Saint-Louis, à déterminer le nombre relatif des différentes espèces : M. le docteur Gallot, mon ancien élève, m'avait aidé dans ce calcul approximatif. Le *favus vulgaris* est certainement l'espèce qui s'offre le plus ordinairement à l'observation; le *favus scutiformis* est assez rare; le *porrigo granulata* fait à peu près la dixième partie des faits que nous avions eu occasion de rassembler; le *porrigo furfuracea* se rencontre moins fréquemment, ce qui provient, sans doute, de ce que cette espèce, moins incommode, ne contraint guère les malades à venir réclamer les secours gratuits. Je suis d'autant plus fondé à le présumer, qu'ayant eu occasion de visiter des ateliers où travaillaient des enfans, j'en trouvai un nombre considérable qui en étaient affectés. Je ne dis rien du *porrigo amiantacea* et du *porrigo tonsoria*, qui ne se montrent que par intervalles. Pour ce qui est des *achores*, ils abondent à l'excès dans les villes; mais comme ce genre d'affection survient dans les premières années de la naissance, les mères et les nourrices ne se séparent guère de leurs enfans.

Au surplus, ces différentes proportions ont été

nouvellement établies par MM. les frères Mahon, chargés, depuis nombre d'années, du pansement des teigneux dans les hospices et établissemens de bienfaisance. Au temps où nous écrivons, ils ont déja prêté leur ministère à plus de trente-neuf mille malades, et conservé soigneusement les noms des individus, et l'espèce d'éruption dont ils étaient atteints. D'après leurs calculs, dont on peut garantir l'exactitude, sur cent teignes, on en trouve au moins soixante-quinze faveuses, onze granulées, sept muqueuses, six furfuracées; deux ou trois amiantacées ou tonsurantes sur mille. M. le docteur Fautrel, praticien aussi laborieux que modeste, pourrait, du reste, révéler des faits importans, et fournir des renseignemens précieux sur ce genre de maladie, si souvent soumis à son observation.

Sommes-nous bien fixés sur le siége qu'occupe chaque genre appartenant à ce groupe de dermatoses? Voici ce qui paraît constaté par toutes les observations actuelles: l'*achor mucifluus* établit manifestement son irritation dans le corps muqueux du tégument; la matière pigmentaire se mêle aux produits de cette excrétion, et les colore d'un jaune doré; le *porrigo granulata* exerce plus particulièrement son action sur les capillaires sanguins cutanés. D'après Vauquelin, cette excrétion offre la gélatine en plus grande proportion que l'albumine. La dépuration dont cette teigne est l'objet appartient à une époque plus tardive de la vie; c'est la différence des sucs nutritifs qui constitue la différence des produits teigneux. Le *porrigo furfuracea* nous paraît essentiellement tenir à une irritation spéciale du corps papillaire, qui soulève l'épiderme en écailles furfuriformes ; M. Mahon croit que c'est la couche albide superficielle de la peau qui est particulièrement enflammée. La nature a également, dans cette teigne, un but particulier, qui est de chasser un résidu excrémentitiel. Quant au *porrigo amiantacea*, il agit probablement sur le sac membraneux, où se trouvent implantés les bulbes des cheveux ; on sait que ce sac leur sert de capsule avant qu'ils se développent. Le *porrigo tonsoria* ou *porrigo decalvans* de Willan, paraît certainement tenir à l'interception des sucs particuliers qui viennent alimenter les cystes pilifères.

Pour ce qui est du favus, qui constitue un genre tout-à-fait à part, il y a long-temps que les pathologistes ont indiqué son siége dans les follicules sébifères de la peau ; c'est dans ces follicules que se manifeste d'abord l'irritation morbide d'où résultent ses surprenans phénomènes. Cette maladie ne pustule point, comme nous l'avons démontré souvent à nos élèves ; rien n'est même plus facile que de surprendre le mécanisme de sa formation. C'est une simple incrustation déprimée dans son centre, et qui prend justement la forme des canalicules béans d'où filtre l'humeur sébacée. Si on enlève artificiellement cette incrustation, que trouve-t-on ? une cavité assez profonde où viennent aboutir des bourgeons sanguins. C'est le long des surfaces latérales de cette cavité qu'a eu lieu la concrétion albumineuse, et de couleur jaunâtre, qui se pulvérise aisément sous les doigts. Cette disposition laisse toujours un vide dans son milieu, d'où nécessairement dérive une configuration alvéolée, configuration qui est constante quand les opérations de la nature ne sont pas troublées.

Ces diverses recherches sur le siége primitif des dermatoses teigneuses pourront singulièrement contribuer à perfectionner leur traitement. On suit mieux, de nos jours, toutes les indications médicinales. Jadis, quand les teignes étaient confondues, et que, sans tenir aucun compte de leurs différences, on les soumettait d'une manière empirique au traitement barbare de la *calotte*, on donnait lieu souvent à des métastases irréparables. Quelques guérisons s'obtenaient à peine au milieu des tortures et des supplices. Graces aux progrès de l'art, les cures s'effectuent aujourd'hui, et en très grand nombre, sans commotion ni déchirement. On n'attriste plus l'enfance de tant d'êtres qui sont plutôt nés pour des impressions douces et agréables.

Occupons-nous maintenant d'une maladie qui se rattache naturellement au groupe dont nous traitons. La méthode des rapports, celle que nous suivons dans cet ouvrage, a cet avantage particulier sur les autres, qu'elle peut étendre tous les points de vue, qu'elle montre les phénomènes de plus haut, qu'elle sépare ce qui doit être séparé, qu'elle rapproche ce qui doit être rapproché. Le groupe des dermatoses teigneuses s'est donc agrandi par cette méthode : pour peu que l'étude des affinités morbides soit familière aux élèves, ils comprendront sans peine qu'il est impossible de ne point placer dans ce groupe le *trichoma* ou teigne endémique des Polonais. La conviction augmente quand on songe que cette maladie doit à peu près son développement aux mêmes causes déterminantes que le *porrigo* et le *favus*. Il y a ici identité dans les altérations fonctionnelles du système pileux, identité dans les lésions des couches vasculaires et nerveuses du tégument épicranien. Le trichoma est très probablement le résultat d'une phlegmasie qui s'établit pour opérer des crises importantes dans les bulbes des poils et des cheveux.

Ce qui m'a particulièrement déterminé à placer le trichoma dans le groupe des dermatoses teigneuses, ce sont des faits d'après lesquels il conste que si, dans les cas ordinaires, la sensibilité du système pileux est tout-à-fait obscure et latente, il est d'autres cas où elle s'exalte de la manière la moins équivoque pour l'observateur attentif. Une femme, âgée de cinquante ans, fut présentée naguère à ma clinique, avec des cheveux dont les racines, d'après son rapport, étaient profondément douloureuses. Cette infortunée souffrait à un tel point dans la tête, qu'il lui était impossible de l'appuyer sur des oreillers. Ses cheveux, soigneusement examinés, se hérissaient, s'entortillaient par l'effet de la transsudation insolite d'une matière visqueuse, fétide et roussâtre. On essaya d'en opérer la section, ce qu'on ne put exécuter sans provoquer d'énormes cuissons dans les bulbes. Les yeux de la malade étaient comme voilés par un nuage. La fièvre commençait vers midi, et augmentait jusqu'au soir; c'est alors que toutes les situations devenaient insupportables. Cette femme ne pouvait ni coudre ni vaquer au moindre ouvrage; les symptômes qu'elle éprouvait semblaient correspondre avec les entrailles. J'avais déja vu cette même affection sur la tête d'un homme des environs de Varsovie, qui avait pris son domicile en France, et dont la chevelure, impliquée par longues mèches de la manière la plus hideuse, rappelait les serpens de la tête de Méduse (*plica caput Medusæ*). Je reviendrai sur ce fait quand je donnerai la description du trichoma (*genre IV*).

Les cheveux jouent certainement un rôle plus étendu qu'on ne le croit communément dans le système de l'organisation. Ce n'est pas sans fondement que M. Lanoix a disserté sur le danger que l'on court à les couper dans la convalescence des maladies aiguës. Le célèbre praticien, feu le docteur Bourrū, homme aussi spirituel que savant, composa jadis une Thèse où il agitait cette question : *An pili plantæ?* Oui, sans doute, ce sont des plantes, mais des plantes qui germent dans le système sensible. L'illustre Ruysch les considérait comme les efflorescences de l'arbre névrologique; ce qui explique très bien la vive douleur qui résulte des tiraillemens exercés sur le système pileux. Je dirai plus : malgré la petitesse et l'exiguïté de ces canaux si déliés, l'analogie nous conduit à penser qu'ils sont une prolongation et un composé de toutes les parties qui constituent la peau. Ils ont une couche pour la circulation, une couche pour la nutrition, une couche pour l'absorption et l'excrétion, une couche pour la coloration, une couche pour l'innervation. Toutes les maladies du cuir chevelu se lient donc plus ou moins aux dermatoses teigneuses, et cette portion du tégument mériterait qu'on fît son histoire à part ; car sa structure particulière est susceptible d'éprouver les altérations les plus graves.

Quand les affections du cuir chevelu sont mal traitées, elles ont des suites fâcheuses pour les autres temps de la vie. Une de leurs plus funestes conséquences est la perte des cheveux, cette première parure de l'homme, à laquelle tous les peuples, et particulièrement les Grecs et les Romains, attachaient le plus grand prix. Jules César, fameux par ses grandes connaissances et ses exploits belliqueux, avait éprouvé les achores dans sa plus tendre enfance : son sinciput resta glabre et dépouillé dans l'âge mûr. Profondément affligé des tristes résultats de cette affection, pour laquelle il avait inutilement consulté tous les médecins de son temps, on sait avec quel art et quel stratagème il se plaisait à déguiser sa calvitie prématurée sous une couronne de laurier.

GENRE PREMIER.

ACHORE. — *ACHOR.*

Tinea faciei de Franck ; *porrigo larvalis* de Willan et de Bateman ; *strigmentum capitis*, *crusta lactea volatica*, *crusta lactea infantum* de Plenck ; *ulcus crustosum manans*, *tinea lactea*, *crusta lactea*, *lactumen*, *lactumina*, *melitagra parvulorum* des auteurs ; *bothor lacteus* des Arabes ; *la gourme* en langue vulgaire ; *la rache*, *la rasque* dans quelques départemens ; *la tigne* du Languedoc ; *milk-crust* des Anglais ; *ansprung milchgrind* ou *milchschorf* des Allemands ; *melk korst*, *melk zickte* des Hollandais.

Teigne se manifestant par des incrustations légères, tantôt distinctes et séparées, tantôt réunies par plaques fort étendues, ayant leur siége au cuir chevelu, au pourtour des oreilles, au front, aux tempes, à la face, quelquefois sur toute la périphérie cutanée. Ces incrustations sont le résultat d'un flux abondant de mucosité, qui se dessèche et se convertit en lamelles d'un jaune flavescent.

Le genre achore a deux espèces qu'il est essentiel de bien séparer, et qu'on ne saurait confondre sans inconvénient, attendu que l'une d'entre elles est à peine une maladie :

A. L'achore muqueux (*achor mucifluus*). Je l'ai ainsi nommé, à cause du mucus, qui s'y trouve avec abondance, et qui s'en échappe avec profusion. Il était essentiel de caractériser cette teigne par son phénomène le plus spécial. L'excès de cette excrétion morbide a, de tout temps, frappé les observateurs pathologistes, qui l'ont toujours regardée comme le résultat d'une dépuration devenue nécessaire au premier développement qui s'effectue dans l'organisation humaine.

B. L'achore lactumineux (*achor lactuminosus*). Tout le monde a connaissance de ces écailles ou croûtes lamelleuses qui se manifestent sur le cuir chevelu des enfans à la mamelle ; quelquefois ce n'est qu'une simple membranule, une sorte de crasse qui ressemble au produit condensé de la matière de la transpiration ; elle a ceci de particulier : c'est que son développement n'est jamais précédé d'aucun signe d'inflammation préalable.

Le genre *achor* ne reconnaît absolument que ces deux formes spécifiques ; il est évident que les phénomènes qui se rattachent à chacune d'elles tiennent à l'excès d'une nutrition anormale. La peau se change, en cette circonstance, en un véritable organe excrémentitiel ; la matière rejetée est éminemment muqueuse, *perspiratio maximè mucosa est et indolem ciborum retinet.*

En effet, il y a manifestement ici surabondance de sucs alibiles. La nature chasse constamment au dehors les molécules et les produits inutiles à la réparation du corps. Nous reviendrons sur ce point théorique de la formation des *achores,* qu'un auteur a voulu désigner sous le nom de *melitagra parvulorum*, à cause de sa ressemblance frappante avec ce genre d'affection. Willan l'appelle *porrigo larvalis*, et Franck, *tinea faciei*; mais il est évident que ces deux dénominations sont insuffisantes, puisqu'elles n'expriment qu'un accident fortuit de cette maladie, qui se montre aussi souvent au cuir chevelu qu'au visage. Le titre d'*achor mucifluus*, généralement adopté, convient beaucoup mieux, parce qu'il repose sur un caractère constant et justifié par toutes les descriptions.

TABLEAU GÉNÉRAL DU GENRE

ET DE SES ESPÈCES.

Les anciens ont donné le nom d'*achor* ou d'*achores* à des ulcérations plus ou moins superficielles, qui se manifestent d'ordinaire au cuir chevelu, au front, aux tempes, à la face, aux oreilles, qui, souvent même, peuvent se propager et s'étendre progressivement ou simultanément sur toute la périphérie du tégument. Les anciens désignaient aussi, par ce nom, une sorte de croûte, ou plutôt un amas d'écailles superposées, dont le siége le plus ordinaire est le sinciput, et qui sont le résultat d'une transsudation cutanée. Ils regardaient généralement ces éruptions sordides ou furfurations comme des humeurs *peccantes* dont l'économie animale se délivre. Nous nous abstenons de reproduire ici toutes les théories qu'ils ont émises à ce sujet : nous allons toutefois donner une description rapide des deux formes spécifiques qui se rapportent au genre que nous établissons.

ESPÈCE. *De l'achore muqueux.* Cette teigne légère offre des croûtes jaunes qui se détachent aisément du siége où elles se sont formées; ces croûtes sont le résultat d'une concrétion muqueuse qui enduit et colle les cheveux en masse ou par couches; c'est surtout la nuit, et pendant le sommeil, que ce suintement s'opère. Le matin, les linges dont on couvre la tête des enfans en sont imbibés, et totalement pénétrés.

Quand on examine de plus près le cuir chevelu, on y aperçoit des granulations, tantôt de forme acuminée, tantôt de forme aplatie, qui ne dépassent pas le niveau du tégument; il en est même qui ont la largeur des vésicules : elles sont quelquefois disséminées, mais le plus souvent rapprochées (*confertæ*); il s'en échappe avec abondance une matière poisseuse, jaune, d'une couleur flavescente ou viridescente, qui reste plus ou moins long-temps humide, qui parfois se dessèche avec assez de précipitation, pour adhérer avec une certaine force aux régions du tégument qu'elle recouvre. Plusieurs écoulemens de cette humeur s'opèrent d'une manière successive, d'où il arrive que la première couche formée doit nécessairement croître de plus en plus en volume et en épaisseur. Les croûtes de l'*achor mucifluus* sont, en général, d'une certaine mollesse, et, quand on les touche, elles cèdent facilement sous le doigt qui les comprime.

On se tromperait néanmoins si l'on pensait que le mucus qui flue avec tant d'abondance provient uniquement des éruptions vésiculo-pustuleuses qui se montrent de toutes parts sur la périphérie du cuir chevelu ou ailleurs; car il n'y a rien, dans cette teigne, qui ressemble au levain incubé par l'exanthême varioleux ou morbilleux. L'achore se manifeste indépendamment de tous ces points inflammatoires, qu'on a mal à propos considérés comme des lésions élémentaires de l'éruption, et la nature procède ici tout autrement pour effectuer son mouvement dépuratoire. L'excrétion morbide sort par toutes les voies et prend toutes les directions: *quâ datâ portâ ruit*. Elle s'échappe comme le liquide d'un réservoir où il surabonde; la peau s'agite et se tuméfie comme une pâte molle qui entre en fermentation; elle est d'un rose très prononcé.

L'humeur visqueuse, aussi jaune que l'or, qui agglutine les cheveux, est donc ici le phénomène le plus saillant; elle arrose et baigne parfois toute la surface de la peau. Le visage des enfans est surtout couvert d'un masque hideux qui les défigure à un point extrême, et qui afflige les mères, naturellement si sensibles. Souvent les paupières se boursouflent, et les yeux, presque fermés, peuvent à peine distinguer les objets; les oreilles grossissent, le menton se gonfle, ainsi que les joues. Le sang, qui s'échappe par l'action réitérée des ongles, se mêle au mucus, et imprime une teinte rougeâtre aux incrustations de la face, qui prend dès lors l'aspect d'une chair rôtie, ou celui d'un gâteau sur lequel on aurait passé une couche de caramel. En effet, la peau du visage est parfois comme feuilletée, et comme si elle avait subi l'action du feu. L'humeur qui transsude est quelquefois si abondante, qu'elle jaillit par les fosses nasales, au point que les malades en sont, pour ainsi dire, suffoqués. Ajoutons que l'odeur de cette matière est tellement repoussante et nauséabonde, que les personnes même qui sont le plus accoutumées à soigner les enfans, ne la supportent pas sans une extrême répugnance : *fœtor insignis*.

D'autres accidens surviennent : les ganglions lymphatiques cervicaux peuvent participer à cette irritation générale. Les enfans éprouvent, dans ces parties, une tension qui les gêne, qui les tourmente avec excès, et leur arrache continuellement des larmes ; le flux achoreux subit une prompte dessiccation ; mais, dans d'autres cas, ce flux reparaît, avec toute son abondance. Par la continuité de cette irritation, le cuir chevelu est parfois gercé et atteint de petits abcès flegmoneux, qui donnent issue à une matière purulente, naturellement ou avec le secours de l'art. Ce phénomène a lieu particulièrement à la région postérieure de la tête. C'est surtout lorsqu'un état de phlogose, de chaleur et de rougeur extrême, se manifeste sur le cuir chevelu, au front, le long des joues, et sur toute la face, que les enfans sont en proie à des démangeaisons dont rien ne peut exprimer la violence. Ces démangeaisons redoublent encore quand on découvre les parties affectées, et qu'on les expose à toute l'activité de l'air atmosphérique ; c'est alors que les enfans agitent ardemment leur tête contre leurs épaules : pour peu que leurs mains soient libres, ils s'empressent de se gratter avec une vivacité qui exprime les délices que leur procure cette opération. Je me souviens d'un petit garçon, âgé de cinq ans, qui, craignant d'être grondé par sa mère, se cachait dans des lieux écartés, pour s'abandonner plus long-temps à cette espèce de jouissance.

Le prurit est un des phénomènes les plus remarquables dans beaucoup de maladies. Le besoin que l'enfant a de se gratter n'a d'autre but que de favoriser une dépuration salutaire. Pour mieux assurer son accomplissement, la nature a voulu que cet acte fût accompagné d'un sentiment de plaisir, d'une perception amie, d'une titillation qui chatouille voluptueusement le corps papillaire. On peut appliquer à ce doux ébranlement ce que dit quelque part Sénèque : *Ulcera quædam nocituras manus appetunt et tactu gaudent, et fœdam corporum scabiem delectat quidquid exasperat.*

Tout nous prouve, du reste, que rien n'est plus important que de ne point opposer d'entraves à ce dégorgement salutaire, résultat manifeste du superflu des matériaux que la nature emploie à la nutrition. En effet, si les croûtes se dessèchent, si la source du mucus vient à se tarir, ce qui n'arrive que trop souvent, et presque toujours sans cause apparente, les enfans deviennent mornes, taciturnes, tristes, inquiets, mal portans; ils ne cessent de se plaindre; dans le cas contraire, si ce résidu excrémentitiel coule avec abondance, s'il arrose de toutes parts le cuir chevelu, la joie paraît sur leur visage; les fonctions reprennent leur harmonie.

Dans quelques cas néanmoins, on voit cette teigne faire de tels progrès, et déterminer des accidens si graves, que les enfans tombent dans le dépérissement et la consomption; leurs yeux deviennent concaves; l'amaigrissement gagne le corps et les extrémités; c'est alors que la maladie peut se compliquer d'une éruption aphteuse dans l'intérieur de la bouche, ou de certaines ulcérations non moins dangereuses.

ESPÈCE. *De l'achore lactumineux.* L'achore lactumineux diffère de l'achore muqueux, en ce que, dans aucun cas, on ne saurait le considérer comme une maladie. Cette affection n'est effectivement qu'un composé de petites écailles irrégulières, paléacées, d'une couleur blanche ou roussâtre, superposées, qui adhèrent plus ou moins fortement au cuir chevelu. Souvent ces écailles, humides et accolées les unes aux autres, ne forment qu'une seule croûte qui a reçu le nom de *croûte de lait.* On ne la remarque guère que chez les enfans qui sont encore à la mamelle.

Les enfans conservent cette couche lactumineuse pendant plusieurs mois, souvent pendant la durée de la lactation. Lorsqu'on cherche à la faire tomber, en nettoyant la tête avec le secours d'un corps gras, ou à l'aide d'une légère brosse, elle ne tarde pas à renaître. Cette humeur, qui est d'une consistance caséeuse, exhale une odeur fade, qui se rapproche beaucoup de celle du lait aigri. J'ai remarqué, dans plusieurs circonstances, que cette humeur laiteuse devenait très fétide toutes les fois que les nourrissons éprouvent des accès de colère, ce qui peut arriver fréquemment.

On voit que cette excrétion n'a, pour ainsi dire, rien de morbide; elle n'a d'autre inconvénient que de provoquer quelques démangeaisons; c'est un suintement plus ou moins copieux, sans inflammation, sans pustulation et sans ulcération; c'est une simple furfuration du tégument, par laquelle la nature se dégage : aussi se garde-t-on de la faire disparaître par des topiques répercussifs, et le vulgaire, qui a aussi son expérience, la regarde comme un bienfait.

ÉTIOLOGIE.

Considéré dans son ensemble, le genre *achore* peut singulièrement s'aggraver par des circonstances organiques particulières, par la diathèse scrofuleuse ou syphilitique, par la négligence des soins de propreté, par les erreurs du régime, etc. Les hommes naissent avec une funeste inégalité dans leur construction physique, qui fait varier leurs maladies; ils sont jetés dans le monde avec des dispositions primitives. Les tempéramens lymphatiques sont particulièrement sujets à la teigne muqueuse; et l'on sait, d'ailleurs, combien ces tempéramens prédominent dans la première enfance. Il peut y avoir aussi une constitution héréditaire qui prédispose à l'invasion des achores.

On trouverait bien des causes si l'on dévoilait tous les abus qui se commettent dans la conduite de la vie; car les achores sont nés de la civilisation : les Sauvages n'en sont point atteints; ils n'éprouvent qu'une légère crasse membraneuse qui souille parfois leur cuir chevelu. Les épicuriens de toutes les grandes villes ont singulièrement multiplié ce genre d'affection, en élevant leurs enfans au milieu du luxe et des plaisirs. La plus influente des causes est, sans contredit, celle de la nourriture, principalement la qualité du lait et de la bouillie. En général, on leur prodigue trop souvent les fruits crus, les gâteaux, et autres friandises sucrées. Il est des mères et des nourrices intempérantes qui fournissent un lait trop substantiel, souvent imprégné de quelques qualités nuisibles. La teigne muqueuse attaque surtout les enfans très gras, qui engendrent beaucoup de superfluités.

Les anciens avaient, sur les causes des achores, des idées tout-à-fait analogues aux nôtres; ils pensaient qu'en raison de la voracité des enfans, les sucs alimentaires doivent s'accumuler dans leurs voies digestives; les bouches absorbantes en sont obstruées; la transpiration éprouve nécessairement des obstacles, des interruptions, etc. Le mucus qui s'échappe par les achores ressemble à la gomme du térébinthe ou du prunier : on le voit disparaître dans certains temps pour reparaître dans d'autres; souvent même il s'échappe avec une telle abondance, qu'il épuise les enfans, et les empêche de grandir; mais, par un accroissement plus rapide, on les voit ensuite réparer le temps qui a été perdu. Il y a aussi des connexions frappantes entre ce flux extraordinaire et le phénomène orageux du développement des dents.

L'achore muqueux et l'achore lactumineux ne sont certainement pas contagieux, puisqu'il est impossible de transmettre à autrui les dispositions, ou même les idiosyncrasies qui déterminent leur développement. J'ai vu cependant une fois une croûte ou espèce d'éruption *mélitagreuse*, assez promptement développée, sur l'avant-bras d'une jeune fille qui tenait habituellement, et à nu, la tête d'un enfant achoreux appuyée sur cette partie; ce qui suppose du moins une sorte de malignité dans l'humeur qui s'échappe du cuir chevelu en quelques circonstances.

Œtinger a disserté jadis pour savoir si on pourrait tenter l'inoculation de la teigne muqueuse, par imitation de celle du virus variolique, à l'effet de prévenir, ou même de guérir les enfans de certaines maladies rebelles. L'idée particulière de cet auteur est fondée sur la nécessité générale de cette excrétion dépuratoire vers le cuir chevelu à cette époque de la vie, et sur les avantages qui en résultent pour le maintien de la santé. On prétend même qu'un médecin de la province a très heureusement communiqué cette espèce d'éruption à un enfant de trois ans, pour amoindrir les accidens d'une entérite chronique qui l'entraînait de jour en jour dans un dépérissement extrême. Cet enfant n'avait jamais éprouvé ce qu'on appelle vulgairement la *gourme*. Son médecin crut qu'il était nécessaire de déplacer l'irritation fixée sur les viscères du ventre, afin de la transporter au tégument chevelu. Il trempa, en conséquence, la pointe d'une lancette dans le fluide fourni par la teigne muqueuse, et l'inocula par six piqûres au front du petit malade. Pour mieux assurer le succès de cete expérience, tous les soirs on enveloppait sa tête d'un linge imbibé de la même matière; dix jours après, la face et le front furent couverts de croûtes humides. L'apparition de ces croûtes soulagea, dit-on, cet enfant, qui recouvra ses forces, sa gaieté et son appétit. Voilà, certes, une expérience qui aurait beaucoup d'intérêt, si d'autres faits analogues venaient la confirmer; mais on est loin d'avoir encore apprécié les circonstances qui peuvent favoriser ou faciliter cette transmission salutaire.

CURATION.

Pour guérir avec sûreté l'achore muqueux, il faut exciter dans l'économie animale des impulsions ou mouvemens physiologiques, tout-à-fait analogues à ceux que la nature semble réclamer. Lorsque cette maladie prend de l'intensité, on se borne à modérer l'irritation du tégument en appliquant quelques légers cataplasmes composés avec de la semoule bouillie dans du lait, avec de la farine de riz, avec de la fécule de pommes de terre. On lave la tête avec de l'eau tiède, avec de l'eau d'amidon, quelquefois même avec de l'eau d'Enghien, ou avec de l'eau factice de Barèges. S'il y a tuméfaction et grande irritation dans le tégument, on applique avec succès deux sangsues derrière chaque oreille; on tâche, par intervalles, de procurer un écoulement supplémentaire par l'emploi du taffetas vésicant. On entretient cet émonctoire avec du beurre et de la poirée. Ces procédés sont si connus, que je m'abstiens de les détailler. Il faut accoutumer de bonne heure les enfans aux bains, aux ablutions; il convient que les soins de propreté deviennent, pour eux, le plus pressant des besoins, et qu'ils contractent de bonne heure l'habitude de se plaindre, quand on néglige de les leur prodiguer.

Il advient souvent, pendant la durée des achores, le phénomène qu'on observe sur ces arbrisseaux de l'Arabie, dont l'écorce se brise et se fendille par la redondance des sucs propres dont ils surabondent; le cuir chevelu se gerce et s'ulcère par intervalles. La nature se délivre parfois de cette maladie opiniâtre au milieu des pustulations, des vésications, des abcès, etc., qui exigent les soins de l'art. La sollicitude des parens a fait inventer, en pareil cas, une foule de topiques dont l'emploi réclame la plus grande circonspection. On a conseillé des cataplasmes successivement composés avec les décoctions du *solanum nigrum*, du *conium maculatum*, de l'*atropa-belladona*, de l'*hyosciamus niger*, *etc.*; mais ces applications stupéfiantes ne sont pas sans inconvénient. Je pourrais citer l'exemple d'un enfant qui devint très malade, après qu'on en eut fait usage pour apaiser le prurit qui le dévorait. Faut-il s'étonner si de bonnes femmes, guidées par les lumières de leur instinct, guérissent leurs enfans par le simple usage des émolliens, par de douces fomentations, avec des compresses trempées dans l'eau de guimauve, en couvrant le cuir chevelu avec des vessies préalablement imprégnées d'huile d'olive très fraîche. Cependant, comme cette huile rancit facilement, et qu'elle devient alors irritante, quelques personnes préfèrent le beurre frais, parce qu'il est très propre à amollir les croûtes et à diminuer le prurit. Galien, Ruffus, Rhasès, étaient grands partisans de ces moyens doux.

Nous ne saurions assez le redire : la présence de l'*achor mucifluus* suppose généralement des obstacles survenus dans les excrétions les plus naturelles; l'indication consiste à enlever ces obstacles. Si l'on perd de vue ce but, tout traitement indiscret devient préjudiciable. Une dame de Paris confia sa fille à une nourrice qui habitait la campagne; au bout de quatre mois, une teigne muqueuse envahit à la fois le cuir chevelu, le front et les tempes; les démangeaisons étaient vives et continuelles; le mucus s'écoulait avec tant d'abondance, que les linges dont on couvrait la tête s'en trouvaient soudainement mouillés. L'imprudente nourrice chercha à arrêter cet écoulement, dont elle était alarmée, avec de la fleur de farine très chaude, qu'elle répandit en grande quantité sur le siége du mal, et qu'elle assujétit à l'aide d'un bonnet épais. La petite fille devint pâle, triste, et fut saisie d'une fièvre dévorante qui la fit périr avant qu'on eût pu lui porter le moindre secours. Cet accident en rappelle un autre, dont Thomas Bartholin avait fait mention : il s'agit d'un jeune prince d'Allemagne, atteint d'un achore muqueux, très mal à propos desséché par des topiques. Il mourut par suite de diarrhée et d'atrophie. On trouva dans son crâne plus de huit cuillerées d'un liquide sanguinolent. Nous pourrions citer d'autres exemples : une mère éplorée alla consulter le célèbre Forestus, et lui présenta son enfant, atteint d'une teigne rebelle. Ce judicieux observateur recommanda, par dessus toutes choses, d'éviter les topiques répercussifs, et de procéder lentement à la guérison, dans la conviction où il était que cette éruption pouvait le préserver de maladies encore plus dangereuses. Les mêmes conseils ont été donnés par les praticiens de nos jours, qui proscrivent, avec juste raison, les emplâtres, les dessiccatifs sulfureux, les styptiques alumineux, etc. En général, il paraît infiniment plus sage de couvrir le cuir chevelu des enfans avec des feuilles très fraîches de bette ou de laitue. Les feuilles de choux ne sont pas moins convenables, pour faciliter la sortie du mucus et rendre la joie aux enfans.

Il importe de surveiller les nourrices, et de les médicamenter dans certains cas, pour influer favorablement sur les enfans. Hippocrate voulait qu'on dirigeât avec habileté leur régime. Ce précepte est surtout grandement utile dans l'achore muqueux. Qui peut ignorer qu'un lait défectueux devient, pour les nourrissons, un poison lent qui les fait sécher et languir? Cet aliment, loin de les réparer, les corrompt. On façonne donc à son gré l'enfance par un bon choix d'alimens. Malheureusement des femmes mercenaires endorment les enfans qui leur sont confiés après leur avoir fait prendre des bouillies lourdes et indigestes, pour se procurer à elles-mêmes un coupable repos. Elles provoquent ainsi des indigestions successives qui conduisent à des affections plus graves. Voilà des abus qu'il faut réprimer; car souvent les aphtes et les ulcères qui se manifestent dans l'intérieur de la bouche, les altérations fréquentes du mésentère, etc., ne reconnaissent pas d'autre origine.

On a proposé beaucoup de remèdes intérieurs. Les observations de M. Jémina, sur l'efficacité du tartre stibié, dans le traitement de l'*achor mucifluus*, méritent d'être mentionnées. Les enfans qu'il a eus à traiter étaient tous dans la première année de leur naissance. Ce médecin croit qu'il est souvent avantageux de l'administrer aux nourrices : on peut le donner en lavage. Il est des praticiens qui proposent aussi l'ipécacuanha. On fait boire, avec quelques succès, les infusions de plantes amères, la décoction d'aunée, de salsepareille, de gayac, de sassafras, etc. On purge avec la manne, avec le sirop solutif de roses, avec le sirop de rhubarbe; on donne, comme toniques, le sirop de méniànthe, celui de fumeterre et de houblon.

On connaît la Dissertation de Strack, sur la croûte laiteuse. Cet auteur se fait une opinion bien étrange au sujet de cette affection; il pense qu'elle est produite par des miasmes, avouant toutefois que la nature de ces miasmes lui est totalement inconnue. Il propose ensuite, avec la confiance la plus aveugle, la jacée (*jacea centauria*). Il emploie cette plante dans son état de fraîcheur ou de dessiccation. On la fait ordinairement bouillir dans du lait de vache. On se sert aussi, dans quelques cas, de la poudre. Enfin, on recommande de la convertir en bouillie, et d'en faire des gâteaux pour les enfans, en y ajoutant du pain ou de la farine. Strack attribuait à cette plante, pour laquelle il avait une prédilection toute particulière, la faculté de provoquer une crise favorable par la diaphorèse, ou par la voie des urines. Il assurait avoir vu toujours réussir ce remède, à moins que l'achore ne se trouvât compliqué de quelque autre maladie très grave.

Nous avons peu de chose à dire sur le traitement de l'achore lactumineux, dont nous avons fait une espèce particulière. Il s'établit ordinairement à l'endroit palpitant de la fontanelle du sinciput; il passe au front et aux tempes; c'est là qu'il acquiert le plus de consistance. Cette dépuration est si bien dans l'ordre de la nature, que, dans beaucoup de circonstances, on est réduit à la regretter. Toutefois, la croûte de lait une fois formée, et hors du domaine de la vie, devient un corps étranger sur le siége qu'elle occupe; sa présence peut irriter, souvent même empêcher la pousse des cheveux.

On se plaît, en conséquence, à faire disparaître ces couches de matière hétérogène à mesure qu'elles se superposent sur le tégument : pour y parvenir, on fait tous les jours des frictions sèches sur la tête des enfans; ce qui, d'ailleurs, détermine chez eux le plus vif sentiment de plaisir. On lave ensuite le cuir chevelu avec une infusion de fleurs de sureau ou de mélilot. Quelques personnes superstitieuses prétendent qu'il ne faut pas y toucher; mais ce préjugé vient de l'état social; car les sauvages ne manquent jamais d'en délivrer leurs enfans : ils savent que rien n'est plus salutaire pour eux, que l'action immédiate de l'air atmosphérique; ils se dirigent, en cela, d'après l'instinct maternel, qui est le plus sûr garant de la sécurité des espèces, et le pivot principal sur lequel repose l'immuabilité du monde vivant.

GENRE II.

PORRIGINE. — *PORRIGO.*

Pityriasis de PAUL-ÆGINETE ; *helcidrya* des Grecs ; *farrea*, *farrea nubes*, *furfurisca*, *furfuratio capitis* des auteurs ; *tinea porriginosa* d'ASTRUC ; *tinea furfuracea* de SENNERT ; *teigne rugueuse* de GALLOT ; *lichen*, *rache farineuse*, *tinea crustacea*, *tinea lupinosa*, *area*, *alopecia areata* de JONSTON ; *tinea ameda* d'HALY-ABBAS ; *sahafatum* des Arabes ; *scald-head* des Anglais ; *la tigna* des Italiens ; *la tinha* des Portugais ; *haarschuppen*, *schuppengrind* des Allemands ; *hoofdzeer*, *klieren of davwworm* des Hollandais.

Teigne se manifestant sous divers aspects, tantôt par de petites écailles plates ou roulées, se formant à la racine des cheveux, et s'en séparant avec assez de facilité, quand on les gratte ; tantôt par des croûtes brunes, inégales, friables sous le doigt, souvent très dures, assez semblables aux graines de certaines plantes ; tantôt par de simples rugosités ou gerçures de l'épiderme, qui amènent des alopécies partielles. Ce genre d'affection est accompagné d'un prurit plus ou moins violent : le cuir chevelu est souvent baigné d'une humeur fétide, assez analogue à celle du beurre rance.

A ce genre, on rattache facilement les quatre formes spécifiques indiquées ci-après :

A. La porrigine furfuracée (*porrigo furfuracea*). Cette espèce est caractérisée par des écailles furfuriformes, qui tombent en plus ou moins grande abondance, selon le degré d'irritation du cuir chevelu. C'est cette teigne qu'a voulu désigner un auteur du moyen-âge, quand il a dit : *Glomeretur farrea nubes, et gravis crebræ porriginis imber* (SERENUS *samonicus*). Les écailles de cette porrigine, pour la couleur et pour la forme, représentent exactement celles du son. Il ne faut pas la confondre avec la dartre farineuse; celle-ci attaque spécialement la peau; la porrigine irrite la base des cheveux et des poils.

B. La porrigine amiantacée (*porrigo amiantacea*). Les écailles qui signalent cette espèce, que j'ai décrite le premier, sont roulées autour d'un ou de plusieurs cheveux. Par cette disposition particulière et par leur couleur, qui est d'un blanc nacré, elles offrent, au premier coup d'œil, l'aspect de l'amiante; c'est ce qui justifie parfaitement le nom que je lui ai donné.

C. La porrigine granulée (*porrigo granulata*). Ce sont des croûtes en grains de différentes grosseurs, dont la forme est très irrégulière, d'une couleur brunâtre. Ces grains sont quelquefois agglutinés si fortement à la tige des cheveux, qu'il est très difficile de les en détacher, à moins qu'on ne les écrase avec les doigts. Cette espèce paraît avoir un siége plus profond que les autres; il est facile d'en juger d'après la nature de ses concrétions gélatiniformes.

D. La porrigine tonsurante (*porrigo tonsoria*). C'est Willan qui, le premier, a fait connaître cette espèce sous le nom de *porrigo decolvans*. M. Mahon a confirmé plusieurs fois son existence dans les hôpitaux et hospices où il s'est rendu si utile par ses pansemens. Il y a peu de temps qu'elle s'est montrée chez plusieurs élèves des colléges de Paris. Il est probable que Celse a voulu comprendre cette maladie dans un genre qu'il a créé sous le nom d'*area*. Ce nom exprime très bien les phénomènes de la porrigine tonsurante; de même que les landes, ces terrains stériles, ne produisent aucune plante : *Sic affectiones istæ cutem detegunt pilis nudam et albam et platearum seu arearum vano discrimine deturpatam et glabram.*

Ces quatre espèces doivent constamment marcher ensemble dans une classification nosographique, à cause des liens d'affinité qui les unissent. Placer chaque maladie à côté de celle qui lui ressemble le plus, voilà le but auquel nous aspirons sans cesse dans le cours de cet ouvrage. Aucun nom n'était, du reste, plus convenable pour qualifier ce genre de lésion que le mot *porrigo*, pris dans la basse latinité, et qui signifie *ordure, saleté, etc.; est enim hæc affectio potius turpitudo quam morbus.*

TABLEAU GÉNÉRAL DU GENRE

ET DE SES ESPÈCES.

La porrigine est encore une maladie de l'enfance. Chez les Romains, on s'accordait généralement pour donner ce nom à une éruption morbide du cuir chevelu, physiquement caractérisée, tantôt par des écailles, tantôt par des croûtes, et à laquelle on attribuait un caractère excrémentitiel. Ne cherchons point à voir la nature autrement que nos prédécesseurs, quand il est constant qu'ils l'ont bien vue. « Les Médecins, dit le profond Stahl, ne remarquent point assez, dans la marche des maladies, ce qu'il y a d'actif et ce qu'il peut y avoir de passif, ce qui est utile et ce qui est nuisible, ce qui est essentiel et ce qui n'est que secondaire. » L'affection cutanée dont il s'agit est une affection le plus souvent critique; elle n'attaque guère que les enfans ou les petits garçons qui abondent en humeurs superflues; ceux qui, d'ailleurs, se trouvent déja contaminés par quelque vice originaire.

ESPÈCE. *De la porrigine furfuracée.* La porrigine furfuracée débute souvent comme un exanthème aigu; les malades éprouvent des douleurs de tête deux ou trois jours avant l'éruption; vient ensuite un prurit plus ou moins intense, qui tient à l'irritation morbide du corps papillaire; à cette irritation succède d'ordinaire un suintement glutineux d'une couleur roussâtre; l'épiderme se détache et se réduit en parcelles, tout-à-fait semblables à des écailles de son.

La porrigine furfuracée établit son siége de prédilection sur le cuir chevelu; on la voit quelquefois s'attacher aux sourcils dans les deux sexes, et à la barbe chez l'homme. Les Grecs avaient une parfaite connaissance de cette maladie, qui attaque principalement les racines du système pileux. Très souvent on voit, en effet, les cheveux ou les poils se détacher du tégument, traînant une écaille d'épiderme qui est attachée à leur base. J'ai été consulté par une jeune personne de la Guadeloupe, qui, douée d'une très belle chevelure, la perdit totalement dans l'espace de dix-huit mois.

On voit que l'épiderme joue ici un rôle très important. Mes élèves possèdent déja quelques notions sur cette pellicule fine, délicate, transparente, inaltérable à l'air, d'un tissu compacte et élastique, dont l'organisation se montre uniforme du côté qui regarde le réseau de Malpighi, mais qui, du côté externe, présente un ensemble de squames semi-ovalaires, dans les interstices desquels s'ouvrent des vaisseaux, des canalicules d'un ordre peu connu. Qu'est-ce que l'épiderme? C'est un vernis destiné à couvrir la plus vaste et la plus sensible des enveloppes; c'est une expansion muqueuse qui se concrète, et qui reste adhérente aussitôt qu'elle est formée; c'est une couche qui se façonne par l'action du principe de la vie, et qui prend toutes les modifications, selon la partie du corps qu'elle abrite. Tantôt elle s'étend, tantôt elle se replie; tantôt elle se contourne, tantôt elle se prolonge. L'épiderme se condense ou se ramollit, acquiert de l'épaisseur ou se dérobe aux yeux par son extrême ténuité. Cette membrane homogène, et d'abord si simple, peut toutefois acquérir la consistance unguiculaire ou cornée; elle forme des utricules à la base des poils; elle suit le cheveu depuis sa racine jusqu'à sa pointe : sujette à rénovation dans quelques espèces d'animaux, elle prend tous les reflets du pigment qui la colore ; elle correspond avec l'air, avec la lumière, admet certains fluides, en repousse d'autres, emprunte sa nourriture de toute la substance dermique, et semble ne vivre que pour la protéger.

Ce sont les débris de cette membrane, si singulière dans ses métamorphoses, qui figurent comme le phénomène le plus apparent dans la porrigine furfuracée. L'épiderme se résout en écailles ; mais il s'échappe en même temps de tout le tissu réticulaire enflammé une matière visqueuse qui, en se desséchant, forme aussi des lamelles, ou une sorte de farine grossière autour des cheveux. Ainsi, comme il est très facile de s'en convaincre par l'observation journalière, les matières sordides qu'on voit s'échapper continuellement du cuir chevelu sont aussi bien dues à la coagulation des humeurs exhalées qu'aux détachemens successifs de la cuticule, qui, dans certains cas, reste inaltérable.

Deux autres phénomènes caractérisent spécialement la porrigine furfuracée, le prurit et l'alopécie. Le prurit, dont nous avons fait mention plus haut, est parfois d'une extrême violence, au point que les malades sont constamment portés à se gratter, pour se délivrer d'une sensation formicante qui les importune à chaque instant. Cet acte est constamment suivi de la chute des cheveux, qui, en se détachant, sont presque toujours accollés à une écaille blanche et comme brillante. Tantôt la porrigine se dessèche, tantôt elle reste à l'état humide ; dans ce dernier cas, elle a l'odeur du lard rance ou du beurre corrompu ; dans le premier cas, cette odeur est bien moins sensible.

La porrigine furfuracée porte, à bien juste titre, le nom de *teigne*, chez la plupart des anciens auteurs ; car aucune éruption ne se manifeste avec un caractère plus tenace, particulièrement chez les adultes. Je n'en voudrais, pour preuve, que la porrigine des sourcils et celle de la barbe. Ces deux infirmités (car c'est ainsi qu'il faut les nommer) se montrent souvent d'une incurabilité absolue chez les peuples qui laissent croître leurs moustaches et leur barbe : elles *dénaturent* en quelque sorte la face humaine, et remplissent la vie d'amertume. J'ai connu un jeune militaire, très recommandable par ses qualités morales et par la supériorité de son esprit : il fut tellement inconsolable, quand il éprouva un tel désastre, qu'il tomba dans une mélancolie profonde, et s'imagina être l'objet de la malédiction céleste ; il se confina dans le couvent de la Trappe, et n'a jamais reparu dans le monde depuis ce fatal accident.

ESPÈCE. *De la porrigine amiantacée.* Il y a déja plusieurs années que j'ai découvert cette teigne, dont le célèbre Barthez, alors témoin de mes recherches, me conseilla de faire une espèce nouvelle. Comme les exemples que j'avais recueillis à cette époque étaient peu nombreux, j'avais été tenté de ne regarder d'abord cette affection que comme une variété simple de la porrigine furfuracée, que comme un changement de physionomie qui peut tenir à l'âge, au tempérament, ou à d'autres causes organiques qu'il n'est pas facile de déterminer; mais de nouveaux faits se sont présentés en grand nombre, non seulement dans ma pratique, mais encore dans celle de MM. les frères Mahon, dont l'autorité doit être d'un certain poids, puisqu'ils sont, sans contredit, les hommes d'Europe qui ont visité le plus de teigneux. Je me décide donc à laisser encore cette maladie occuper son rang parmi les espèces qui figurent dans ma distribution nosologique.

La porrigine amiantacée est ordinairement caractérisée par des écailles ou membranules micacées, luisantes, argentines, qui unissent et séparent les cheveux par mèches, les suivent dans leur trajet et dans toute leur longueur : elles ressemblent beaucoup à ces pellicules minces, fines et transparentes qui engaînent les plumes des jeunes oiseaux, et qu'ils enlèvent avec leur bec, lorsqu'ils sont dans leurs nids, et qu'ils n'ont point encore acquis la faculté de voler, ou plutôt à cette substance désignée sous le nom d'*amiante* par les naturalistes. Cette disposition, par paquets distincts et cylindriques, et qui donne à cette teigne son existence spécifique, est aussi constante que la dépression urcéolée qui signale les incrustations du favus, dont nous parlerons plus bas.

Cette teigne est certainement une de celles qu'il est le plus facile de reconnaître; mais, comme elle est assez rare, on doit présumer que si quelques hommes de l'art ont eu occasion de la rencontrer, ils l'auront, sans doute, confondue avec l'espèce dite *furfuracée*, d'après un examen superficiel. Depuis quelques années, il est des médecins qui m'ont néanmoins envoyé des descriptions complètes de ce nouveau mode d'éruption, et qui l'ont constamment reconnue d'après les caractères que je lui ai assignés.

La teigne amiantacée se manifeste communément à la partie antérieure et supérieure de la tête. Lorsqu'on coupe, très près de la partie affectée, les cheveux enduits de cette matière écailleuse, cette partie de la peau paraît gercée et comme sillonnée; elle est d'un rouge plus ou moins intense, et frappée d'une légère inflammation; on y distingue parfois de très petites pustules plates (*pustulæ complanatæ*). Ces pustules sèchent, et disparaissent à mesure que l'irritation morbide s'affaiblit, par l'action des topiques émolliens.

Certes, si on se livre à un examen attentif, on verra que jamais aucune teigne ne mérita mieux la dénomination qu'elle porte. Dans l'un de nos derniers cours, à l'hôpital Saint-Louis, nous fîmes plusieurs essais pour constater son caractère spécifique; nous provoquâmes jusqu'à seize fois la séparation du produit morbide, par l'action des cataplasmes, sur le même individu, et en présence de beaucoup d'élèves; la teigne repullula constamment avec ses écailles convolutées (*squamæ convolutæ*). Elle reprit et conserva toujours son aspect soyeux et chatoyant.

La porrigine amiantacée est peu ou point odorante. Il est vrai qu'elle est presque toujours dans un état de siccité; lorsqu'elle est à l'état humide, l'humeur qui s'échappe est d'un blanc légèrement roussâtre. Nous avons vu, à l'hôpital Saint-Louis, un jeune homme de vingt-trois ans, qui portait sur sa tête une maladie semblable à celle que nous venons de décrire. Dans son enfance, il n'avait eu ni les achores ni la croûte de lait. De quatre frères qu'il avait, tous jouissaient d'une bonne santé; le quatrième seulement, qui était le plus jeune, se trouvait affecté de la même espèce d'éruption que lui. Quand il fut soumis à notre examen, ses cheveux étaient couchés dans le sens de leur direction naturelle; on les voyait réunis, collés, pour ainsi dire, les uns aux autres, de manière à former une espèce de calotte; de la base des cheveux, il s'élevait comme de petites lames, d'une longueur plus ou moins grande, d'un aspect argenté, séparées les unes des autres par des espèces de stries. Lorsqu'on enlevait plusieurs de ces lames, et qu'on mettait la peau à découvert, on y apercevait des sillons plus ou moins profonds. L'ensemble de ces lames chatoyantes, ainsi séparées du cuir chevelu, offrait tant de ressemblance avec l'amiante, que presque tous les spectateurs s'y trompaient. Je me borne à l'exposition de ce fait; j'en pourrais détailler beaucoup d'autres que j'ai annuellement recueillis. MM. les frères Mahon ont présenté des échantillons de cette espèce à la Faculté de médecine de Paris, qui les conserve dans ses cabinets.

ESPÈCE. *De la porrigine granulée.* On donne le nom de *porrigine granulée* à une phlegmasie chronique du cuir chevelu, qui, au lieu de présenter des squames ou des furfurations, se manifeste par des croûtes d'une forme presque toujours irrégulière et d'une couleur brunâtre. Ces croûtes sont très friables quand elles sont sèches; elles se détachent par fragmens inégaux, bosselés, anguleux, comme les semences de certaines plantes; on les prendrait quelquefois pour du mortier grossièrement brisé, ou pour du plâtre détaché des murs et sali par l'humidité et la poussière. Souvent ces croûtes sont très dures, et ont une consistance comme pierreuse, que les cataplasmes peuvent à peine ramollir; on les voit collées, et, pour ainsi dire, suspendues à la partie moyenne des cheveux, ou à leur extrémité.

Le peuple appelle assez ordinairement *galons* ces granulations croûteuses qui agglutinent les cheveux par paquets; quand elles sont un peu humides, et qu'elles se brisent facilement sous le doigt, elles offrent une consistance gommeuse qui les fait ressembler à des fragmens de *manne en sorte*, vieillie et noircie par le temps. Ces hideuses incrustations favorisent singulièrement la production des poux, qui pullulent avec profusion, si les malades négligent de se peigner. Il n'est pas rare de voir, dans quelques circonstances, la tête des enfans horriblement assaillie par cette vermine.

La porrigine granulée débute par des démangeaisons assez vives : si on examine attentivement la partie affectée du cuir chevelu, on voit qu'elle est frappée d'une rougeur érythémateuse; elle est quelquefois tuméfiée. On aperçoit çà et là des pustules enchâssées dans le derme, et qui ne dépassent point le niveau du tégument; dans d'autres cas, elles soulèvent la peau et deviennent tuberculeuses. Ces pustules fournissent un liquide visqueux, plus ou moins abondant, ou une matière purulente qui s'épaissit, se coagule par le contact de l'air, et donne lieu à des croûtes nouvelles, tout-à-fait analogues, pour la forme et pour la couleur, à celles qui sont déja tombées.

Quand cette teigne est très humide, et qu'il s'opère une exsudation considérable à la surface du cuir chevelu, elle manifeste une odeur nauséabonde, souvent difficile à supporter : *rancidulo acescentem mixtum tamen putrido spontaneo odorem emittit, si fuerit impura, et malè tractata.* Mais cette odeur s'affaiblit à mesure que ces mêmes croûtes arrivent à une dessiccation complète, et acquièrent une consistance qui les fait ressembler à une matière gypseuse, crétacée, lapidescente : *superficies verò dura et verè lapidea materiem crustaceam teneriorem et humidiorem contegit.*

La porrigine granulée se manifeste le plus ordinairement à la partie supérieure et postérieure de la tête; elle n'est point susceptible d'attaquer la face, le cou, le tronc, et les membres du corps, comme les favus, ou les achores; elle peut tout au plus gagner les confins du front ou des tempes, ce qui est, d'ailleurs, infiniment rare. Les adultes n'ont presque jamais cette espèce de porrigine; elle est spécialement réservée aux enfans qui sont dans leur premier septénaire d'années.

ESPÈCE. *De la porrigine tonsurante.* C'est le *porrigo decalvans* de Willan; c'est la *teigne tondante* de M. Mahon, qui l'a parfaitement bien décrite, après avoir constaté son existence un grand nombre de fois. « Les individus affectés de cette teigne, dit-il, nous ont toujours offert, sur le cuir chevelu, au moins une tonsure plus ou moins étendue, mais toujours régulièrement circulaire, où les cheveux étaient naturellement coupés, ou plutôt cassés, à une ou deux lignes au dessus du niveau de l'épiderme. A cette place, la peau était entièrement sèche, plus compacte, plus serrée que les parties voisines, qui étaient saines. Les aspérités qui se faisaient remarquer étaient sensibles à la vue, mais surtout au toucher: elles étaient semblables à celles qui deviennent apparentes sur la surface de la peau à la suite de l'impression subite du froid, ou après le frisson causé par un sentiment d'horreur; enfin, à ce que l'on appelle vulgairement *chair de poule.* La teinte de la peau était un peu bleuâtre; mais, lorsqu'on la grattait, la surface soumise à ce frottement se recouvrait d'une poussière fine et très blanche, que l'on peut comparer à de la farine très ténue. » (*Recherches sur le siége et la nature des teignes.*)

Quelques auteurs ont voulu nier l'existence de cette espèce, depuis qu'elle a été pour la première fois indiquée par le célèbre Willan, et si bien décrite par M. Mahon; mais il faut être, comme nous, placé sur le théâtre de l'observation, pour se convaincre de la réalité des faits observés par ce dernier. Il est surtout essentiel de ne pas confondre les résultats de l'apparition de cette teigne avec ces alopécies partielles qui sont la suite de quelque autre maladie lymphatique, ou l'effet d'une nutrition anormale; car ici la peau est lisse, et les cheveux sont absolument déracinés; mais, dans la porrigine tonsurante, la peau est hérissée d'aspérités; elle est parsemée de petites granulations, comme le maroquin; les cheveux sont seulement tondus, coupés, et comme altérés, à une certaine distance de leur implantation.

M. Mahon pense que la porrigine tonsurante a plus d'analogie avec le *favus* qu'avec les autres teignes du cuir chevelu. Je ne saurais adopter cette opinion; je pense, au contraire, qu'elle se rapproche davantage de la porrigine furfuracée. Tout confirme l'affinité que je signale, particulièrement l'état de la peau, qui est âpre, rude et chagrinée, comme la peau du chien de mer. Ce qui étonne toutefois l'observateur dans la considération de cette espèce, c'est l'altération des cheveux, qui s'effectue constamment en forme de tonsure. Dans le principe de cette affection, il s'opère un léger suintement sur une partie plus ou moins enflammée du cuir chevelu; quelques démangeaisons se font en même temps sentir; la peau se dessèche, et la cuticule se réduit en farine; enfin, le système pileux se brise et se détériore.

J'estime, au surplus, qu'il importe de ne pas confondre la porrigine tonsurante avec une maladie de nature faveuse, uniquement caractérisée par la calvitie (*favus sine favis*), que j'ai eu l'occasion d'observer, soit à l'hôpital Saint-Louis, soit à celui des Incurables : *dictum autem calvitium est sumpto nomine à parte affectâ; nam glabrescit anterior capitis pars calva antiquiter nuncupata.* Minadoüs établit très bien cette distinction ; il dit que cette dépilation diffère de toutes les autres, et qu'elle se distingue de l'*area* (*alopecia areata*) en ce que, dans celle-ci, les points du tégument qui sont privés de cheveux n'ont aucune place déterminée, et sont inégalement distribués sur le cuir chevelu.

Cette infirmité déplorable se manifeste principalement chez les enfans mal constitués, nés d'un père ou d'une mère cacochymes ; chez ceux dont la croissance a été entravée par quelque affection congénitale, ou par des anomalies de nutrition. Ici les cheveux sont privés de leur suc alimentaire (*humor calidus*) ; leurs racines, altérées, tombent, et s'atrophient dans les cystes qui les contiennent. Ils ressemblent aux fleurs et aux feuilles de certains arbres, qui, frappées par les rayons d'un soleil trop ardent, exsudent toute leur humidité ; dès lors elles se froncent, se replient, se contournent, et se flétrissent, faute de nourriture ; il n'y a que la fraîcheur de la nuit qui puisse les rendre à leur état normal, et réparer les ravages de l'inflammation.

ÉTIOLOGIE.

Presque tous les observateurs s'accordent pour regarder la porrigine comme une affection dépuratoire pour l'économie animale ; ils la considèrent comme une excrétion salutaire, dont la suppression trop brusque peut entraîner des inconvéniens. Ils citent des exemples à l'appui de cette opinion ; mais les faits qu'ils allèguent sont souvent exagérés. Ce qu'il y a de certain, c'est que, dans beaucoup de circonstances, on est fondé à imputer cette maladie au mauvais air, à la négligence des soins que prescrit l'hygiène, à la misère, à la malpropreté, à des alimens grossiers et indigestes : ces causes doivent certainement y contribuer, puisque cette teigne ne s'observe guère que dans les classes inférieures de la société ; il est certain qu'elle est rare chez les enfans des riches. Cependant elle peut tenir aussi à d'autres causes, particulièrement à une diathèse scrofuleuse ou lymphatique.

La porrigine peut-elle se transmettre par le contact ou par la fréquentation des personnes qui se trouvent frappées de ce genre d'affection ? On est réellement surpris de voir des médecins de la plus haute autorité soutenir que cette teigne est essentiellement contagieuse : à leur tête se trouve l'illustre Mercurialis. « Il est prouvé, nous dit aussi Chiarugi, que les parties chevelues des personnes saines reçoivent l'infection aussitôt qu'elles touchent, pendant un certain temps, un lit où a couché un individu porrigineux. Par ce moyen, ajoute-t-il, des familles entières qui ont la fatale habitude de se reposer pêle-mêle sur un même grabat, s'en trouvent successivement atteintes. » M. le docteur Fautrel, dont je respecte particulièrement l'expérience et les opinions, affirme quelque part que la porrigine furfuracée se communique fréquemment par cette poussière écailleuse qui se forme sur les têtes attaquées de cette maladie. Depuis long-temps je cherche inutilement à vérifier les assertions de ces observateurs recommandables. Quelques uns de mes élèves se sont même associés à moi pour ce point particulier de mes recherches ; nous n'avons rien vu qui justifiât ce mode de propagation. Le doute philosophique nous est resté sur ce point comme sur beaucoup d'autres.

En considérant la porrigine sous le rapport de l'âge où elle a coutume de paraître, ne faut-il pas plutôt la considérer comme un acte critique de l'organisme, comme un phénomène de dépuration ? Il est certain que lorsqu'on jette un regard attentif sur le développement harmonique de la machine humaine, il est impossible de ne pas y reconnaître la nécessité d'un principe actif, dont les efforts, bien ou mal combinés, tendent à chasser au dehors les humeurs dépravées qui surabondent dans un corps malade. Cette idée, bien approfondie, suffirait pour résoudre un grand nombre de problèmes intéressans. Mais, par une de ces contradictions qui ne sont que trop naturelles à l'esprit humain, quand il s'agit d'entrer dans les détails, on abandonne souvent une vue si féconde pour se livrer à des raisonnemens frivoles, toujours tirés des possibilités vagues ou d'un mécanisme imaginaire.

Toutefois, ce qui doit nous confirmer dans l'opinion que la porrigine est véritablement suscitée pour un but déterminé dans cet état particulier de l'économie animale, c'est la dégénérescence prompte que contractent les diverses excrétions chez les enfans, quand cette espèce de teigne est trop brusquement supprimée par les moyens de l'art ou par d'autres circonstances. On voit alors se vérifier cette observation des anciens, que les urines des porrigineux sont susceptibles de charrier, en semblable cas, une matière furfuracée, et analogue, par sa nature, à la matière albumineuse qui transsudait d'abord du cuir chevelu : *apparere suprà in urinâ, veluti furfures*. Celse avait aperçu ce phénomène. Les nourrices, les médecins, tous ceux qui président à l'éducation physique de la première enfance, font journellement la même remarque. Mais, un fait additionnel qu'il faut joindre à celui que nous énonçons, c'est que la même fétidité porrigineuse semble abandonner la peau, et vient imprégner les urines aussi bien que toutes les déjections excrémentitielles des malades.

CURATION.

Le mot *teigne* n'a été primitivement inventé que pour le genre d'affection dont nous avons décrit les quatre espèces. Les anciens avaient cru remarquer, dans ce mal dégoûtant, des ravages semblables à ceux produits par l'insecte qui se montre l'ennemi des tissus et des étoffes. Plusieurs maladies écailleuses et croûteuses leur avaient paru mériter ce nom; mais le premier phénomène qu'on aperçut dans la porrigine fut celui d'une grande irritation, et les premiers agens thérapeutiques furent des topiques émolliens. On ne vit dans le cuir chevelu qu'une inflammation plus ou moins intense; on employa dès lors toutes les substances auxquelles on attribuait une faculté adoucissante; ce furent des mucilages, ce furent des huiles qu'on mit à contribution de toutes parts: on chercha à les disposer dans un contact plus ou moins prolongé avec les surfaces malades.

On s'attachait d'autant plus facilement à ces sortes de topiques, qu'ils sont plus amis de l'enfance; que, dirigés sur des êtres chéris, leur premier effet est de calmer la douleur, ce qui, sans contredit, est la plus pressante des indications; car les enfans ne pleurent que sur le mal présent; le mal à venir n'est rien pour eux. D'ailleurs, la densité d'un tissu organique, tel que le cuir chevelu, contribue singulièrement à concentrer l'irritation morbide. Modifier, par la plus douce des impressions, le tissu matériel, tel est le but que l'on se proposait. Les liquides oléagineux ont la propriété bien précieuse de s'insinuer dans l'intimité du solide vivant. Ils diminuent la tension fibrillaire, qui est le phénomène le plus fatigant pour les enfans affectés de la porrigine. On reconnaît surtout aux mucilages la propriété de produire un semblable effet. Les médecins ont, de tout temps, ajouté un grand prix à ce premier produit de la végétation. L'amidon est aussi choisi pour exercer sur les irritations locales des modifications calmantes : on l'emploie avantageusement pour les lotions et pour les bains.

Il est étonnant qu'on soit passé tout à coup de ces topiques, si bénins et si doux, à des applications aussi irritantes, aussi actives que celles qui ont été employées. En effet, on a mis en œuvre, sans ménagement, des oxides métalliques, dont la plupart figurent dans la catégorie des plus sinistres poisons; tels sont : les oxides d'arsenic, de cuivre, de plomb, de mercure, qui firent aussitôt partie des arcanes préconisés par la tourbe indestructible des charlatans et des empiriques. Quelques succès encouragèrent néanmoins la hardiesse ignorante de certains médicastres, et leurs moyens furent quelque temps accrédités. On est véritablement surpris du vaste arsenal de recettes qui se trouvent consignées dans les anciens livres; mais cette abondance de formules, prétendues curatives, atteste plutôt notre indigence que nos ressources; car, plus il y a de remèdes proposés contre une maladie, plus on doit croire qu'il y a eu des tentatives infructueuses pour la combattre. Que peuvent des méthodes qui ne sont point appuyées sur une connaissance approfondie des lois vitales ? Étrange traitement, que celui qui nous laisse dans une ignorance complète des rapports de l'organisme avec le mode d'action des médicamens !

C'est dans le moyen-âge que fut inventé le traitement barbare de la *calotte* : il était encore en usage à l'hôpital Saint-Louis, lorsque M. Richerand et moi fûmes appelés au service de cet établissement. Ce n'étaient pas des chirurgiens, c'étaient des manœuvres qu'on employait pour cette opération effrayante. La salle où se trouvaient réunis ces jeunes malades avait plus l'air d'une salle de châtiment que d'une salle de médication. Ils y arrivaient le cœur serré par la crainte, et s'avançaient comme des victimes pour présenter leur tête à des mains de fer. Les pères et mères qui les avaient conduits attendaient la fin de leur supplice en gémissant. Qu'entendait-on de toutes parts ? Des voix suppliantes qui demandaient qu'on fît trêve à leurs déchirantes souffrances, quand ceux-ci ne répondaient que par des avertissemens sévères.

Avons-nous besoin de dire quels étaient les ingrédiens de cet affreux topique ? C'était de la poix et du goudron, qu'on étendait sur de la toile, avec consistance d'emplâtre, qu'on attachait au cuir chevelu, qu'on laissait dessécher, et qu'on arrachait plus tard avec violence. Les tissus étaient meurtris et les cheveux déracinés. On répétait une ou deux fois la semaine cet atroce martyre. Nous devons, à la vérité, dire qu'on obtenait quelques guérisons par ce cruel procédé; mais elles étaient achetées par les larmes : on n'arrivait à la santé qu'à travers les tortures. Toutefois, le plus grand nombre se soumettait à cette routine; car, rien autre chose ne se trouvait indiqué dans les formulaires des hôpitaux, ni mis en pratique par les gens de l'art.

On vit néanmoins des médecins éclairés s'élever contre un procédé aussi aveugle. Parmi eux, il faut particulièrement distinguer Murray, de Gottingue, qui présenta plusieurs formules de traitement. Ce praticien prétendit, avec raison, qu'il fallait avoir égard à l'espèce de teigne qu'il s'agissait de combattre, à ses complications, à son étendue, à la constitution individuelle des sujets, à leur âge, au vice héréditaire qu'ils apportaient en naissant. Murray proposa des pommades dans lesquelles il incorporait le précipité blanc de mercure; il fit aussi beaucoup d'expériences avec la ciguë, dont il mêlait la décoction avec du lait. On sait, d'ailleurs, la vogue qu'avait obtenue cette plante sous le patronage de Storck.

Déja on proposait, à la même époque, l'acétate de cuivre et le deuto-chlorure mercuriel, soit incorporé dans un corps gras, soit sous forme de lotions. On connaît la méthode de Forzoni, qui fit tant de bruit quand elle parut, mais qui, dans la suite, ne fut regardée que comme un palliatif. Elle consistait à mettre de la poudre de crapaud brûlé sur la tête du malade, déja frottée avec de la graisse de cochon; on la couvrait ensuite avec une vessie humide. Les croûtes entraient alors dans une espèce de fermentation, et se séparaient du cuir chevelu; mais elles pouvaient renaître quand on avait discontinué le traitement.

Desault parlait quelquefois, dans ses Cours, d'un topique qui n'était pas sans succès : il consistait à faire dissoudre de la gomme ammoniaque dans du vinaigre, jusqu'à consistance d'emplâtre; on l'étendait sur de la toile, et on l'appliquait par bandelettes, lesquelles étaient ensuite enlevées, après un séjour de cinq à six semaines sur le cuir chevelu. On voit que c'était un diminutif de la *calotte;* on réitérait cette application jusqu'à ce qu'on eût obtenu une guérison complète.

Les rédacteurs de la *Gazette de Santé* ont publié dans le temps le procédé de curation qu'on suit dans quelques parties de la France, et dont ils attribuent l'invention à un ecclésiastique éclairé. Il est exposé ainsi qu'il suit : on administre d'abord un purgatif, qu'on réitère de mois en mois, pendant la durée du traitement; on fait bouillir, dans une chopine d'eau naturelle, deux gros de tiges de houblon, autant de douce-amère; telle est la tisane dont on fait usage. On soumet les malades à un bon régime; on les prive de tout aliment indigeste : voilà le traitement intérieur.

Pour le traitement local, on commence par incinérer les plantes suivantes : 1° à part, la cynoglosse officinale (*cynoglossum officinale*); puis, ensemble, la belladone (*atropa belladona*), la jusquiame (*hyoscianus niger*), le tussilage (*tussilago farfara*). On compose d'abord une première pommade avec deux onces de cendre de cynoglosse et une livre de sain-doux; on s'en sert, tous les deux jours, pour enduire les parties malades, durant l'espace de deux semaines. Pendant le pansement, on a soin d'arracher les cheveux déja altérés, soit avec les doigts, soit avec des pinces appropriées; mais on doit pratiquer cette opération avec un ménagement extrême.

On se sert ensuite d'une autre pommade composée de sain-doux, uni aux cendres de la belladone, de la jusquiame et du tussilage. On graisse de nouveau les parties malades avec cette pommade, comme avec la précédente, tous les deux jours, jusqu'à ce qu'il n'y ait plus d'éruption ni de rougeur. La cure une fois terminée, on continue encore le traitement pendant une quinzaine de jours, afin de bien consolider la guérison. Mais, avant de le commencer, si la tête est couverte de croûtes épaisses, on a soin d'appliquer des cataplasmes de mie de pain et de farine de graine de lin, pour les faire tomber. Cette précaution est assez inutile, lorsque la teigne se manifeste par plaques, attendu que la pommade suffit alors pour les détacher.

Voilà, sans doute, bien des moyens; mais on ne peut assurer avec précision quel est celui qu'on doit préférer. En effet, nous avons déja dit que les éruptions du cuir chevelu avaient un but manifeste pour la conservation de l'économie animale; avant de leur opposer des méthodes, il convient donc d'examiner s'il est prudent de les guérir:

c'était l'opinion du sage Ambroise Paré. La meilleure cure serait, sans contredit, celle qui pourrait s'opérer d'elle-même, et par l'action des seules puissances de la nature, comme cela arrive communément à la puberté.

Toutefois, l'irritation vive que certaines teignes porrigineuses provoquent presque toujours sur le cuir chevelu, les atteintes profondes qu'elles portent aux ganglions lymphatiques, au système absorbant, au tissu cellulaire, réclament les secours et les lumières de l'art. Autant la cure de ces éruptions est préjudiciable, quand elle est entreprise brusquement et sans conseil, autant elle est salutaire quand on procède d'après une méthode sage et par des secours médicinaux savamment appropriés. Il n'est aucun praticien qui ne soit convaincu de la vérité de cette assertion. Alexandre de Tralles voulait qu'on se dirigeât d'après les indications générales que fournit la considération physique des individus et de leur genre de vie. L'immortel Rhasès assignait un mode de curation à chaque tempérament. Il est vrai qu'il a établi à ce sujet des distinctions subtiles qui ne sont pas d'un grand intérêt pour l'observation clinique.

Le traitement qu'on fait exécuter de nos jours, dans les hôpitaux et établissemens de bienfaisance, est celui de MM. les frères Mahon. Ils excellent surtout à guérir ce genre de teigne, qui a un caractère plus local que les autres, et qui disparaît toujours, par l'effet de leurs soins, sans suites fâcheuses. C'est pour la porrigine qu'ils font principalement usage de leur pommade, dont ils peuvent modérer la dose, et modifier la composition selon le besoin ; mais dont les ingrédiens sont toujours les mêmes. Ainsi on peut employer la chaux carbonatée, le bi-carbonate de soude, le sous-carbonate de potasse dans de l'axonge. Il paraît que ce topique a pour avantage de *dénaturer*, en quelque sorte, l'irritation spécifique. L'action de ce topique, qui augmente la force de cohésion des parties malades, ne saurait s'exercer sur le tégument sans provoquer, en grande partie, la chute des cheveux, qui ne tardent pas à renaître quand la guérison est effectuée.

Dans le principe, MM. les frères Mahon n'avaient point recours à des pommades de divers degrés; c'est l'expérience qui leur a appris que le cuir chevelu ne pouvait pas être toujours traité de la même manière chez des individus de complexion différente. Le pansement des teigneux s'exécute à des jours déterminés de la semaine : parfois ils mettent de côté l'onguent usité, et se contentent de démêler les cheveux avec le peigne, instrument précieux à l'hygiène, en les saupoudrant à leur base avec la matière alcaline, qui est l'ingrédient de leur pommade. Cette poudre, sans excipient, et sous forme sèche, est souvent plus active dans ses effets. D'ailleurs, on peut faire concourir les deux procédés, l'un se trouvant auxiliaire de l'autre. Les onctions doivent s'exécuter précisément sur les parties où la teigne a déposé son venin.

Il est facile de reconnaître ces parties malades

à la rougeur plus ou moins intense qu'elles conservent quand on en sépare les écailles ou les granulations croûteuses. Mais c'est peu d'indiquer un mode de traitement, il faut se l'approprier par l'expérience. Il y a, dans tous les pansemens manuels, un *modus faciendi* qui ne s'acquiert que par la pratique habituelle; MM. les frères Mahon le possèdent au plus haut degré. Tel est le privilége de ceux qui consacrent leur vie à des études spéciales.

Faut-il considérer la porrigine comme une maladie purement locale? Telle est la question que l'on se fait naturellement, quand il s'agit d'opérer sa guérison. Les anciens la croyaient bornée au cuir chevelu, si l'on en juge par le grand nombre de remèdes extérieurs dont ils ont consigné les formules dans leurs ouvrages. Comment ne pas croire néanmoins que cette affection est liée aux autres systèmes, quand elle se trouve si souvent compliquée de l'engorgement des ganglions cervicaux, et de ceux du mésentère; quand elle est surtout accompagnée de l'amaigrissement et de la fièvre hectique, etc.? On voit, d'après cette considération, déja consignée plus haut, avec quelle réserve prudente, et avec quelle sagacité il faut, dans plusieurs cas, en diriger le traitement, souvent confié à des mains inhabiles, qui font consister toute leur thérapeutique dans les topiques irritans.

Il y a des soins et des précautions à prendre pour rendre la guérison des teigneux stable et permanente. Les moyens qui vont le mieux à ce but sont ceux qui donnent de l'activité à toutes les voies perspiratoires; Frédérik Oldenbourg interdit tous les topiques qui pourraient agir comme répercussifs, et contrarier les fonctions des pores sudoripares. On peut, d'ailleurs, se préserver d'une rechute par des lavages réitérés avec l'eau factice de Barèges, avec l'eau de cerfeuil, avec l'eau de guimauve ou de poirée, par des frictions, des émonctoires, par mille autres précautions que les circonstances réclament. Mais il importe surtout de veiller sur la nourriture des enfans, de les priver de salaisons, de ragoûts épicés, et particulièrement de ces fritures au beurre ou à la graisse rancie qu'on débite dans les coins de certaines rues. Il faut surtout leur interdire l'usage des poissons gâtés. A Paris, on colporte quelquefois des viandes qui ont figuré sur la table des riches, mais qui n'ont que trop le temps de se corrompre avant d'arriver dans la demeure du pauvre. Ces abus doivent être réprimés et devenir l'objet constant de nos sollicitudes; car, c'est surtout la médecine faite pour les indigens qui peut dignement honorer notre carrière. Heureux celui qui fait de sa profession une providence, qui pénètre dans tous les détails de l'infortune, sans chercher d'autre satisfaction que celle que donne la pratique du bien, et sans ambitionner d'autre salaire que celui d'une conscience qui l'approuve! Tel fut le charitable Hecquet, qui donnait gratuitement ses soins à une multitude de teigneux. Il en fut dignement récompensé: on le qualifia du beau titre de *médecin des pauvres*.

GENRE III.

FAVUS. — *FAVUS.*

Favi, *favositas*, *tinea favosa*, *tinea favina*, *favus*, *favus urceolaris* du plus grand nombre des auteurs; *ceria*, *cerion* d'AVICENNE; *scabies capitis favosa*, *tinea corrosiva* d'Ambroise PARÉ; *tinea ficosa* d'ASTRUC; *scabies capitis ficosa* de PLENCK; *porrigo lupinosa*, *porrigo scutulata* de WILLAN, de BATEMAN et de PLUMBE; *tinea lupinosa* de GOMES; *la teigne nummulaire*, *la teigne jaune* de certains départemens; *le coton* des femmes du peuple; *the scalp*, *ring-worm* des Anglais; *boese grind*, *erl grind* des Allemands.

Teigne dont le siége le plus ordinaire est le cuir chevelu, quoiqu'elle puisse se manifester sur les autres parties du corps; caractérisée par des croûtes, ou plutôt par des incrustations arrondies, de couleur jaune, et déprimées en godets ou en alvéoles, qui rappellent celles d'une ruche à miel. Ces croûtes ou incrustations sont tantôt discrètes, tantôt cohérentes, pour occuper plus ou moins d'espace; parfois elles se réunissent et s'agglomèrent, pour former isolément des plaques épaisses et circulaires.

Le favus se présente sous deux formes différentes, dont on peut, à la rigueur, faire deux espèces :

A. Le favus vulgaire (*favus vulgaris*). Cette espèce est bien désignée, car c'est effectivement la plus commune. Personne n'ignore aujourd'hui comment cette éruption se développe : elle débute par un petit point prurigineux d'un blanc jaunâtre. Si on l'examine avec la loupe, on y voit déja le godet central qui constitue son caractère distinctif. On verra ci-après que le produit morbide qui sert à caractériser cette teigne n'est qu'une concrétion, en grande partie albumineuse, qui s'effectue constamment dans l'intérieur des canalicules sébacés : *instar mellis contenti in favo apum.*

B. Le favus scutiforme (*favus scutiformis*). On le nomme ainsi en France, parce que le peuple le désigne communément sous le nom de *teigne aux petits écus*. Ce nom vaut mieux que le mot *annulaire*, adopté par certains auteurs; car les plaques circulaires que forme la matière incrustée n'offrent point de vide dans leur milieu. Au surplus, M. Mahon a presque établi l'identité de ce que les Anglais appellent *ring-worm*, avec le favus vulgaire; et, si j'en fais une espèce à part, c'est parce que ces sortes de distinctions sont toujours avantageuses pour la mémoire et pour l'esprit. Willan désigne très bien cette maladie sous le nom de *porrigo scutulata*. En France, on l'appelle souvent la *teigne nummulaire*.

C'est sans une raison bien fondée qu'on voit, dans certains ouvrages du jour, le favus indiqué sous le nom de *porrigo favosa*. Le favus et le porrigo sont, en effet, deux affections trop distinctes pour que chacune d'elles ne constitue pas un genre à part. Quand on les soumet à une étude attentive, on voit qu'elles diffèrent par leur odeur, leur couleur, leur configuration, leur composition chimique, etc. Les points d'analogie qui les rassemblent suffisent néanmoins pour les rattacher au même groupe.

TABLEAU GÉNÉRAL DU GENRE

ET DE SES ESPÈCES.

Il y a trop de dissemblance, ainsi que nous l'avons déja dit, entre le favus et la porrigine, pour n'en pas faire deux genres séparés. En effet, cette teigne est, sans contredit, la plus considérable; c'est celle qui pénètre le plus avant dans le cuir chevelu, et dans toute la substance du derme. Les crevasses qui résultent de ses ulcérations, quand elle est livrée à elle-même, fournissent une matière ichoreuse et corrosive, qui n'attaque pas seulement les couches constitutives de la peau, mais qui atteint, dans certaines circonstances, la table externe des os du crâne, comme l'attestent plusieurs nécroscopies. Je conserve dans mon cabinet le coronal et les occipitaux d'un individu victime des accidens consécutifs du favus. Ces os présentent au plus haut degré le genre d'altération dont je parle. Jamais de tels ravages ne furent présentés par la porrigine, qui est une affection bien plus superficielle et moins importante.

Si nous avons égard aux phénomènes extérieurs,

les différences se font encore mieux sentir. Les incrustations du favus sont d'un jaune très intense, qu'on peut comparer à celle du soufre concassé; elles manifestent tant d'adhérence avec le cuir chevelu, qu'on ne saurait les en détacher sans intéresser plus ou moins vivement le derme. Dans quelques circonstances, nous avons voulu recueillir des croûtes faveuses, pour les mettre sous verre, et les conserver, comme collection, ainsi que cela se pratique pour d'autres maladies cutanées; mais quelque dextérité, quelque adresse que l'on mette dans cette opération, il est difficile d'y parvenir sans produire une effusion plus ou moins abondante de sang.

Remarquons aussi que les croûtes du favus, circulaires, et déprimées en godet dans leur milieu, manifestent une odeur fétide, qui a la plus grande analogie avec celle qu'exhale l'urine des chats ou celle des souris. Ce caractère est si constant, qu'un aveugle même pourrait distinguer le favus de la porrigine par le secours de l'odorat.

Je pourrais encore dire que le favus n'est pas, comme la porrigine, le résultat d'un acte dépurateur de la nature, dont le but final est d'expulser du corps quelque levain morbide. La peau n'est agitée ici par aucun mouvement critique et réparateur; c'est, au contraire, un mode d'infection qui ne saurait être abandonné à lui-même sans laisser les empreintes les plus fâcheuses.

ESPÈCE. *Du favus vulgaire.* Cette espèce est la plus facile à reconnaître. On peut, à l'œil nu, suivre les progrès de sa formation. Il est aujourd'hui bien constaté que la teigne faveuse ne se développe jamais par pustulation, comme on l'a cru si longtemps, et comme on l'a écrit dans plusieurs ouvrages modernes. C'est une excrétion morbide des follicules sébifères qui donne lieu à ces incrustations, dont la configuration singulière étonne les regards de l'observateur. En vertu d'une irritation *sui generis*, et dont il n'est pas toujours facile de dévoiler les causes et la nature, la matière contenue dans ces cystes s'y sécrète en plus grande abondance, s'y amoncelle et s'y coagule, en perdant sa fluidité habituelle. Les premiers maîtres de l'art savaient très bien, du reste, que cette matière n'était, en aucune manière, purulente, puisqu'ils la comparaient au miel des abeilles. Il faut, de nos jours, rendre justice à M. Mahon, qui a très bien aperçu et très bien expliqué ce mécanisme de formation. Les élèves de ma clinique ont multiplié les expériences, et ont suivi avec un curieux intérêt ce mode particulier de développement.

Quand les croûtes rudimentaires du favus commencent à paraître, il n'est pas d'abord très facile de les distinguer; mais bientôt on les voit s'agrandir insensiblement, et manifester une couleur d'un jaune soufré : leur centre se déprime très visiblement en autant de godets; les bords en sont saillans et relevés, ce qui leur donne, comme nous l'avons déja remarqué, une sorte de ressemblance avec les alvéoles des ruches à miel, ou avec les cupules de certains lichens parasites. Il n'est pas rare de voir les cheveux s'échapper à travers les incrustations, qui acquièrent en peu de temps une certaine dimension.

Comme quelquefois les points d'irritation que produit le levain teigneux sont plus ou moins multipliés sur le cuir chevelu, il arrive que les incrustations se joignent par leurs bords, et qu'elles produisent, par leur agrégation ou leur contiguïté, des plaques qui sont comme *gaufrées*, et d'une étendue considérable. L'œil y distingue, en effet, avec facilité, dans chaque croûte, la dépression centrale dont nous avons déjà parlé, qui est l'attribut essentiel et caractéristique de cette espèce de teigne.

Quand on a soin de ne pas trop comprimer la tête par des linges ou par des bonnets, les croûtes sont d'un jaune clair comme celui d'un bâton de soufre; elles conservent, d'ailleurs, très bien leur forme régulière et primitive; mais à mesure qu'elles vieillissent, ou qu'on cherche à les faire tomber par des cataplasmes émolliens, elles deviennent blanchâtres, s'usent, se brisent, et se détachent du cuir chevelu; bientôt on n'aperçoit plus que leurs débris. Quelque soin que l'on prenne de nettoyer le tégument où elles se sont d'abord montrées, elles ne tardent pas à renaître, et constamment avec la même configuration.

Il est des individus chez lesquels les incrustations faveuses se montrent ailleurs que sur le cuir chevelu; on en voit quelquefois paraître au front, aux tempes, aux joues, au nez, sur le menton, aux oreilles, aux épaules, au tronc, sur l'abdomen, aux lombes, aux bras, aux avant-bras; on en remarque au sacrum, sur le devant des deux genoux, etc. Partout où il y a des canaux sébacés et des poils, le favus peut se manifester. Les deux faits que je vais raconter ne sont pas sans quelque intérêt.

Première observation. Un jeune berger, doué d'un tempérament lymphatique, fut abandonné, dès son enfance, par ses parens : il n'avait jamais eu d'autre maladie que la petite vérole, lorsque, à dix ans, il quitta son pays, sans guide, sans destination. Après quelques jours de marche, il se trouva à Amiens, où il se mit à mendier pour subsister. Pendant trois années, il parcourut les campagnes de la Picardie. Il couchait dans les granges, dans les greniers, dans les étables, partout où on voulait bien lui accorder l'hospitalité. Un jour qu'il se servait de son peigne pour se nettoyer la tête, il sentit trois tubercules croûteux à la partie moyenne et supérieure du crâne: il prit le parti de les arracher; mais ces tubercules reparurent quelques jours après; bientôt ils se multiplièrent d'une manière effrayante. Tout son corps était semé de croûtes jaunes excavées à leur centre, et relevées par leurs bords. Quelques unes de ces croûtes étaient déchirées par les mouvemens réitérés du pauvre malade, et n'offraient plus que des tubercules informes. Le malade exhalait une odeur de souris insupportable; il était exténué de maigreur, et avait un appétit dévorant. Qui croirait qu'un être si chétif a été guéri sans le secours d'aucun remède? Tout a disparu par un bon régime, et par le simple usage des bains gélatineux.

Deuxième observation. La maladie faveuse a quelque chose d'étrange qui humilie à ses propres yeux celui qui en est atteint. Rien de si précoce pour l'esprit, rien de si retardé pour le corps, qu'un malheureux enfant qui passa plusieurs mois à l'hôpital Saint-Louis, et y mourut de consomption. Son visage était comme hérissé par les croûtes de cette hideuse teigne, qui tombaient et se renouvelaient à des intervalles indéterminés. Ses camarades l'ayant un jour plaisanté au sujet d'une infirmité si dégoûtante, il en conçut une mélancolie profonde. Dès lors il cessa de sentir les joies de l'enfance. Chose surprenante! depuis ce moment on le vit manifester un penchant très décidé pour le suicide; il fit même plusieurs fois des tentatives pour s'étrangler avec son mouchoir. Un jour, par une sorte d'instinct machinal, et dont il est impossible de se rendre compte, il essaya de se percer le cou avec un couteau de table que la religieuse hospitalière lui avait confié pour couper son pain. A cette époque, il était à peine âgé de neuf ans. Ce fait est peut-être unique dans les annales de l'art. La passion qui surtout l'agitait, était la jalousie, espèce de fièvre, qui, chez les enfans, a tous les inconvéniens funestes de la fièvre hectique, qui amène à pas lents la destruction des organes. Celui-ci ne tarda donc pas à succomber. Nous procédâmes à l'examen du corps: le tégument était pâle, flétri, singulièrement émacié, couvert de rides; quelques incrustations s'étaient déja séparées de sa périphérie; les parties sous-jacentes étaient comme déchirées, et imbibées d'une matière ichoreuse, dont la mort avait desséché la source. Toute l'épaisseur du cuir chevelu était envahie et pénétrée par le levain teigneux. Les bulbes des cheveux, que nous étudiâmes avec soin, présentèrent une disposition ulcérée; mais, ce qui attira surtout notre attention dans la contemplation de ce petit cadavre, c'est l'état d'atrophie et de dessiccation dans lequel se trouvaient les viscères; la rate avait presque disparu, et offrait à peine le volume d'une fève.

Les personnes qui sont atteintes, depuis longtemps, de la maladie faveuse, éprouvent un grand malaise, mais surtout des démangeaisons d'autant plus vives, que le nombre des incrustations est plus considérable. Ils sont particulièrement inquiétés d'une douleur tensive, qu'ils ne parviennent à faire cesser qu'en comprimant la tête avec les deux mains; dans d'autres cas, ils sont tourmentés par un prurit véhément, à tel point, que c'est pour eux une jouissance voluptueuse, de s'écorcher le cuir chevelu avec leurs ongles; mais ensuite arrive une vive douleur, et les poux, qui pullulent en nombre incalculable sous les croûtes, viennent ajouter à ce genre de torture; toutes les cavités en sont pleines, et la surface du cuir chevelu en est tellement infectée, que la masse entière des tubercules et de la peau semble agitée de leur mouvement; sous ce couvercle horrible réside une sanie putride qui ronge les cheveux jusque dans leurs bulbes, qui consume le tissu muqueux voisin, qui menace jusqu'à la substance osseuse du crâne. Quelques malades sont en proie à des douleurs nocturnes et atroces; quelques autres tombent dans une maigreur funeste, qui arrête les progrès de leur développement.

C'est surtout lorsque le favus s'est manifesté dès la naissance, ou lorsqu'on a négligé long-temps les moyens applicables à sa curation, que ses ravages sont considérables. C'est alors qu'on voit des abcès se former dans le cuir chevelu; on voit également survenir des engorgemens à la région cervicale et sous les aisselles; les oreilles s'enflent parfois, et se tuméfient d'une manière monstrueuse; les paupières, irritées, sont rouges et larmoyantes; une odeur fétide et repoussante s'exhale des incrustations, qui bientôt se touchent par leur circonférence. Les anciens cheveux tombent déracinés; ceux qui les remplacent sont blancs, flasques, s'allongent à peine; leurs couches, claires et fines, ressemblent à une matière lanugineuse; l'esprit n'est apte à aucun travail intellectuel; le corps n'est propre à aucun exercice physique.

Enfin, j'ai vu quelquefois cette effroyable maladie attaquer généralement les plus précieuses sources de la conservation humaine, et retarder extraordinairement le développement organique de la puberté. C'est ce que j'ai surtout observé chez le nommé Hilaire Frévin, menuisir de profession. Ce jeune homme, qui parcourait alors sa vingt et unième année, n'avait encore aucun des signes qui caractérisent la virilité; ses parties génitales étaient d'un très petit volume; et on n'y apercevait aucun vestige de poils; sa voix était claire comme celle d'un enfant de douze ans; sa taille était exiguë. Hilaire Frévin était né avec la teigne faveuse, et son père s'en trouvait encore affecté. Il est à remarquer qu'un phénomène absolument identique s'est manifesté sur deux jeunes filles, dont l'une avait plus de seize ans, et l'autre vingt; toutes deux paraissaient n'en avoir que dix à douze; elles se trouvaient dans un état d'amaigrissement déplorable, et, chez elles, aucune ombre de menstruation ne s'était encore opérée. Il y avait des plaques faveuses sur différentes parties du corps; les glandes cervicales étaient tuméfiées; et cette affection se manifesta, dit-on, chez ces deux jeunes personnes aussitôt après leur naissance. Nous remarquions que, comparées l'une à l'autre, elles présentaient absolument la même stature, quoique d'un âge bien différent.

M. Mahon a rapporté un fait non moins curieux que ceux que je viens de citer : il s'agit d'un petit garçon, âgé de quinze ans, affligé, depuis son enfance, d'une éruption faveuse, dont aucune méthode curative n'a pu le délivrer. « Cet individu, dit textuellement M. Mahon, au lieu d'être retenu dans une espèce d'enfance perpétuelle, a été, pour ainsi dire, lancé brusquement à l'autre extrémité de la vie; ses cheveux sont blancs; sa taille, assez élevée, a toute l'habitude de la caducité; les rides profondes qu'amènent les années sillonnent son visage, et tous ceux qui l'ont vu l'ont pris d'abord pour un petit vieillard de soixante-dix ans. » M. Richard, chirurgien en chef de l'hospice de la Charité de Lyon, a, dit-on, fait peindre cet être, si tristement dégradé, et le conserve dans sa collection.

Un accident qui mérite la plus grande attention de la part des pathologistes, est l'altération qui survient quelquefois dans les ongles. Ce phénomène a été fréquemment observé par nous à l'hôpital Saint-Louis, et jadis par M. Pinel à l'hospice de la Salpêtrière. Murray, de Gottingue, a aussi cité le cas d'une jeune fille atteinte d'une difformité remarquable, et de la décoloration de l'ongle du petit doigt de la main gauche. En coupant cet ongle avec un couteau, on en faisait jaillir une humeur glutineuse, semblable à celle qui s'échappait de sa tête, déja infectée de cette suppuration faveuse. Plusieurs auteurs ont noté ce singulier phénomène, qui paraît avoir du rapport avec ce qui se passe dans le trichoma.

ESPÈCE. *Du favus scutiforme.* Cette espèce, très connue en Angleterre, et communément désignée dans ce pays sous le nom de *ringworm*, à cause de sa configuration circulaire, a été particulièrement l'objet des recherches de M. Samuel Plumbe. (*A pratical Essay on ringworm of the scalp*). C'est un amas d'incrustations formant, dans l'épaisseur du tégument malade, comme des *médaillons* ou *écus circonscrits ;* de là vient que certains auteurs qualifient cette éruption du titre de *nummulaire ;* d'autres l'appellent *annulaire.* C'était, depuis long-temps, le *favus squarrosus* de l'hôpital Saint-Louis. Les incrustations qui se forment de cette façon sont beaucoup plus saillantes vers les bords que dans le milieu des plaques.

M. Mahon, qui a beaucoup observé cette éruption dans le midi de la France, où elle est plus fréquente qu'à Paris, pense qu'aucun motif plausible ne saurait légitimer son introduction comme espèce dans le groupe des dermatoses teigneuses. J'avoue que je ne puis adopter rigoureusement cette opinion; car il suffit qu'un fait se reproduise d'une manière constante, pour qu'il obtienne, à mes yeux, une existence historique. J'en parle donc ici d'autant plus volontiers, que quelques personnes ont paru considérer cette maladie comme un accident de la porrigine granulée, et qu'il est essentiel de l'en distinguer.

Comparez néanmoins avec attention le *favus vulgaris* avec le *favus scutiformis*; vous verrez que les mêmes élémens chimiques résultent de l'examen des produits; vous verrez aussi que leurs produits morbides extérieurs offrent la même odeur, la même couleur, seulement à un degré plus faible. Si les dépressions centrales n'existent point ici comme dans le favus, déja décrit, c'est, sans doute, parce que les follicules sébifères, se trouvant trop resserrés et trop contigus dans chaque plaque aréolaire, se compriment mutuellement et se déforment par un contact réciproque. Au surplus, ce que j'énonce à cet égard n'est qu'un doute que je propose aux observateurs qui me succéderont. M. Baudelocque, agrégé en exercice près de la Faculté de Médecine de Paris, s'est déja occupé avec succès de cette curieuse recherche.

La configuration qu'affectent les plaques annulaires, tient manifestement à la disposition tortueuse des vaisseaux, d'où elles empruntent leur nourriture et la matière de leur sécrétion. On sait que toute inflammation des surfaces cutanées ne se propage jamais en ligne droite; elle suit nécessairement les circonvolutions des nerfs et des capillaires superficiels : c'est ce qu'on observe journellement dans le mode de développement de l'*herpes furfuraceus circinatus*, dans les phénomènes extérieurs de la lèpre, même dans le cours des exanthêmes aigus, tels que la variole, la rougeole, la scarlatine, etc.

M. le docteur Mallat, notre élève à l'hôpital Saint-Louis, a procédé à des recherches fort intéressantes sur la disposition physique des parties affectées dans le genre que nous décrivons : il a examiné avec beaucoup d'attention la petite capsule symétrique dans laquelle se trouve comme enchâssée l'incrustation faveuse. Les bords de cette capsule, formés par l'épiderme à sa circonférence, sont relevés et comme hypertrophiés; on aperçoit au fond le tissu réticulaire mis à nu; quand les points d'irritation teigneuse se multiplient, et que les incrustations deviennent de plus en plus confluentes, il arrive alors que les éruptions nouvelles, en se développant, compriment les anciennes. Les tissus sous-jacens deviennent, par cette constriction, de plus en plus proéminens; ils se gorgent de fluides; ils *font comme hernie* à travers les croûtes environnantes, si l'on peut se permettre cette expression, qui rend si bien compte de l'accident dont il s'agit. Ils sont comme étranglés à leur base, qui représente, en cette circonstance, un pédicule tout-à-fait analogue à celui d'un champignon charnu. C'est à ce mode particulier de végétation que M. Mallat propose de donner le nom de *teigne faveuse fongoïde*. On ne saurait, du reste, qu'approuver ceux qui, comme cet estimable observateur, tiennent un compte fidèle des plus légères variations de forme dans les actes morbides de l'organisation corporelle; car ces variations proviennent souvent de l'idiosyncrasie, du tempérament, du jeu plus ou moins animé des organes qui sécrètent les humeurs. Ce sont, d'ailleurs, les détails particuliers qui font arriver le praticien aux vraies méthodes curatives dans les sciences d'observation. Ainsi procède une bonne analyse: il faut diviser pour bien apprendre.

Le favus scutiforme se présente rarement à l'hôpital Saint-Louis; cependant l'année qui vient de s'écouler nous a mis à même d'en recueillir plusieurs exemples, que nous avons successivement montrés à nos élèves, entre autres celui d'une jeune demoiselle, dont les yeux étaient entourés circulairement, et, pour ainsi dire, emprisonnés au milieu d'une rangée symétrique d'incrustations d'un blanc jaunâtre. Le cuir chevelu présentait aussi des disques qui avaient tous une forme ronde, concave dans leur centre; leur contour était un peu proéminent, et quelques uns de ces disques bordaient le front et les tempes.

Telle est la description succincte des deux espèces qui se rattachent très visiblement au genre très anciennement désigné sous le nom de *favus*. Les nécroscopies ne sont peut-être pas d'une grande ressource pour nous éclairer sur la nature de cette affection. En effet, il est si facile de se méprendre, quand il s'agit d'apprécier sainement les lésions essentielles qui se montrent en semblable cas, et dont la plupart sont tantôt accidentelles, tantôt sympathiques. Nous n'avons pourtant pas négligé ce moyen de recherches. Plusieurs cadavres d'individus qui ont succombé à la teigne faveuse ont été soumis à des examens particuliers dans l'hôpital Saint-Louis. En général, le derme est rouge, et le tissu réticulaire souvent ulcéré; la peau se trouve fendillée, excoriée partout où il y a des plaques faveuses; mais la maladie, dans ses progrès, porte surtout son activité pernicieuse sur les ganglions lymphatiques du mésentère; on trouve quelquefois des chapelets de glandes endurcies dans toute la région cervicale. Les os deviennent d'une friabilité extrême, et le moindre effort peut les briser. Je procédai, il y a quelques années, à une autopsie cadavérique, de concert avec feu M. le docteur Beauchène, alors chef des travaux anatomiques à l'École de Paris: nous constatâmes que le tissu osseux avait été singulièrement altéré par cette diathèse morbide. Les os pariétaux, ainsi que l'os frontal, soumis à une ébullition prolongée, avaient acquis beaucoup d'épaisseur; leur lame externe était enlevée, et le tissu spongieux se trouvait à découvert.

En consultant des registres qui étaient alors tenus à l'hôpital Saint-Louis, nous pourrions rapporter d'autres détails. Chez une fille âgée de vingt-cinq ans, morte des suites du favus, nous eûmes occasion de remarquer une émaciation singulière de tous les membres, des maculatures profondes qui désignaient les points où avaient existé les incrustations de la teigne. Les tégumens, ridés et flétris, étaient d'un gris sale dans toute leur surface; les ongles des doigts et des orteils étaient déformés, épaissis et rugueux. Cette fille n'avait jamais été menstruée; ses mamelles n'avaient reçu aucun développement; aucun signe n'indiquait, d'ailleurs, qu'elle fût parvenue à l'état de puberté. Nous avons remarqué des accidens analogues chez une femme âgée de trente ans, et qui paraissait n'en avoir que vingt. Elle mourut dans la consomption, après avoir été mariée pendant quelques mois. Ici tous les viscères étaient amoindris, mais non altérés dans leur texture; les poumons présentaient une masse de tubercules qui étaient en pleine suppuration; les côtes se cassaient avec une extrême facilité.

ÉTIOLOGIE.

Nous ne rapporterons point ici les opinions de nos prédécesseurs sur les causes organiques qui favorisent le développement du favus ; les uns l'attribuent à une bile dégénérée ; les autres, à des humeurs âcres, acides, alcalines, etc. Plusieurs auteurs accusent un sang vicié et corrompu, qui existait, soit chez les parens, soit chez les nourrices. Mes élèves pourront lire et méditer ce qui a été écrit sur ces causes prédisposantes par Paracelse, Sylvius, Muller, Hoffmann, Fernel, Capivaccius. Ils pourront également consulter ce qui a été dit plus récemment par Murray, Undervood, Luxmore, Duncan et Bosquillon. Mais, dans un livre consacré à l'exposition des vérités les plus exactes, éloignons-nous des hypothèses.

La disposition à manifester les symptômes du favus paraît se transmettre héréditairement, si nous en croyons du moins les renseignemens fournis au sujet d'un grand nombre d'enfans présentés à l'hôpital Saint-Louis. Nous avons vu un septuagénaire couvert d'incrustations ; deux de ses fils, quoique adultes, portaient aussi le même mal. Les deux tiers des individus qu'on a occasion de rencontrer dans les hôpitaux, sont venus au monde avec le germe du levain teigneux : c'est l'amour-propre des parens ou celui des malades qui fait qu'on rapporte toujours à une communication extérieure une affection qui inspire tant de dégoût et de répugnance.

Le favus est-il contagieux ? Il faut convenir qu'il y a dans les livres une singulière exagération dans les faits que l'on allégue pour prouver ce mode de communication. On va jusqu'à dire que ce mal peut s'inoculer dans plusieurs endroits du corps par le seul acte d'un enfant qui se gratte avec des doigts imprégnés de l'humeur teigneuse; Willan et Bateman racontent même qu'il a été transmis à cinquante élèves d'une école, pour lesquels on se servait du même peigne pour nettoyer leurs cheveux. M. Mahon prétend, d'une autre part, avoir contracté des boutons faveux, pour avoir peut-être trop négligé de se laver les doigts et les mains après la terminaison de ses divers pansemens. Un praticien, dont je fais grand cas, parle d'une mère qui eut le même sort pour avoir lavé, pendant quelque temps, la tête de son enfant avec une décoction émolliente; il ajoute même que cet enfant communiqua sa teigne à ses deux sœurs, avec lesquelles il se trouvait habituellement.

Voilà, certes, des autorités puissantes; et pourtant des doutes singuliers nous restent au sujet de ce qu'on a avancé à cet égard. En effet, nos élèves ont souvent tenté d'inoculer, en notre présence, le produit de l'incrustation faveuse, sous plusieurs formes, et en variant les procédés. Le plus souvent il n'en est rien résulté; dans d'autres cas, il est survenu une inflammation passagère qui s'est bientôt évanouie; parfois, une suppuration semblable à celle qui pourrait s'établir par tout irritant mécanique, ou par l'insertion d'une substance étrangère dans le tégument. Rien de régulier dans l'organisation de la croûte, qui ne s'est montrée ni jaune ni alvéolée; pour obtenir un tel résultat, il faut donc une prédisposition physique dans l'économie, qu'on ne rencontre que très rarement.

Si j'en juge d'après les nombreux malades qui se sont présentés à moi, et dont j'ai recueilli l'histoire, pendant un grand nombre d'années, c'est la mauvaise alimentation, c'est la disette, c'est la famine, c'est la qualité pernicieuse de l'eau dont on fait usage, qui engendrent le favus; c'est l'air infect et corrompu de certains lieux qui détermine cette effroyable maladie, rivale de la lèpre, et qu'on comparait à elle dans l'antiquité. Cette vérité est hors de toute contestation pour ceux qui savent que la peau, physiologiquement considérée, n'est pas seulement une *enveloppe*, qu'elle est à la fois l'organe assimilateur, l'organe excrémentitiel, le poumon de la vie extérieure.

Veut-on connaître les circonstances qui favorisent le développement du favus, il suffit de visiter les maisons de travail et de correction, où tant d'enfans des deux sexes se trouvent si resserrés, et, pour ainsi dire, accumulés; de pénétrer dans ces prisons où l'on n'aperçoit le jour que par des lucarnes, où l'air qu'on respire n'est qu'un méphitisme continuel; c'est là qu'on rencontre très souvent le favus. « C'est peu, disait le célèbre Cirillo, de priver l'homme de sa liberté, on lui ôte même la lumière, et on anticipe sur son tombeau. » Les indigens, qui habitent des rues étroites et boueuses, où tous les genres de misère sont réunis; les porteurs d'eau, les voituriers, les revendeurs, les bergers, qui couchent dans les granges ou dans les étables, avec des chevaux, des bœufs, des pourceaux, des dindons, des poules, et qui vivent dans leur atmosphère ammoniacale;

les vendeurs de poisson, les pêcheurs, qui ont constamment les jambes dans les rivières, et leurs habits mouillés, sont particulièrement affectés par ce genre de teigne. Toutes ces causes dégradent manifestement les sécrétions et les excrétions cutanées, dont l'exercice contribue d'une manière si puissante à l'entretien régulier de la vie.

CURATION.

Occupons-nous maintenant de la méthode curative qui convient au favus. Je commence d'abord par faire observer que c'est une maladie considérable, et d'un caractère rebelle; qu'on ne saurait accomplir son traitement d'une manière violente et précipitée. En général, tout procédé de thérapeutique qui n'aurait pour objet que des topiques actifs serait infructueux, et même nuisible. En effet, on a presque toujours à combattre un mode d'inflammation chronique, entretenu par une disposition héréditaire. Cette considération majeure doit engager les praticiens à préparer les malades à la guérison par un bon régime, par des boissons rafraîchissantes et des bains prolongés. Je me réjouis d'avoir, le premier, banni de l'hôpital Saint-Louis un moyen aussi barbare que celui de la *calotte*, dont nous avons déja fait mention au sujet de la porrigine. Tout a été heureusement changé de nos jours.

Quand on veut traiter le favus, il faut d'abord

examiner s'il est récent ou invétéré. Dans le premier cas, j'ai expérimenté qu'on pouvait le faire disparaître par les moyens les plus simples, par l'emploi réitéré des bains d'amidon ou de gélatine. Souvent même ces bains pourront être imprégnés de quelque substance minérale; les sulfureux alcalins, qui se distinguent par leur solubilité, sont préférables : on prescrit en même temps l'usage intérieur des eaux d'Enghien, les sucs des plantes fraîches, particulièrement du trèfle d'eau, du pourpier, du cresson de fontaine, etc.; on donne aussi des bouillons composés avec des grenouilles; la chair de tortue, celle de poulet, et autres substances douces, qui changent la nature du corps et épurent l'économie des humeurs viciées; car, nous ne sommes plus au temps où des solidistes outrés s'obstinaient à nier toute altération dans les fluides du corps vivant. Dans cette affection, les phénomènes qui frappent la vue et l'odorat disposent à l'opinion contraire.

Si pourtant le favus a fait de grands progrès, s'il a porté une atteinte plus ou moins vive à la constitution du malade, on peut recourir à des moyens plus efficaces, en les employant néanmoins avec une sage et judicieuse lenteur. On peut employer, comme topique, la pommade dont il a été déja question au sujet de la porrigine. C'est une certaine quantité de soude d'Alicante bien pulvérisée, avec un tiers de carbonate de chaux, que l'on fait mêler, et qu'on emploie dans la proportion d'un ou de deux gros par once d'axonge; on se sert ensuite de cette pommade tous les jours, ou tous les deux jours, selon qu'on le juge convenable; mais, avant l'application du topique, il convient préalablement de ramollir les croûtes faveuses par des cataplasmes, et d'en avoir même tout-à-fait débarrassé les cheveux, afin de mieux atteindre le siége du mal. Cette pommade, habilement administrée, change, sans doute, le mode d'irritation morbide qui a déterminé le développement du favus; car, à la longue, le cuir chevelu, qui était d'un rouge intense, ne tarde pas à blanchir sous l'influence du remède; les démangeaisons s'affaiblissent, et finissent par se dissiper entièrement. Très souvent, pour que le topique agisse d'une manière plus efficace, on emploie la poudre sous forme sèche et pulvérulente, et sans excipient, comme cela se pratique dans la porrigine; car on présume que le corps gras dont elle est enveloppée arrête, jusqu'à un certain point, son action.

On peut, dans quelques cas, substituer à la poudre alcaline d'autres substances médicinales, qui ne sont pas sans valeur; telles sont: les poudres de manganèse, de charbon de terre, de cinabre, etc., qu'on incorpore également dans de la graisse de porc. MM. Biett, Cazenave et Schédel ont fait des essais louables avec l'iodure de soufre, et, en dernier lieu, nous avons retiré quelques avantages de l'emploi de l'iodure de plomb, qu'on fait incorporer dans la proportion d'un gros dans une once d'onguent rosat. La pommade de goudron et de fleurs de zinc a été salutaire. On ne peut se rappeler sans effroi la composition de l'emplâtre qu'on employait du temps d'Ambroise Paré : on y faisait entrer à la fois l'ellébore, l'orpiment, la litharge, le vitriol, l'alun, la chaux vive, les cendres gravelées, le mercure éteint dans de la graisse, en y mêlant le vinaigre concentré, la poix de Bourgogne, la cire, etc. Qui pourrait être tenté de remettre en crédit cette monstrueuse composition ?

Ne croyons pas, du reste, qu'il soit toujours facile de guérir le favus; c'est souvent le genre de teigne qu'il faut combattre avec le plus de persévérance, et en même temps avec le plus de précaution. Quand les jeunes personnes ont de l'embonpoint, on applique des cautères, et autres exutoires; on les place dans des parties éloignées de la tête, pour favoriser leur action dérivative. Il ne suffit pas, d'ailleurs, de faire disparaître les symptômes extérieurs, il faut que la guérison soit sûre, et qu'elle n'entraîne après elle aucune suite fâcheuse; ce serait peut-être ici le cas de rappeler les effets, parfois bien tragiques, d'une médecine trop téméraire; Valescus de Taranta parle d'un enfant de douze ans, auquel on avait appliqué un topique contenant de l'arsenic et de la moutarde : il fut trouvé mort dans son lit. Consignons ici une phrase de Kœmpff, au sujet de la cure du favus : *Ex nostrâ igitur sententiâ, longam quamvis tædiosam, securam tamen et certam inire methodum, vel prudenti expectatione negotium hoc tempori committere consultissimum est : natura enim quæ optima morborum medicatrix, non vult cogi nec pelli, sed manu duci.*

GENRE IV.

TRICHOMA. — *TRICHOMA.*

Plica polonica, affectio sarmatica, ciragra polonica, capillitium intricatum, tricæ capillorum, morbus cirrorum, cirrorum conglutinatio, implicatio des auteurs. Les noms sont aussi singuliers que la maladie ; on a dit aussi *plica mas, plica femina, plica filia ; polnisch koltun, koltect* des Lithuaniens ; *gozdziec, gozdz* des Polonais ; *weichsel-zopff, wichtil-zopff, haaren-flechten, haaren-locken, juden-zoepffe, verwirrete haar-zopff* des Allemands.

Teigne endémique, précédée le plus souvent de céphalalgie, et d'une desquamation furfuracée du tégument épicranien ; se manifestant tantôt par des douleurs articulaires, tantôt par l'atrophie des ongles, et l'entrelacement insolite des cheveux, qui se divisent par mèches séparées, ou se réunissent pour former une masse compacte, avec exhalation fétide, et parfois comme sanguinolente.

Pour éviter certaines erreurs, il est essentiel de diviser le genre en deux espèces, le vrai et le faux trichoma. On explique ainsi les contradictions singulières dans lesquelles sont tombés certains auteurs, dont les uns n'ont pas observé, et les autres ont mal observé :

A. Le trichoma vulgaire (*trichoma vulgare*). Le trichoma est assurément, dans un grand nombre de cas, une affection *sui generis* : en deux circonstances, j'ai pu présenter aux élèves qui suivaient ma clinique des individus atteints de ce mal affreux; ils ont eux-mêmes interrogé, constaté les symptômes; nul d'entre eux n'a douté de la réalité de ses phénomènes; les douleurs atroces qui parfois le caractérisent ont lieu principalement dans les racines des cheveux : j'en offrirai plus bas le triste tableau.

B. Le faux trichoma (*trichoma spurium*). Cette espèce n'est point le résultat d'un état morbide; c'est plutôt un accident de malpropreté. Dans certaines maladies, par exemple, il se fait une abondante exhalation vers le cuir chevelu, et si l'on néglige de peigner la tête, on observe souvent de ces fausses pliques, qu'on a toute la peine du monde à démêler quand la santé est rétablie. C'est ce que j'ai vu moi-même maintes fois dans les hôpitaux, particulièrement chez les femmes en couche, à la suite des longues péritonites, des fièvres typhoïdes, etc.

Lorsque mes élèves liront ce qui a été écrit sur les phénomènes du trichoma, ils ne tarderont pas à s'apercevoir que beaucoup d'auteurs se sont livrés aux exagérations les plus absurdes, souvent même en adoptant des opinions contraires. Ils pourront néanmoins consulter avec avantage ce qui a été publié par Hercules Saxonia, Schultz, Spondanus, Cromerus, Hirschel, Stabel, Bonfigli, Fischer, Davisson, Bachstrom, Lüttcke, Vater, Cressius, Lembke, Meyr, Sander, Vicat, Bréra, J. Franck, et M. le docteur Wolff. Feu Delafontaine, a aussi dirigé ses recherches sur cette maladie singulière (*chirurgisch-medicinische Abhandlungen vershiedenen inhalts Polen Betreffend*); et, en dernier lieu, pendant les guerres mémorables de Napoléon, MM. R. Chamseru, Larrey, Gasc et Chaumeton, ont émis des opinions diverses qui ont donné carrière à des discussions intéressantes.

TABLEAU GÉNÉRAL DU GENRE

ET DE SES ESPÈCES.

Le trichoma est une phlegmasie chronique des cystes pilifères du cuir chevelu, qui donne lieu à la sécrétion morbide d'une matière visqueuse, d'où dérivent en grande partie les phénomènes que nous allons décrire. Cette affection se rattache manifestement au groupe des dermatoses teigneuses. Je ne suis pas le seul qui ait eu l'idée d'opérer ce rapprochement; déja la plupart des observateurs qui ont suivi la marche de cette endémie ont exprimé la même opinion.

On m'a reproché d'avoir donné trop d'extension à ce genre dans les premières éditions de mes ouvrages; d'avoir trop insisté sur des faits qui ne sont d'aucune importance pour la thérapeutique. J'estime donc que je dois me restreindre dans l'exposition des phénomènes d'une maladie sur laquelle on a émis tant d'assertions contradictoires.

Le nom que porte cette singulière affection lui vient de ce que les cheveux s'entortillent et s'agglutinent d'une manière presque toujours inextricable, en formant des mèches, des queues, des touffes ou des masses, qu'il est impossible de démêler. Cet accident se remarque surtout en Pologne, en Lithuanie, en Hongrie, en Transylvanie, en Prusse, en Russie, et dans la Grande-Tartarie; on l'a observé en Suisse, en Alsace, dans le Brisgaw et dans la Belgique. Le trichoma ne se montre point en France; ils est généralement inconnu dans les climats chauds. Quelques voyageurs attestent néanmoins que certains Indiens, qui boivent des eaux corrompues, sont sujets à une maladie analogue; leurs cheveux se contournent, s'entremêlent, et il en suinte une sérosité fétide.

ESPÈCE. *Du trichoma vulgaire.* Cette maladie se manifeste d'ordinaire par un abattement et une sorte d'engourdissement dans tous les membres, par des douleurs vagues dans les articulations, qui gagnent ensuite les omoplates, l'épine du dos, et s'étendent bientôt à la région postérieure du cou et de la tête. Le soir, il se manifeste un accès fébrile qui se prolonge très avant dans la nuit, et se termine par une sueur visqueuse, gluante et excessivement fétide; le matin, le pouls est naturel; il y a une sorte de rémission dans les symptômes.

Aux douleurs articulaires dont je viens de parler se joignent un tintement d'oreilles très pénible, une céphalalgie atroce, que les malades cherchent vainement à calmer par des narcotiques : il y a un sentiment de pesanteur autour des orbites, et de resserrement très incommode dans la partie postérieure du cuir chevelu. Bientôt un phénomène extérieur et très surprenant se déclare ; les cheveux se mêlent, s'agglutinent, se séparent en faisceaux ; on les voit s'arranger en petites cordes tournées en spirale, en sorte que la tête paraît quelquefois environnée d'un amas de couleuvres effrayantes, qui rappellent l'existence fabuleuse des Gorgones. On assure même que ces cordes peuvent s'allonger comme des queues, qui atteignent les jarrets, et quelquefois pendent jusqu'à terre. Il est certain qu'on voit quelquefois les cheveux se hérisser, comme les poils d'une bête fauve, ou comme les soies qui se dressent le long du cou des pourceaux et des sangliers. Enfin, il arrive, dans quelques cas, que les cheveux s'entassent en masses globuleuses ou informes, qui deviennent des fardeaux pour ceux qui les portent. Conor rapporte l'exemple d'une plique si large, qu'elle couvrait les épaules comme un manteau. Les poux fourmillent au milieu de ces touffes villeuses : à la base de ces touffes, on voit une grande quantité d'écailles furfuracées.

Voilà, sans doute, un tableau bien exagéré des phénomènes du trichoma, si on compare ces accidens à ceux qu'on remarque aujourd'hui dans cette même affection ; mais l'étonnement diminue, si l'on songe combien les ressources de l'hygiène se sont agrandies et perfectionnées de toutes parts, combien surtout le développement de la civilisation a diminué les maux de l'espèce humaine. Le trichoma a eu aussi sa part dans l'heureuse influence qui s'est exercée sur les crétins et les lépreux, jadis si répandus dans toutes les contrées du globe, depuis que tout se combine dans l'intérêt de l'utilité générale, et qu'on donne plus d'importance au régime diététique, et à tous les moyens de salubrité.

Le trichoma a ceci de commun avec la teigne, qu'il n'attaque pas uniquement le cuir chevelu; il se manifeste également dans les autres parties du corps qui sont pourvues de poils : il peut donc survenir au menton, aux aisselles, sur la région sternale, et surtout aux organes de la génération, chez les deux sexes. Il s'introduit souvent jusque dans les ongles des mains et des pieds, particulièrement chez les individus qui sont chauves: l'analogie de structure de ces organes avec les cheveux explique facilement cette dégénérescence. Ces organes s'épaississent, et offrent beaucoup d'aspérités au toucher; ils deviennent jaunâtres, livides, noirs, ou quelquefois crochus. Cette altération des ongles n'arrive que long-temps après celle des cheveux et des poils.

Toutes ces déformations physiques et extérieures que nous venons de signaler sont causées et entretenues par une sécrétion extraordinairement abondante qui suinte des parties couvertes de villosités; sécrétion qui constitue le matériel de la plique proprement dite. En effet, ce sont les cheveux qui l'exhalent, ainsi que l'ont constaté des observations microscopiques. On a vu que les extrémités des canaux capillaires laissaient échapper une sorte de rosée ou vapeur qui se déposait et se condensait dans leurs interstices. Cette matière est ichoreuse et sanguinolente ; l'odeur en est très fétide ; elle a du rapport avec celle de la graisse rancie, comme celle de la porrigine : il est vrai que cette odeur varie dans quelques circonstances. Un médecin polonais prétend avoir vu, chez une jeune demoiselle, une plique aux aisselles, qui était très aromatique, et qui répandait le parfum de l'ambre.

Jusqu'à présent, je n'ai retracé que les phénomènes les plus ordinaires du trichoma ; mais cette affection prend diverses physionomies, et dès lors le caractère de ses symptômes paraît entièrement subordonné à la direction de la matière trichomatique dans l'économie animale. Fait-elle son irruption vers l'organe cérébral, des accès épileptiques se déclarent ; les malades sont foudroyés par l'apoplexie ; quelquefois ils sont en proie à des transports maniaques. On cite l'exemple d'une femme qui avait éprouvé une violente frénésie, avec fièvre aiguë, et un délire furieux. Ces désordres ne cessèrent que quand les cheveux commencèrent à se pliquer.

Si le transport métastatique s'opère vers le système de la respiration, il détermine l'asthme, les crachemens de sang, la consomption pulmonaire, le catarrhe suffocant ; s'il se dirige vers l'estomac et les intestins, on voit arriver le flux dysentérique, la diarrhée, les coliques ; la faculté digestive peut se pervertir. Il se manifeste, chez certains individus, un penchant irrésistible pour les boissons spiritueuses, des goûts bizarres et dépravés; chez les femmes, la menstruation est interrompue, et communément elle ne reprend son cours régulier et périodique que lorsque le trichoma revient se manifester à la tête.

Je n'ai jamais eu l'occasion de remarquer les phénomènes du trichoma chez les quadrupèdes. N'a-t-on pas exagéré les faits que l'on rapporte à cet égard? On assure que, dans certains cas, les chevaux perdent leur courage et leur vivacité, qu'ils sont incapables de tout travail, qu'ils refusent de manger, mais qu'ils sont tourmentés par une grande soif. On ajoute que, dans certaines circonstances, le trichoma imprime une si grande altération au bétail, que les bouchers refusent d'acheter les bœufs pour la consommation des villes. Les pelletiers et les corroyeurs ne réussissent jamais à donner à leur peau l'apprêt convenable. La corne de ces animaux est tellement détériorée, qu'il est difficile de la faire servir à la fabrication des objets de commerce et d'utilité.

Je viens de rapporter les principaux phénomènes qui caractérisent la marche du trichoma : terminons cette description par l'histoire de Thomas Quart, dit *le Gueux*, qui a été jadis observé par nous et par nos élèves. Cet homme était Polonais, né à Belséjour, village voisin de Varsovie, d'une femme du pays, et d'un Français qui était attaché au service du roi Stanislas, en qualité de tapissier. Quart était âgé de quarante-cinq ans, très robuste, d'une constitution marquée par la prédominance bilieuse : il avait un air sinistre, et était toujours affamé ; sa barbe était longue et touffue ; ses sourcils, épais et arqués, lui donnaient un aspect sombre et farouche. Il s'occupait continuellement à ramasser des chiffons dans les rues, ou demandait l'aumône, quand cette ressource ne lui suffisait pas pour vivre. Thomas Quart, doué d'un physique véritablement pittoresque, semblait se complaire dans une malpropreté dégoûtante ; il aimait passionnément à boire et à s'enivrer ; et, lorsqu'il avait un peu plus d'argent qu'à l'ordinaire, il consumait en un instant la somme qui aurait pu le faire subsister pendant plusieurs jours. Il avait une aversion invincible pour le travail, trouvant, d'ailleurs, sa condition très heureuse. Dans les premiers temps où j'eus occasion de le voir, les longs poils de sa barbe ne s'étaient point encore pliqués, et il se mettait aux gages des peintres pour leur servir de modèle. Thomas Quart avait éprouvé, vers l'âge de trois ou quatre ans, une teigne muqueuse très abondante qui avait provoqué la chute de tous ses cheveux. Cependant, avec le temps, ils repoussèrent, et, lorsqu'ils eurent atteint une longueur considérable, ils se pliquèrent. La révolution de Pologne survint : cet homme se réfugia en France à l'âge de dix-huit ans, pour y exercer l'état de son père. Vers ce même temps, il se laissa choir du haut d'un arbre ; on le porta à l'Hôtel-Dieu. A peine fut-il rétabli de son accident, qu'il prit le parti de se faire ermite dans la forêt de Senart. L'ordre du couvent dans lequel il entra n'admettant ni les cheveux ni la barbe, on le rasa. Il resta dans cette solitude jusqu'à l'âge de trente ans, s'occupant des travaux de la campagne. Mais voici une autre chaîne de malheurs : son monastère ayant été détruit au commencement des troubles politiques qui vinrent agiter la France, il tomba dans la plus affreuse indigence. Le peu de soin qu'il prit de sa tête, et la honteuse crapule dans laquelle il vécut depuis ce temps, le replongèrent dans un abîme de maux. Les douleurs céphaliques recommencèrent, et le malade éprouva un tiraillement, une raideur dans tout le cuir chevelu, qui l'empêchaient de mouvoir son cou. Il prit alors la résolution de se faire couper les cheveux et la barbe, ce qui s'exécuta sans accident fâcheux; il subit jusqu'à trois fois, et toujours impunément, la même opération. La première fois que je le vis il avait uniquement, autour de sa tête, une couronne composée de cinquante mèches pliquées, mêlées et agglutinées, au moyen d'une matière grasse, onctueuse et très fétide. Leur arrangement ne pouvait être mieux comparé qu'à la texture d'un feutre. Ces mèches, assez longues pour couvrir une partie de la face, étaient à peu près de la grosseur du petit doigt; quelques unes d'entre elles étaient très petites à leur pointe, et semblaient se rapprocher à leur base pour former des faisceaux plus considérables : elles étaient noueuses et contournées. Je fis dessiner ce bizarre individu : il avait au menton six pliques remplies de poux. Il exhalait une odeur si repoussante, que personne ne voulait le loger. Tous les traits de sa physionomie étaient altérés par la maigreur; sa voix était faible et rauque; il mendiait son pain par des sons plaintifs et entrecoupés; il expectorait sans effort une matière puriforme; une soif inextinguible le dévorait, et le contraignait à faire des excès dans la boisson, à s'enivrer de vin, de bière et de liqueurs spiritueuses. Ses jambes, chancelantes, pouvaient à peine le supporter dans les rues; sa peau était devenue sale et comme terreuse depuis qu'il couchait sur des fumiers. Il fut un temps moins malheureux pour son existence, où il s'avisa d'établir une sorte de spéculation sur les pliques de sa tête; il les coupait, et les donnait pour un peu d'argent aux élèves de l'École de médecine, pour lesquels il était devenu un objet d'étude et d'observation.

ESPÈCE. *Du faux trichoma.* Il a bien fallu faire cette distinction, puisqu'il est des auteurs qui ont nié l'existence de la plique, puisqu'ils ont prétendu que cette affection était purement factice, et qu'il fallait uniquement l'attribuer à la négligence absolue de tous les soins de propreté chez le peuple polonais. Cette opinion a été anciennement soutenue par Chirac, qui, du reste, n'en parlait que sur la foi d'autrui. De nos jours, Roussille-Chamseru a reproduit cette assertion. C'est même ici le cas de rappeler la Thèse soutenue, en 1801, à Francfort-sur-l'Oder, par Hirsch Enoch. Cette Thèse a pour titre : *De dubio plicæ polonicæ inter morbos loco dissertatio inauguralis.* L'auteur s'exprime d'une manière non équivoque : *Puto trichoma illud famosum neque ex inquinatione humorum oriri, neque per recens contagium propagari posse, sed potiùs omnem intricationis causam, redire ad incolarum superstitionem pariter ac plebis rudioris sordes; neque ut aliquid novi et inauditi in medium proferre videar, hanc sententiam cum potiùs in quam octoginta abhinc annis scriptores clarissimi obierunt, opinionem in memoriam revocare velim.* On voit, d'après ces paroles, que l'auteur de la Thèse ne croit pas énoncer une idée nouvelle, et qu'il ne fait que ressusciter une opinion mise au jour depuis long-temps. M. le docteur Gadowski, du palatinat de Cracovie, a soutenu la même opinion. Pour lui, ainsi que pour M. R. Chamseru, l'histoire de la plique rappelle l'histoire fabuleuse de la *dent d'or*.

Quand on lit cette Thèse, il ne faut pas beaucoup d'efforts pour s'assurer que les opinions de ces auteurs sont beaucoup trop absolues ; car il existe certainement une maladie *sui generis*, à laquelle on peut donner le nom de *trichoma essentiel* ou *vrai trichoma*, par comparaison avec le *faux trichoma*, dont nous parlons maintenant. Je n'en voudrais, pour preuve, que l'exemple d'une femme dont j'ai fait mention plus haut, et qui a paru à mon Cours de clinique de l'an 1831, en présence d'un grand concours d'élèves, qui l'ont observée et interrogée à l'envi. Ce qu'il y avait de plus remarquable en elle, c'est ce redressement, ce hérissement, cet entortillement des cheveux. Malgré les topiques émolliens de tous les genres qu'on employait successivement, il n'était pas difficile de voir qu'il s'échappait du cuir chevelu une matière sébacée, visqueuse, et comme sanguinolente. Le tégument épicranien était si douloureux, que la malade ne pouvait pas même appuyer sa tête sur un oreiller; toutes les situations lui devenaient insupportables; la fièvre venait la saisir ordinairement vers midi, et les souffrances croissaient à mesure qu'on avançait vers le soir. Les oreilles rendaient une matière roussâtre et fétide : il n'y avait pas eu de maladie antérieure. Dès le principe, l'inflammation s'était manifestée dans les racines du système pileux. Sauvages, à Montpellier, et Corona, à Rome, ont vu chacun un cas semblable au mien; leur autorité me confirme dans ce que j'ai constaté moi-même de mes propres yeux. La plique compte donc parmi les phénomènes morbides; mais la plupart des faits qu'on publie sont grossis par la superstition et le préjugé.

Revenons au faux trichoma : à la suite de certaines affections morbides, par l'unique influence des idiosyncrasies, souvent même par l'effet de la malpropreté, il arrive que les cheveux s'entortillent et s'agglomèrent d'une manière inextricable, soit par masses, soit par mèches; c'est là ce qu'on nomme le *faux trichoma*, comme pour exprimer que ce phénomène ne tient point à un état maladif, mais plutôt à une surabondance de matière sébacée, à une humeur visqueuse qui fait adhérer les cheveux les uns aux autres. Cet accident était très commun avant l'heureuse invention du peigne, qui est aujourd'hui en usage chez tous les peuples civilisés.

Il y a donc cette différence, entre le vrai et le faux trichoma, que ce dernier n'a guère lieu que chez les individus naturellement pourvus d'une grande chevelure, et qui négligent de l'entretenir par des soins convenables. Le vrai trichoma, au contraire, est indépendant de cette circonstance; on voit des personnes en être atteintes au milieu du luxe et de l'opulence, malgré les bains, les ablutions, et tout le temps qu'elles consacrent à leur toilette. Feu M. Delafontaine m'entretenait jadis d'une princesse polonaise, qui avait été surprise par le trichoma pendant qu'elle était à table, et quelques heures après que son coiffeur lui eut pratiqué la plus élégante des frisures.

Le faux trichoma doit se montrer fréquemment dans les lieux où se développe le vrai trichoma : il n'est donc pas étonnant que, dans quelques occasions, on les ait pris l'un pour l'autre, et qu'on se soit fondé là dessus pour nier l'existence de la maladie, telle qu'elle a été décrite par le plus grand nombre des auteurs. Nous devons néanmoins regarder comme de fausses pliques la plupart des cas observés après des maladies aiguës. Un habile médecin de Paris, homme fort zélé pour les progrès de la science, me consulta, et me mit à même d'interroger une malade de ce genre. Cette femme, après des chagrins violens et une grossesse très orageuse, essuya une fièvre adynamique, dont la crise s'effectua, sans doute, par les cheveux, puisqu'ils s'entrelacèrent et s'agglutinèrent à un tel point, qu'il était impossible de les démêler; mais, quelque temps après, cette fausse plique se détacha spontanément de la tête, entraînant avec elle l'épiderme du cuir chevelu, en sorte qu'elle présentait la forme d'une perruque.

ÉTIOLOGIE.

Il est, sans doute, difficile d'assigner la vraie nature d'une affection aussi extraordinaire que celle qui constitue le trichoma. On dit que, dans le temps où les Tartares firent des irruptions dans la Pologne, ces peuples, qui ne vivaient que de chair crue ou d'alimens immondes, souillèrent les femmes de la nation par un commerce impur; dès lors le sang contracta une fatale dégénérescence qui fit éclore la plique, maladie nouvelle pour les humains, et qui, à cette époque, était absolument inconnue en Europe. Une telle assertion est dénuée de toute vraisemblance; car, comment expliquer l'apparition de la même maladie chez les quadrupèdes, munis de fourrure et d'une grande quantité de poils?

Il est des écrivains qui assurent que la plique n'a acquis le caractère contagieux qu'on lui reconnaît que par sa complication avec le virus syphilitique : telle est l'opinion du savant Hirschel; il fait remarquer qu'avant que ce virus eût été connu en Pologne, la plique n'avait jamais produit les symptômes graves qui ont éclaté plus tard. Mais les auteurs, qui aiment à ne pas s'égarer dans les conjectures, préfèrent établir que le trichoma est une affection *sui generis* qui effectue ses crises vers le cuir chevelu, comme l'achore, la porrigine et le favus. La matière visqueuse qui colle et agglutine le système pileux est une excrétion, le plus souvent salutaire, dont on ne saurait arrêter le cours avec impunité : le peuple même n'ignore pas cette vérité fondamentale.

Les causes extérieures qui influent sur le développement du trichoma sont, sans doute, en très grand nombre ; et c'est souvent le concours de toutes ces causes qui rend ses effets plus violens. Plusieurs auteurs s'accordent pour rapporter cette maladie à la constitution trop humide de l'atmosphère; d'autres accusent des alimens pris en trop grande abondance, et qui donnent un chyle mal élaboré. Il est des boissons malfaisantes, telles que la bière, l'eau-de-vie, l'esprit-de-vin, le rhum, et toutes celles qui abondent en principes spiritueux. On a surtout accusé la qualité saline, sulfureuse ou métallique, des eaux dont on fait usage, particulièrement de celles qui proviennent des pluies ou de la fonte des neiges, et qui ne sont point assez aérées. Mais de telles conjectures sont sans fondement; car il s'ensuivrait que les étrangers qui vivent en Pologne seraient victimes d'un pareil fléau. Or, on remarque qu'ils n'en sont jamais atteints.

Hirschel croit que la malpropreté influe d'une

manière spéciale sur la production du trichoma. En effet, la plupart des Polonais ne s'occupent presque jamais du soin de nettoyer leur tête; ils la couvrent de bonnets fourrés, ce qui ne contribue pas peu à déterminer vers le cuir chevelu un afflux considérable d'humeurs. Cette portion du tégument devient, pour ainsi dire, l'égoût des organes affectés, et toutes les matières hétérogènes s'y portent. La matière transpirée devient, en ce cas, si abondante, qu'elle doit nécessairement se faire jour à travers la substance creuse et vasculeuse des cheveux; elle les colle et les agglutine.

Ce qui ajoute aux inconvéniens de la malpropreté, c'est la manière dont les enfans (particulièrement ceux des Juifs) sont élevés. La plupart de ces enfans sont nourris et entretenus dans des appartemens très malsains et très peu spacieux, dans lesquels trois ou quatre familles sont quelquefois entassées, avec de la volaille, des chiens, des pourceaux. Souvent, dans ces cloaques infects, la même nourrice allaite plusieurs enfans. Ces malheureux individus, parvenus à l'âge de quatorze ou quinze ans, donnent, par un mariage précoce, l'existence à des êtres aussi chétifs qu'eux, et, par conséquent, disposés aux maladies lymphatiques.

Beaucoup d'auteurs s'imaginent que le trichoma est une affection contagieuse: je ne le pense pas, et je m'en tiens aux expériences de M. Robin, qui a si long-temps vécu parmi les Polonais. Cependant MM. Delafontaine, Joseph Franck, Chaumeton, Brera, etc., sont d'un avis contraire. Ce dernier atteste avoir vu, à l'hôpital de Berlin, deux soldats prussiens qui l'avaient contractée en vivant avec des femmes affectées de ce mal. Je suis loin d'ajouter quelque foi à ce que l'on raconte d'une jeune dame française, qui, ayant gagné la plique à Varsovie, entra dans un tel dépit, qu'elle se fit un malicieux plaisir de la propager, en faisant essayer un bonnet très élégant, dont elle était parée, à d'autres dames de sa connaissance. Ce fait n'a-t-il pas été inventé pour l'amusement des lecteurs ?

CURATION.

Certains habitans de la Pologne éprouvent une répugnance extrême à se faire traiter du trichoma. On est véritablement surpris de les voir conserver religieusement une infirmité aussi dégoûtante. La plupart d'entre eux ne reconnaissent d'autres causes à ce fléau que des influences sidérales, qu'il est nécessaire de respecter ; mais d'une croyance populaire dérive quelquefois une vérité importante. L'opinion dont il s'agit a dû primitivement résulter des symptômes fâcheux qui ont succédé, dans quelques circonstances, à la suppression soudaine du trichoma.

Cependant, que faut-il faire quand le trichoma produit ses ravages, et quand les ressources de la nature sont impuissantes pour les arrêter ? Les soins de l'art sont alors indispensables, et la méthode qu'il convient de suivre est absolument analogue à celle qui dirige le traitement des autres maladies du corps humain : il faut observer avec attention la marche régulière des symptômes. La première indication, ce me semble, doit tendre à diriger vers la tête le dépôt critique de cette affection. En conséquence, après avoir éliminé, par des émétiques, les saburres gastriques qui surchargent les voies digestives, on excite doucement la diaphorèse par des boissons appropriées; on préconise le soufre doré d'antimoine, et des praticiens assurent que, dans le traitement de la plique, il est presque aussi nécessaire que le mercure dans la maladie vénérienne. Il faut entretenir la liberté du ventre par de légers laxatifs.

Dès qu'une fois la matière trichomatique a pris la route des cheveux, ce qui se reconnaît facilement à l'aspect onctueux que prennent ces organes, à l'humeur visqueuse qui vient, pour ainsi dire, inonder la tête du malade, on continue l'usage des légers sudorifiques, et on y joint l'emploi de quelques boissons délayantes et rafraîchissantes. Il faut donner des limonades, de l'eau d'orge miellée; il faut suivre avec attention les mouvemens de la fièvre, la modérer, si elle est trop énergique, l'exciter, si elle est trop faible. Quelquefois le dépôt critique s'opère avec violence, de manière à épuiser entièrement les forces; il arrive aussi que ce dépôt s'effectue avec peine, chez les personnes affaiblies par l'âge, par des maladies antérieures, par des chagrins, ou par d'autres causes énervantes; alors, sans aucun doute, les médicamens toniques sont d'une urgente nécessité.

Les remèdes extérieurs paraissent jouer un grand rôle dans le traitement du trichoma. C'est ainsi que, pour faciliter la sortie du levain trichomateux, on a fréquemment recours à des fomentations douces et émollientes qui apaisent l'irritation du cuir chevelu; d'autres fois il importe de produire un effet contraire, et on met en usage des topiques stimulans, tels que des vésicatoires, des sinapismes, des attractifs, dont l'action appelle vers le tégument de la tête le dépôt de la matière trichomatique. Ces divers moyens n'ont pas réussi chez la malade qui a été récemment soumise à notre observation. Il faut surtout recommander les bains alcalins, sulfureux et gélatineux.

Peut-on procéder sans péril à la section de la plique? Feu M. Delafontaine, avec lequel je me suis souvent entretenu de ce point de doctrine, prétendait qu'il était dangereux de la couper, à moins qu'elle ne fût déja séparée de la tête par de nouveaux cheveux non altérés. Il voulait aussi qu'elle eût, auparavant, perdu son odeur fétide et son aspect onctueux. Il est une vérité incontestable: c'est la susceptibilité de quelques organes pour les crises qui suivent la terminaison de certains phénomènes morbides: contraindre la nature de changer sa marche accoutumée, lui fermer le chemin, c'est exposer les malades aux plus sinistres résultats.

FIN DU TROISIÈME GROUPE ET DU TOME PREMIER.

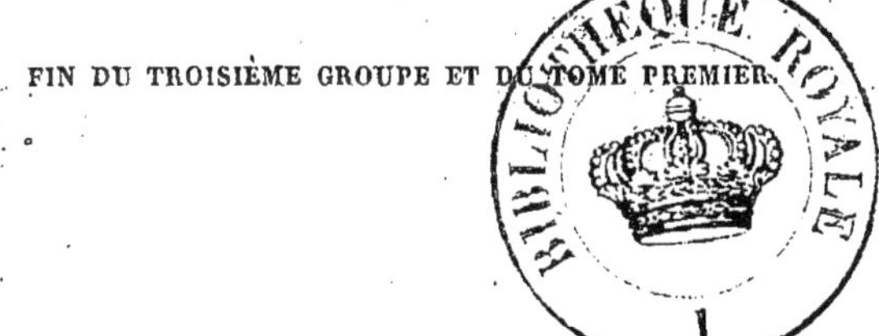

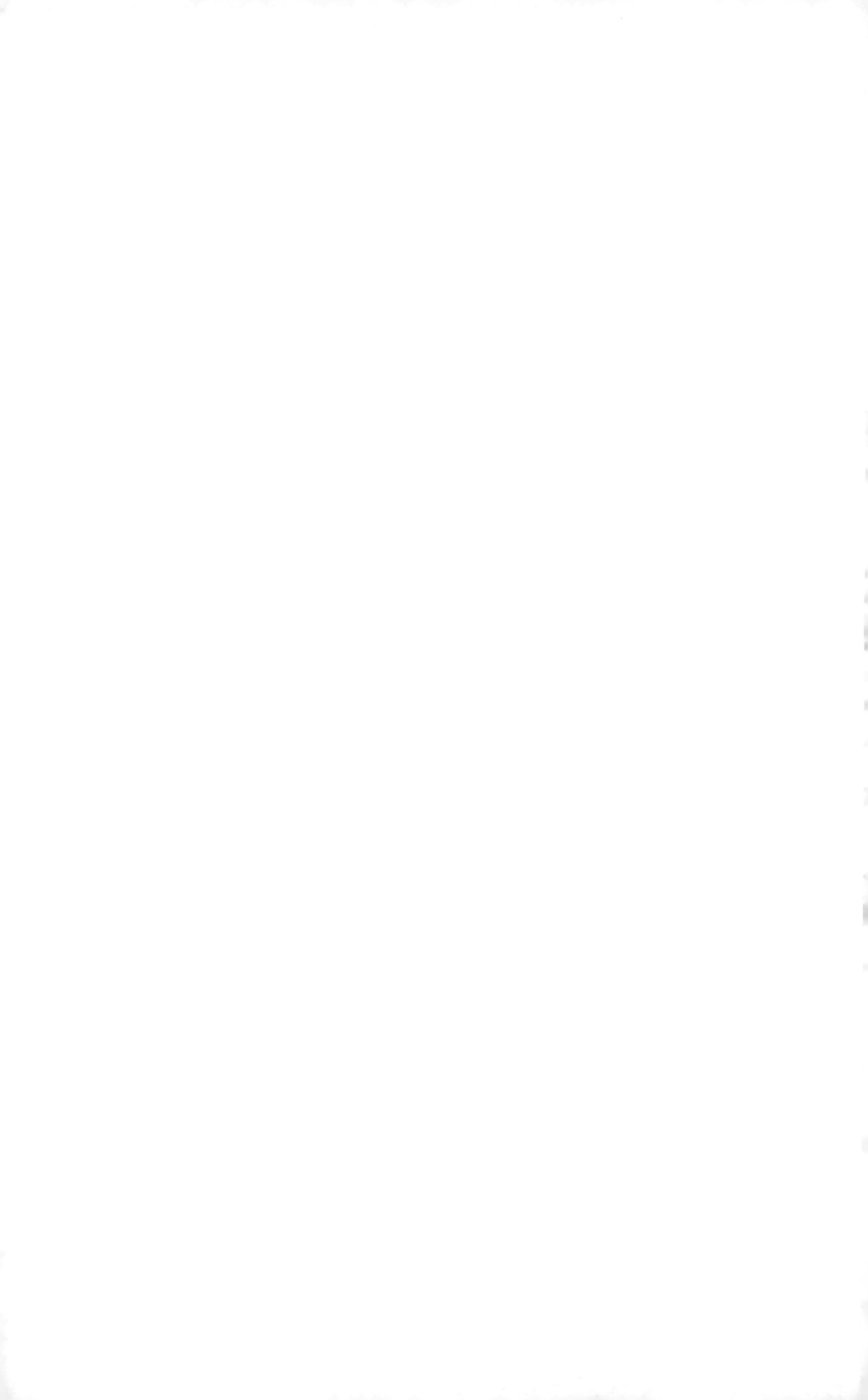

www.ingramcontent.com/pod-product-compliance
Ingram Content Group UK Ltd.
Pitfield, Milton Keynes, MK11 3LW, UK
UKHW020149250726
13967UKWH00002B/947